ビジュアルで学ぶ

動物看護学
［第2版］

臨床につなげる基礎知識

編　CAP編集部

緑書房

執筆者一覧

安部勝裕 — 第1章-4
アニマルアイケア東京・安部動物病院

網本昭輝 — 第1章-7
アミカペットクリニック

池田人司 — 第1章-2
オールハート動物リファーラルセンター

岩永孝治 — 第1章-5
東京動物心臓病センター

大石明広 — 第1章-8
帯広畜産大学　獣医学研究部門　臨床獣医学分野　小動物外科学

太田亟慈 — 第1章-7
犬山動物総合医療センター

尾﨑 博 — 第4章
東京大学名誉教授

小沼 守 — 第5章
千葉科学大学　危機管理学部　動物危機管理学科

兼島 孝 — 第2章-1～3, 5
みずほ台動物病院／琉球動物医療センター

草野道夫 — 第3章-1
くさの動物病院

小林義崇 — 第1章-4
アニマルアイケア・東京動物眼科醫院

佐伯英治 — 第2章-4
サエキベテリナリィ・サイエンス

谷口明子 — 第1章-6
ヤマザキ動物看護大学　動物看護学部　動物看護学科　動物臨床内科学Ⅰ研究室

西飯直仁 — 第1章-9, 付録
岐阜大学　応用生物科学部　共同獣医学科　獣医内科学研究室

長谷川成志 — 第3章-2
Animal Life Solutions

藤田道郎 — 第1章-6
日本獣医生命科学大学　獣医学部　獣医学科　獣医放射線学研究室

堀 達也 — 第1章-10
日本獣医生命科学大学　獣医学部　獣医学科　獣医臨床繁殖学研究室

村井 妙 — 第1章-1
キンダーケア動物病院

渡辺直之 — 第1章-3
渡辺動物病院

(50音順，所属は2019年1月現在)

目 次

執筆者一覧……ii

第1章 体のしくみと疾患

1 外皮系（皮膚・被毛，肉球，爪） 2
- ●しくみとはたらき……2
  皮膚・被毛，肉球，爪
- ●おもな検査……4
  問診・視診と皮疹の観察，おもな皮膚科学検査
- ●代表的な疾患……10
  表在性膿皮症・深在性膿皮症，皮膚糸状菌感染症，毛包虫症（ニキビダニ症），疥癬，マラセチア皮膚炎，落葉状天疱瘡，犬アトピー性皮膚炎，猫の好酸球性肉芽腫症候群，皮膚の腫瘍，腫瘍様の病変
- ●動物看護師のおしごと……18
  被毛のケア（ブラッシング），シャンプーの意義，シャンプーの手順，爪・耳・肛門嚢のケアとポイント

コラム
- ヒゼンダニの一生　・外耳炎（外耳道炎）の原因は複雑
- 人用シャンプーを使ってはいけない理由

2 運動器系（骨格，筋肉） 20
- ●しくみとはたらき……20
  骨格，筋肉
- ●おもな検査……21
  跛行の評価，整形外科的な触診，画像検査，その他
- ●代表的な疾患……26
  変形性関節疾患，肘関節形成不全，股関節形成不全，膝蓋骨脱臼，レッグ・カルベ・ペルテス病，前十字靱帯疾患，橈尺骨骨折，外側上腕骨顆骨折，開放骨折
- ●動物看護師のおしごと……37
  理学療法，整形外科手術における準備，術後の管理

コラム
- 股関節形成不全の治療について　・膝蓋骨脱臼のグレード分類　・前十字靱帯断裂の治療法　・橈尺骨骨折における術後管理　・最小侵襲整形外科手術のメリット

3 神経系（脳・脊髄） 40
- ●しくみとはたらき……40
  神経組織を構成する細胞，中枢神経系と末梢神経系，脳・脊髄，運動と感覚
- ●おもな検査……43
  神経学的検査，観察，触診，その他
- ●代表的な疾患……45
  てんかん，椎間板ヘルニア，前庭疾患
- ●動物看護師のおしごと……49
  入院管理時のポイント，発作とストレスの関係，てんかんの動物と暮らす

コラム
- 発作をおこす原因とその鑑別方法　・発作＝痙攣ではない
- 起立異常の原因すべてが神経系の問題とは限らない

4 感覚器系 50

舌……50
- ●しくみとはたらき……50
  舌

耳……51
- ●しくみとはたらき……51
  耳
- ●おもな検査……53
  視診・触診，耳垢検査，耳鏡検査，X線検査・CT検査，培養検査
- ●代表的な疾患……54
  外耳炎，中耳炎・内耳炎，耳血腫

眼……57
- ●しくみとはたらき……57
  眼
- ●おもな検査……58
  視診，視覚検査，涙液量検査（シルマーティアーテスト），眼圧検査，スリットランプ（細隙灯）検査，眼底検査，生体染色検査，超音波検査
- ●代表的な疾患……59
  角膜潰瘍，白内障，緑内障，乾性角結膜炎（KCS）／涙液減少型ドライアイ，瞬膜腺脱出／チェリーアイ，網膜萎縮・網膜剥離
- ●動物看護師のおしごと……63
  眼科検査時の補助，生体染色検査，眼科診察時の注意点，点眼薬や眼軟膏の正しい使用法，点眼のコツ

コラム
- 音の伝わりかた　・何の動物の眼か　・虹彩異色症

5 循環器系 66

心臓，血液循環……66
- ●しくみとはたらき……66
  心臓，血液循環
- ●おもな検査……69
  問診，視診，聴診，X線検査，心電図検査，心臓超音波検査

- ●代表的な疾患……71
  僧帽弁閉鎖不全症，肥大型心筋症，血栓塞栓症，犬糸状虫症（フィラリア症），動脈管開存症，肺動脈狭窄症，心室中隔欠損症，房室ブロック

リンパ循環，胸腺……75

- ●しくみとはたらき……75
  リンパ循環，胸腺
- ●おもな検査……76
  視診・触診，血圧測定
- ●代表的な疾患……76
  高血圧症，乳糜胸
- ●動物看護師のおしごと……78
  動物の呼吸状態に配慮した保定，心疾患を抱えた動物の飼い主へのアドバイス，循環器疾患におけるインフォームドコンセント

> **コラム**
> ・心不全とは

6　呼吸器系（鼻，咽喉頭，気管，肺，横隔膜）　80

- ●しくみとはたらき……80
  鼻，咽喉頭，気管，肺，横隔膜
- ●おもな検査……83
  視診，聴診，問診，X線検査，内視鏡検査，CT検査，MRI検査，超音波検査，その他
- ●代表的な疾患……88
  鼻腔内腫瘍，猫喘息，短頭種気道（閉塞）症候群，喉頭麻痺，気管虚脱，肺水腫
- ●動物看護師のおしごと……92
  吸気努力を呈した動物に注意，「呼吸」から疑わしい病変部位を絞りこむ，「咳」から疑わしい病気を絞りこむ

> **コラム**
> ・「逆くしゃみ」って普通のくしゃみとどう違うの？　・鼻が濡れているのはなぜ？　・パグやブルドッグはいつもガーガーと口で呼吸しているけどそれが正常なの？

7-1　上部消化器系　94

口腔・咽頭，唾液腺……94

- ●しくみとはたらき……94
  口腔・咽頭，唾液腺，歯の構造やはたらき
- ●おもな検査……94
  視診・触診・打診・臭診，歯科X線検査，病理組織学的検査，細菌検査，CT検査
- ●代表的な疾患……98
  口腔内腫瘍，歯肉口内炎，口蓋裂

歯……101

- ●しくみとはたらき……101
  歯，歯の構成，乳犬歯と永久犬歯の交換時期
- ●おもな検査……104
  歯の検査，歯周病評価のための検査法，X線検査
- ●代表的な疾患……107
  乳歯の晩期残存（乳歯遺残）に伴う不正咬合，歯周病，破折，歯瘻，歯頸部吸収病巣
- ●動物看護師のおしごと……112
  歯周疾患のチェックポイント，歯みがきの指導，歯周病治療に必要な基本的な器具

> **コラム**
> ・虫歯　・食事と歯石の関係　・プラークコントロールと歯周病の予防

7-2　下部消化器系　114

食道，胃，小腸・大腸……114

- ●しくみとはたらき……114
  食道，胃，小腸・大腸
- ●おもな検査……116
  糞便検査，直腸検査，内視鏡検査，X線造影検査，超音波検査
- ●代表的な疾患……117
  食道炎，食道内異物，巨大食道症，胃拡張（胃拡張捻転症候群），胃内異物，胃の腫瘍，腸重積，蛋白漏出性腸症，巨大結腸症

肝臓，胆嚢，膵臓……122

- ●しくみとはたらき……122
  肝臓，胆嚢，膵臓
- ●おもな検査……124
  肝臓，胆嚢，膵臓
- ●代表的な疾患……124
  肝腫瘍，肝リピドーシス，先天性門脈体循環シャント，胆石，胆嚢粘液嚢腫，胆汁性腹膜炎，膵炎，インスリノーマ，膵外分泌不全
- ●動物看護師のおしごと……129
  飼い主とのコミュニケーション，問診とは，検査助手の役割，外科手術の準備

> **コラム**
> ・麻酔と絶食の関係　・嘔吐・吐出・喀出とは

8　泌尿器系　132

腎臓……132

- ●しくみとはたらき……132
  腎臓
- ●おもな検査……134
  身体検査，尿検査，血液検査，X線検査，超音波検査
- ●代表的な疾患……137
  急性腎不全，慢性腎不全，水腎症

尿管，膀胱，尿道……140

- ●しくみとはたらき……140
  尿管，膀胱，尿道
- ●おもな検査……141
  身体検査，尿検査，血液検査，X線検査，超音波検査
- ●代表的な疾患……143
  異所性尿管，膀胱破裂，膀胱炎，尿石症
- ●動物看護師のおしごと……146
  排尿異常を示した動物とその飼い主への配慮，泌尿器疾患の検査と処置時の補助，飼い主の気持ちを支えるしごと

> コラム
> ・尿の採取方法　・透析　・尿毒症とは　・腎臓は健康のバロメーター　・猫の生態と腎臓の関係　・慢性腎臓病（CKD）

9　内分泌系（甲状腺, 上皮小体, 副腎, 膵臓, 視床下部・下垂体）　148

- **しくみとはたらき……148**
  甲状腺, 上皮小体, 副腎, 膵臓, 視床下部・下垂体, 視床下部-下垂体-甲状腺および視床下部-下垂体-副腎の関係
- **おもな検査……150**
  視診, 血液検査, 画像検査, 尿検査
- **代表的な疾患……152**
  甲状腺機能低下症, 副腎皮質機能亢進症（クッシング症候群）, 甲状腺機能亢進症, 糖尿病
- **動物看護師のおしごと……155**
  ホルモン濃度測定における留意点, 血中ホルモン濃度・検査値のみかた

> コラム
> ・肥満は糖尿病治療の大敵！

10　生殖器系（雄性・雌性生殖器）　158

- **しくみとはたらき……158**
  雄, 雌
- **おもな検査……163**
  視診, 触診, 直腸検査, 超音波検査, 血液検査, 尿検査, 微生物学検査, X線検査, 内視鏡検査, 精液検査, 腟スメア検査, 組織検査
- **代表的な疾患……168**
  半陰陽（間性）, 潜在精巣, 前立腺疾患, 精巣腫瘍, 乳腺腫瘍, 子宮蓄膿症, 腟脱, 偽妊娠
- **動物看護師のおしごと……176**
  不妊・去勢手術のメリット, 不妊・去勢手術のデメリット, 不妊・去勢手術の適用時期, 性成熟後における不妊手術の注意点

> コラム
> ・猫の交尾様式　・犬の発情周期　・犬の交尾様式

第2章　感染症

1　感染症の基礎と予防　180

- **感染とは……180**
  感染源になるものは, 感染症の検査, 感染のしくみ
- **予防……181**
  ワクチンはなぜ必要か, ワクチンの種類, ワクチンはどんなときに必要か, 犬と猫のワクチンの種類, ワクチン接種プログラム
- **滅菌と消毒……183**
  定義, 物理的滅菌方法, 化学的滅菌方法, 物理的消毒方法, 化学的消毒方法

> コラム
> ・消毒薬の希釈率・希釈方法

2　感染症①：ウイルス　188

- **犬……188**
  犬パルボウイルス感染症, 犬ジステンパー, 犬アデノウイルス2型感染症（犬伝染性喉頭気管炎）, 犬パラインフルエンザウイルス感染症, 犬コロナウイルス感染症, 犬アデノウイルス1型感染症（犬伝染性肝炎）
- **猫……190**
  猫汎白血球減少症（猫パルボウイルス感染症）, 猫カリシウイルス感染症, 猫白血病ウイルス感染症, 猫後天性免疫不全症, 猫伝染性腹膜炎, 猫ヘルペスウイルス1型感染症（猫伝染性鼻気管炎, 猫ウイルス性鼻気管炎）

3　感染症②：細菌・真菌　194

- **細菌感染症……194**
  ［犬］膿皮症, ［猫］皮下膿瘍, ［犬・猫］歯周病
- **真菌感染症……195**
  マラセチア感染症

4　感染症③：寄生虫　196

- **寄生虫総論……196**
  内部寄生虫, 外部寄生虫
- **内部寄生虫各論……197**
  線虫類, 条虫類, 原虫類
- **外部寄生虫各論……208**
  昆虫類, ダニ類

> コラム
> ・虫卵の検査方法（糞便検査法）

5　人獣共通感染症　212

- **人獣共通感染症とは……212**
- **各論……213**
  回虫症／犬回虫幼虫移行症, 猫回虫幼虫移行症, 疥癬, 皮膚糸状菌感染症, トキソプラズマ症, パスツレラ症, 猫ひっかき病（バルトネラ症）, サルモネラ症, ブルセラ症（病）, レプトスピラ症, オウム病, 狂犬病, エキノコックス症, カプノサイトファーガ カニモルサス感染症, コリネバクテリウム ウルセランス感染症, 重症熱性血小板減少症候群（SFTS）
- **予防……217**
  病原体のライフサイクル
- **法律……217**

> コラム
> ・狂犬病〜島国と危機意識〜　・動物の検疫

第3章 飼育管理

1 栄養学　220

- ●動物看護における栄養学……220
  栄養・栄養素とは，消化とは，代謝とは，栄養素のはたらき
- ●5大栄養素……220
  蛋白質，炭水化物，脂質，ビタミン，ミネラル，水分
- ●栄養状態の評価法……226
  ボディコンディションスコア，体脂肪率
- ●エネルギー……228
  食事中のエネルギー，動物のエネルギー要求量，水分要求量
- ●ペットフードとは……229
  ペットフードの種類，ペットフードの表示，ペットフードの賞味期限と保存法
- ●犬・猫に与えてはいけない食物……232
  ネギ類，チョコレート，キシリトール，生卵，生の魚介類，レバー，鶏の骨，生の豚肉，ブドウ，味つけの濃いもの
- ●ライフステージ別の食事管理……233
  哺乳期の食事（生後0～30日ころまで），離乳期の食事（生後20～60日ころまで），成長期の食事（生後50日～約1年），維持期（成犬期，成猫期），妊娠・授乳期，高齢期（維持期の後期にあたる6～8歳齢以降）の食事
- ●疾患別の食事の特徴……235
  がん，心臓病，腎臓病，肝臓病，関節炎，皮膚病，尿路結石症，肥満
- ●その他……236
  食欲がない場合の給餌，手作りフード，生肉フード，おやつ・間食，サプリメント，まとめ

コラム
・ペットフードに関連する団体とペットフード安全法

2 行動管理・健康管理学　240

- ●「犬」，「猫」とは……240
  犬とは，猫とは，犬・猫の年齢，犬の行動発達，猫の行動発達
- ●犬・猫のコミュニケーション……243
- ●学習のしくみ
  ～しつけ/トレーニング，問題行動との関係～……244
  学習（概説），簡単なトレーニングのHow to，問題行動
- ●犬と猫の健康管理……248
  運動時の様子，食事と飲水，排泄，耳，眼，口，爪，被毛，肛門嚢，その他（吐出，嘔吐）

コラム
・パピークラスとは　・アニマルセラピーとは

第4章 薬の基礎知識

- ●薬理学とは（総論）……256
  薬の作用，薬の体内動態，薬の投与法，治療域と毒性域，毒薬と劇薬，毒物と劇物，薬効に影響を与える因子，薬の有害作用（副作用），薬の種類・分類，薬についてのインフォームドコンセント，服薬におけるコンプライアンス
- ●薬理学の各論……263
  循環器系の薬，消化器系の薬，炎症といたみに使われる薬，アレルギーの薬，副腎皮質ステロイド，糖尿病の治療薬，がんの薬，動物の問題行動の治療薬，駆虫薬，犬糸状虫症（フィラリア症）の薬，殺虫薬，感染症の薬

コラム
・服薬コンプライアンスを向上させる話術　・薬の投与経路と投与間隔　・投薬量の計算方法

第5章 エキゾチックアニマル

- ●エキゾチックアニマルとは……272
  エキゾチックアニマルと人獣共通感染症
- ●ウサギ（*Oryctolagus cuniculus*）……273
  種類，生態，生物学的データ，ウサギの外貌，ウサギの消化器，ウサギのからだ，繁殖の特徴，代謝
- ●フェレット（*Mustela putorius furo*）……284
  種類，生態，輸入に関して，生物学的データ，繁殖の特徴，飼育環境，食事，保定のコツ，予防，代表的な人獣共通感染症，おもな疾病，臨床ポイント
- ●ハムスター……285
  種類，生態，生物学的データ，繁殖の特徴，飼育環境，食事，保定のコツ，代表的な人獣共通感染症，おもな疾病，臨床ポイント
- ●モルモット（*Cavia porcellus*）……286
  種類，生態，生物学的データ，繁殖の特徴，飼育環境，保定のコツ，おもな疾病，臨床ポイント
- ●セキセイインコ（*Melopsittacus undulatus*）……287
  種類，生態，生物学的データ，繁殖の特徴，雌雄鑑別，代表的な人獣共通感染症，おもな疾病，臨床ポイント
- ●カメ類……288
  種類，生態，代表的な人獣共通感染症，おもな疾病，臨床ポイント
- ●動物看護師のおしごと……288
  観察力を磨く，ウサギの保定について

コラム
・うちのウサギ痔みたいなのですが……

付録……292
　血液検査項目，血液塗抹検査
INDEX……296

第1章
体のしくみと疾患

1 　　　外皮系
2 　　　運動器系
3 　　　神経系
4 　　　感覚器系
5 　　　循環器系
6 　　　呼吸器系
7-1 　　上部消化器系
7-2 　　下部消化器系
8 　　　泌尿器系
9 　　　内分泌系
10 　　 生殖器系

第1章-1
外皮系（皮膚・被毛，肉球，爪）

しくみとはたらき

●皮膚・被毛

皮膚は，動物の体を構成している重要な臓器（器官）のひとつであり，かつ体全体をくまなくおおっている最大の臓器である。皮膚は大きく3層にわけられ，外環境と接触する最も外側から順に，表皮，真皮，皮下織（皮下組織）とよばれる（図1-1）。ちなみに犬の表皮は，人の表皮よりもはるかに薄い（図1-2）。

表皮は，真皮との接続部にある最も深い部分から，基底細胞層（基底層），有棘細胞層（有棘層），顆粒細胞層（顆粒層），角質細胞層（角質層）の4層で構成されている。さらに，真皮に深く入りこんだ毛包，皮脂腺，アポクリン腺の一部を含む。基底細胞層で生まれた新しい角化細胞は，角質層において死んだ細胞となり剥がれおちてゆく。この一連の過程は皮膚のターンオーバーといわれ，通常22〜28日である。

真皮は，表皮と皮下織の間にあり，いくつかの線維とそれらの線維間をヒアルロン酸などの物質（基質）が埋めこまれてできた，ゆるい結合組織となっている。真皮を構成する線維には，膠原線維，弾性線維，細網線維があり，その90％は膠原線維である。これらの線維組織は，コラーゲン，エラスチン，レチクリンといった線維性蛋白質からできている。真皮内の線維は外傷から体を守る役割を担い，かつ皮膚の主要な支持組織である。ここに多く存在する細胞は，コラーゲンを合成する線維芽細胞，免疫防御にかかわるマクロファージ，炎症を引きおこす肥満細胞である。真皮内には，血管，神経，リンパ管が走行し，アポクリン腺や毛包脂腺を含む表皮の付属器が貫入している。真皮に存在する毛包は，毛を生みだす袋状の構造になっている。毛包から生まれてくる毛は，毛が生えてのびてゆく成長期の毛，毛の成長が止まる退行期の毛，毛が抜け落ちる時期の休止期の毛，と変化を繰り返している。各時期の毛は，毛を抜いたときの毛根の形で判別ができる。

皮下織は，皮膚の中で最も厚い領域で，コラーゲン線維やエラスチン線維のほか脂肪細胞が蓄えられている。皮下織は，衝撃吸収，保温，エネルギーの蓄積などの役割を果たし，ステロイドやエストロゲンの産生や代謝，脂肪の合成や蓄積も行われている。

以上のように皮膚という臓器は，表皮，真

🐾 **皮膚とは**
表皮，真皮，皮下織でできた，外界と体内を隔てる組織のこと。

🐾 **皮膚付属器とは**
皮膚由来の組織で，毛，爪，汗腺，脂腺，立毛筋が含まれる。毛包ごとに，アポクリン腺，脂腺がひとつずつ開口している。人では，体温調節のための発汗にかかわるエクリン汗腺が豊富で，特定部位をのぞいてアポクリン汗腺は少ない。動物では，個体識別のためのアポクリン汗腺が皮膚全体に発達しており，個体特有の臭気を伴う。

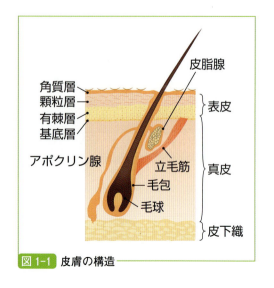

図1-1 皮膚の構造

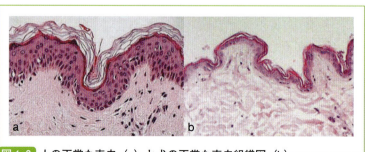

図1-2 人の正常な表皮（a）と犬の正常な表皮組織図（b）
写真提供：岩崎利郎先生

皮，皮下織の3つの部分が一連となって，多くの機能を果たす（表1-1）。

また，一般的に皮膚は，背側面と四肢の外側面で最も厚く，腹側面と四肢内側面で薄い。また，密な被毛でおおわれている部位では表皮は薄く，逆に被毛のない部分は表皮が厚くなり保護作用を補っている。摩擦や圧力がかかりやすい部位，とくに足底の肉球の部分で最も角質層が厚くなっている。

●肉球

犬や猫の指の数の基本は前足が5本，後足が4本で，それぞれの指に小さな肉球が1個ずつついている（図1-3，4）。前足の小さな肉球を指球，後足の小さな肉球を趾球とよぶ。前足と後足で一番大きな肉球は，それぞれ掌球，足底球とよぶ。前足にはもうひとつ，人でいう手首のあたりにとても小さな肉球があり，これを手根球とよぶ。

肉球は，犬や猫の外皮の中で被毛でおおわれていない最も負荷のかかる，特殊な構造をしている部位である。毛の生えている表皮の厚さは0.02～0.04 mmであるが，肉球部の表皮は，猫で1 mm前後，犬ではさらに厚い。肉球表皮角質層の厚さは，環境によって変化し，外を散歩する犬の場合，肉球は硬くなり，室内だけで過ごしている犬はやわらかな肉球になっている。

厚い表皮の下層には，充実したやわらかい脂肪球がある（図1-5）。厚い表皮には，靴底の役割があり，脂肪球はクッションの役目をもっている。また，年齢によっても肉球表面は変化する。猫の肉球は犬にくらべ汗腺が発達しているので，犬よりもなめらかでしっとりしていることが多い。

●爪

爪は，表皮から分化した角化性の上皮組織で，皮膚付属器に分類される（図1-6）。屋外で運動する習慣のある動物は，適度に爪が摩耗するため爪を切る必要はないが，屋内で飼われる犬や比較的体重の軽い犬や猫では，定期的に出血をしない程度に切る必要がある。

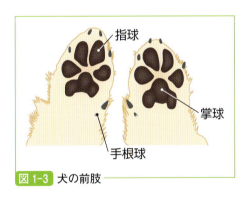

図1-3　犬の前肢

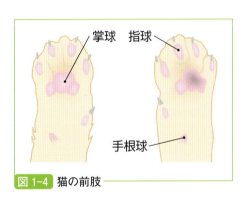

図1-4　猫の前肢

表1-1　皮膚のおもな機能

バリア機能	外環境から，化学物質，毒物，微生物，紫外線などの有害物質が入りこんでくるのを防ぐ作用と，体の中の大切な栄養素である水分，ミネラル，蛋白質などの物質が皮膚の外に漏れださないようにする作用
体温調節	絶縁体となる，血流を変化させる，汗をだすなどにより，体温を調節する
免疫機能	表皮内に認められる角質化細胞，ランゲルハンス細胞，メルケル細胞，さらに真皮中の樹状細胞，肥満細胞，リンパ球が免疫反応にかかわる
感覚器官	表皮直下に存在する知覚神経の受容体により，温熱や寒冷，痛みやかゆみ，圧迫や振動を感知する
合成	ビタミンDの合成
腺分泌	皮脂腺，汗腺からの脂や汗の分泌
代謝	皮下組織に脂肪を蓄え，エネルギー源として利用する

🐾 皮膚病の動物に有益な栄養素

ビタミン群	ビタミンA ピリドキシン リボフラビン パントテン酸 アスコルビン酸 ビタミンE
ミネラル	亜鉛 セレン
脂肪酸	シスリノール酸 エイコサペンタエン酸 ガンマリノレン酸
アミノ酸	メチオニン システイン シスチン

🐾 毛の状態から得られる情報

毛根の形状から各時期を判別できるだけでなく，破損の状態などからもさまざまな情報を得ることができる。p.4の毛検査を参照。

🐾 皮膚疾患と食事の関連

1. 欠乏症
2. 要求量の増加
3. 栄養の不均衡
4. 過敏症または不耐性
5. 栄養素の補填により改善する皮膚疾患の存在

🐾 肉球のお手入れ

老齢の犬や猫では，人と同様に皮膚全体の新陳代謝機能が低下し，水分が不足し乾燥する。そのため，保湿能のあるクリームやローションなどを用い，重要な役目を果たしている肉球のひび割れを防ぐようにするとよい。

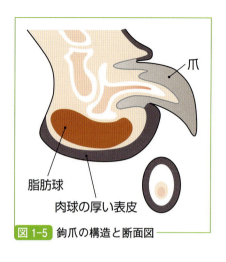

図 1-5 鉤爪の構造と断面図

脂肪球
肉球の厚い表皮
爪

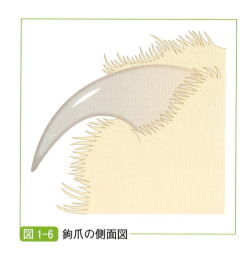

図 1-6 鉤爪の側面図

おもな検査

皮膚や被毛は，変化の幅が大きい組織器官であるため，皮膚疾患のみならず他の疾患の一症状として，皮膚に影響が及んでいる場合も多い。身体検査や皮膚科学検査に加え，みる，触れる，においをかぐ，ブラッシングをするなど五感をつかって細かく観察することで，治療のみならず食事の質や量，さらにサプリメントなどの栄養補填などについても飼い主にアドバイスをすることができる。

●問診・視診と皮疹の観察

皮膚疾患の診察では，動物種，品種（表1-2），家族歴，病歴，発症年齢（表1-3），性別，病変の部位，皮疹の特徴（図1-7, 8），食事や生活習慣などの情報収集が重要である。皮疹の観察では，病変部の皮膚の色，ふくらみ，弾力を観察し，病変の分布，形態学的な特徴，原発疹と続発疹の鑑別が重要である（図1-7, 8）。

●おもな皮膚科学検査

皮膚掻きとり検査（皮膚掻爬物直接鏡検）

おもに，疥癬，ニキビダニ，真菌の検出を目的として，落屑（フケ）の多い部分，脱毛部分，紅斑や丘疹の部分を，メス刃や鋭匙で掻きとり顕微鏡で観察する検査である（図1-9）。

ニキビダニや疥癬が強く疑われる場合は，検査する病変部位にミネラルオイルを滴下し，検査する皮膚の部位を指で毛穴を絞りだすようなイメージでつまみ上げ，ミネラルオイルをぬぐいとるようにメス刃や鋭匙で掻きとり，カバーガラスをかけて観察する。ニキビダニは，病変部から引き抜いた被毛から検出できることもある。また，真菌が疑われる場合，病変部分の被毛，落屑，痂皮，丘疹部から掻きとった検体をスライドガラスに滴下した10〜20％水酸化カリウム（KOH）溶液，またはDMSOを混合した20％KOHに浸し，10〜20分経過後，顕微鏡で観察する。ホットプレートなどの熱源でわずかに加温すると角質の溶解が早い。

毛検査

皮膚糸状菌の感染および毛の状態を調査するための検査である（図1-10）。

皮膚糸状菌を検索する場合は，病変部位，病変周囲の被毛を鉗子で引き抜き，滴下した10％KOH溶液に被毛を浸して胞子や菌糸を検索する（p.11 図1-16cを参照）。被毛の状態を観察する場合は，ミネラルオイルを滴下したスライドガラスに引き抜いた毛を載せ，毛根の形状や毛の折れかた，切れかた，毛の色素の分布（図1-10）を観察する。

直接塗抹検査

細菌やマラセチア菌，さらには炎症細胞や腫瘍細胞，角化細胞の変化を検索するための検査である（図1-11）。

顕微鏡を使いこなそう
皮膚掻きとり検査時に，なにもみつからないようにみえても，顕微鏡のコンデンサを上げ下げして絞りを調整すると，みえなかった像が浮かびでてくることがある。顕微鏡の使い方をマスターすると，検出率が上がる。

深い掻爬と浅い掻爬
疥癬は動物の皮膚角質層に暮らしているので，皮膚の表層を浅く掻きとる方法を数カ所で行うとよい。ニキビダニは，別名「毛包虫」とよばれており，皮膚の深い部分や毛根に近いところに暮らしている。したがって，血が少しにじむ位深く掻きとったほうが検出率がよい。指先や眼の周りの敏感な場所は，掻きとるより毛を引き抜いて検査するとよい。

表1-2 品種により発現傾向の高い皮膚疾患

犬

品種	疾患
プードル・トイプードル（スタンダード・プードル）	副腎皮質機能亢進症，甲状腺機能低下症（皮脂腺炎）
チワワ	毛包虫症（ニキビダニ症）
柴犬	犬アトピー性皮膚炎，食物アレルギー
ミニチュア・ダックスフンド	無菌性化膿性肉芽腫症候群，細菌性膿皮症，マラセチア皮膚炎，耳介辺縁皮膚症，耳介脱毛・脈管炎，円形脱毛症，色素希釈性脱毛症
ポメラニアン	脱毛症X，低ソマトトロピン症，ワクチン誘発性脱毛症（狂犬病）
ミニチュア・シュナウザー	側腹部脱毛症（毛包異形成），シュナウザー面皰症候群，犬アトピー性皮膚炎，甲状腺機能低下症，角層下膿疱性皮膚炎
ヨークシャー・テリア	皮膚糸状菌感染症，けん引性脱毛症，色素希釈性脱毛症，ワクチン誘発性脱毛症（狂犬病）
シー・ズー	犬アトピー性皮膚炎，マラセチア皮膚炎，皮脂腺炎
マルチーズ	けん引性脱毛症，ワクチン誘発性脱毛症（狂犬病），アレルギー性皮膚炎
フレンチ・ブルドッグ	犬アトピー性皮膚炎
ゴールデン・レトリバー	犬アトピー性皮膚炎，疥癬，脂漏症，マラセチア皮膚炎，細菌性膿皮症
キャバリア・キング・チャールズ・スパニエル	犬アトピー性皮膚炎，疥癬，原発性脂漏症
パグ	顔面皺間擦疹，色素沈着性ウイルス性局面，細菌性膿皮症
ラブラドール・レトリバー	細菌性膿皮症，急性化膿性湿疹，マラセチア皮膚炎，肢端舐性皮膚炎，尾腺脱毛，ビタミンA反応性皮膚症
ジャック・ラッセル・テリア	犬アトピー性皮膚炎，毛包虫症（ニキビダニ症）
ウエスト・ハイランド・ホワイト・テリア	犬アトピー性皮膚炎，マラセチア皮膚炎，食物アレルギー，原発性脂漏症
ビーグル	犬アトピー性皮膚炎，毛包虫症（ニキビダニ症），甲状腺機能低下症
秋田犬	落葉状天疱瘡，皮脂腺炎，ブドウ膜皮膚症候群
シェットランド・シープ・ドッグ	ブドウ球菌性表在性拡大性膿皮症，エリテマトーデス，皮膚筋炎

猫

品種	疾患
アビシニアン	心因性脱毛症，特発性耳垢嚢胞症
シャム	心因性脱毛症，食物アレルギー，乏毛症，尋常性白斑
ヒマラヤン・ペルシャ	ツメダニ症，皮膚糸状菌感染症，顔面皺間擦疹，特発性耳垢嚢胞症
レックス	マラセチア皮膚炎，乏毛症，毛包異形成

発疹部分，病変部分に直接スライドガラス（ガラス直接押捺）を圧着させて染色する方法，病変部にセロハンテープを押しつけ，付着物をスライドガラスに貼りつけた後に染色する方法（セロハンテープ法），皺や指間部などのせまい病変部位や耳道では，滅菌した綿棒を軽くぬぐいスライドガラスに転がして塗抹，染色する方法（スワブ採取法），結節や腫瘍性病変に針を刺入して吸引観察する方法（針吸引）がある。

ウッド灯検査

皮膚糸状菌を検出するための検査である（図1-12）。

紫外線光線を照射することによって，*Microsprum canis*に感染した被毛は蛍光を発することがあり，皮膚糸状菌の一種である*M. canis*を検出できることがある。これは暗室内で行われる。ただし感染していても，50％以上の確率で蛍光を発しない場合がある。そのため，たとえこの検査結果が陰性であっても，皮膚糸状菌に感染している可能性があり，診断の判定には注意を要する。

培養検査

細菌培養と真菌培養がある。細菌培養のときは，病変が新鮮でやぶれていない水疱や膿疱を滅菌注射針でやぶり，滅菌綿棒に内容物

表1-3 年齢と関係の強いおもな皮膚病

若齢発症の多いおもな皮膚疾患群	高齢発症の多いおもな皮膚疾患群
感染症 遺伝性疾患・先天性疾患 栄養障害に関連する疾患 アレルギー疾患	内分泌疾患 皮膚腫瘍 腫瘍随伴症候群

培養時の注意点

培養時は培地の蓋を密封してはいけない。蓋は少しゆるめて置き，空気が入るようにすること。平板培地のときは，蓋を底にして培養器の中にならべるとよい。蓋が上になっていると，培養中に蓋に水滴がつき，発育したコロニーが培地全面に拡散し，観察しにくくなってしまう

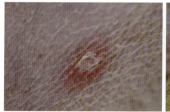
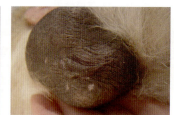
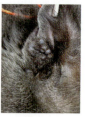

a：膿疱（うみ）
小水疱や水疱の内容に白血球などが混在し白色〜黄色に混濁したもの

b：水疱（水ぶくれ）
透明な水溶液を含有する隆起した病変で，内容の多少により疱膜が緊張しているものとたるんでいるものがある。米粒大の小さなものは小水疱とよぶ

c：腫瘤（できもの）
皮膚表面に隆起した病変で，大きさは3cm以上。皮内，皮下に深在し，通常は増殖傾向がある

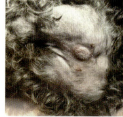
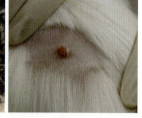
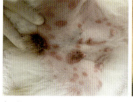
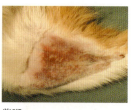

d：結節（しこり）
皮膚表面から隆起した病変で，大きさが7〜8mmから3cm程度で，皮内，皮下に深在しやや硬結している

紅斑　　　　紫斑

e：斑（赤み，あざ，しみなど）
皮膚の色調に変化が認められるもので，皮膚面に凹凸はみられない。紅斑，紫斑，白斑，色素斑などがある

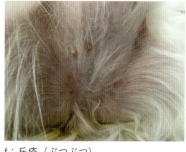
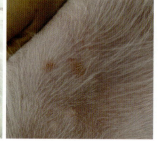
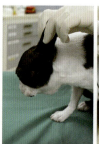
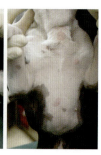

f：丘疹（ぶつぶつ）
皮膚表面に隆起した病変で，大きさは7〜8mm以下のもの

g：膨疹（蕁麻疹）
一過性の真皮上層の限局性浮腫で，皮膚表面の扁平な隆起として認められる

図1-7　原発疹

を染みこませ輸送培地に入れて，臨床検査施設に送付する。真菌培養の場合は，皮膚糸状菌用の選択培地であるサブロー寒天培地やDTM培地などに，病変部の被毛や落屑を直接載せて室温で培養する（図1-13）。最初の7〜10日間は毎日観察し，2週間以上培養して判定する。ときには，菌種の同定のために，継代培養を要することもある。

皮膚生検・病理組織学的検査

一般的でない非典型的な皮膚病変，潰瘍病変，腫瘤や腫瘍の可能性のある病変，自己免疫疾患を疑うとき，また治療に反応せず見当のつかない皮膚病変のときに実施される検査で，病変部を切除して病理学的に検査する方法である（図1-14）。

この場合，病変組織を数カ所切除するために，局所麻酔，鎮静または全身麻酔を施す必要がある。皮膚生検用のディスポーザブル生検トレパンで検査材料を採取するパンチ生検と，病変部をメスで外科的に切除する切除生検がある。どちらの場合も生検部位の表面に傷をつけないように，長い被毛はハサミで丁寧に短く切り，また表面構造を破壊したり切除部位を傷つけたりしないようにし，かつ消毒を行わず直接切除する。切除した皮膚組織は，ゆがみを防ぐために，厚紙の上に置いて10〜15%ホルマリン液で固定した後，病理組織検査施設に送る。特殊な免疫染色を要する

DTM培地とは
dermatophyte test medium の略のこと。

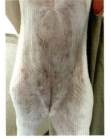 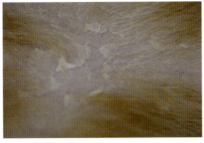 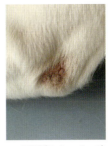 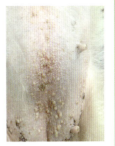

a：痂疲・表皮小環（かさぶた）
滲出液，膿，血液などが鱗屑とともに乾き固まって皮膚表面に付着したもの

b：鱗屑（フケ）
表皮よりはくりしかかった角質片。落屑は鱗屑が脱落することをいい，剥脱は，葉状に大きい落屑をいう

c：胼胝（たこ，ベンチ）
限局性の角質の増生と肥厚。犬の肘関節にみられた胼胝

d：面皰
拡張した毛包に，皮脂や角化物，ときには細菌やニキビダニを充満した病変

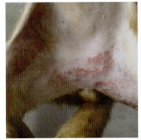 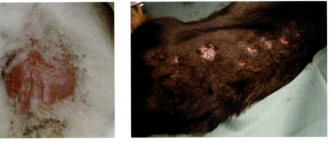

e：びらん（ただれ）
表皮が欠損し表面が湿潤している状態

f：潰瘍
皮膚上層組織の編成，壊死，脱落によって生じた欠損が真皮以下にも及ぶものをいい，治癒後は瘢痕が形成される

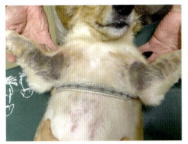 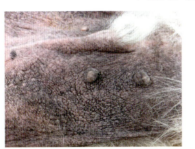

g：色素沈着
炎症病変などの後に表皮または真皮中にメラニン色素が増加して，皮膚が褐色ないし暗褐色を呈する

h：苔癬化
慢性炎症の結果，皮膚が肥厚し，皮膚のきめが粗く硬くなること

図 1-8 続発疹

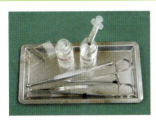 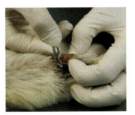 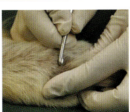 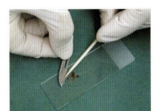

a：用意するもの

b：メス刃によるスクレーピング

c：鋭匙によるスクレーピング

d：掻きとったものをスライドガラスに載せる

図 1-9 皮膚掻きとり検査

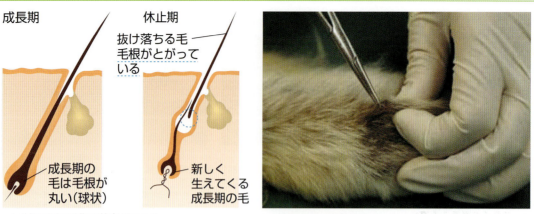

a：毛根の形で時期の特定ができる

b：毛をつまんで引き抜く

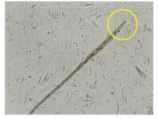

c：毛根が細くとがっている休止期の毛

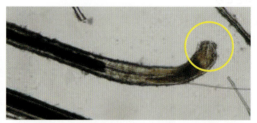

d：毛根が丸い成長期の毛

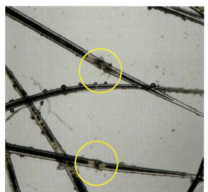

e：毛の一部が破損しており，毛を噛んでいる様子がうかがえる

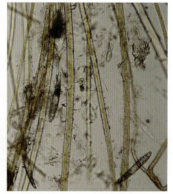

f：引き抜いた毛から観察されたニキビダニ

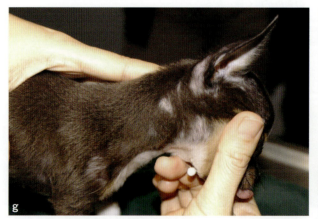

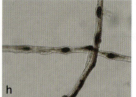

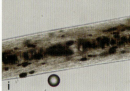

g, h, i：毛の色素の分布。淡いグレーの被毛をもつ3カ月齢のチワワの子犬に発症した淡色被毛脱毛症に認められたメラニン凝集

図 1-10 毛検査

外皮系

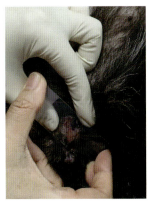
a：スライドガラスを直接圧着させているところ

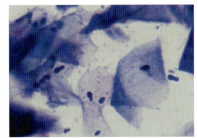
b：耳垢の直接塗沫標本。マラセチア菌を認める

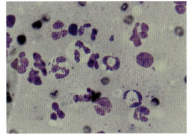
c：膿疱の直接塗沫標本。多数の球菌を認める

図 1-11 直接塗抹検査

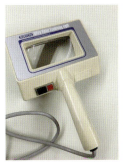
a：ウッド灯

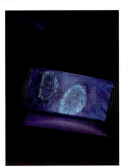
b：病変部とウッド灯による感染被毛の蛍光

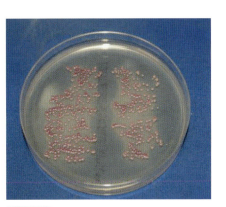
図 1-13 クロモアーガー・マラセチアカンジタ培地で培養されたマラセチア菌

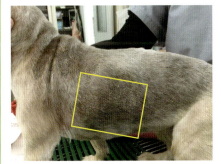
c：病変部（枠内）

図 1-12 ウッド灯検査

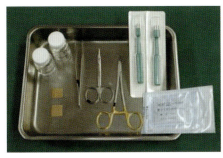
a：用意するもの

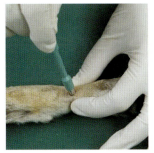
b：ディスポーザブルパンチでの採材

図 1-14 皮膚生検

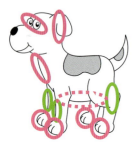

アトピー性皮膚炎に多い皮膚病変の分布
★間擦部
★皺襞部
★目周囲
★四肢と指間とパットの間

血液検査項目
検査項目の詳細はp.292の血液検査項目一覧を参照。

場合は，ドライアイスで凍結包埋した組織を直ちに検査機関に送る必要があるため，事前に専門機関に手配をしておく必要がある。

アレルギー検査

動物のアレルギー検査は，現在4つの方法が利用可能である。①血液を採取してアレルギー体質かどうかを判定するアレルギー強度検査，犬アトピー性皮膚炎の発症に関与する②環境抗原（ダニ，カビ，花粉など）に対する血清の抗原特異的IgEを検出する検査，③おもにIV型アレルギーである皮膚食物有害反応（食物アレルギー）を検出できるリンパ球反応試験，④抗原物質を皮膚に直接接種して反応を観察し，抗原物質を特定する皮内反応試験がある。必要に応じて検査を組みあわせることで，診断の精度を上げることができる。

血液検査

一般血液検査，生化学検査，電解質検査，血中ホルモン値の検査がある。甲状腺機能低下症，副腎皮質機能亢進症，糖尿病などの内分泌疾患や腫瘍，また内臓疾患と皮膚病変が関与していることが疑われるときに実施する。

代表的な疾患

皮膚はさまざまな要因により，常に生理的変化が認められる臓器（器官）である。たとえば，乾燥した冬の季節は皮膚が乾燥し，うるおいが少なくなり，鱗屑（フケ）が多くなることがある。ケガが治癒した後の皮膚は色素沈着を認め，皮膚の弾力が失われて硬くなることがある。また栄養失調の犬の皮膚や被毛は，艶やはりがなく，出産後や授乳中の母犬は，被毛が抜けおちて見すぼらしくなることもある。これらの変化は，皮膚では日常生活に支障を来さない範囲の変化であれば，病気とは考えず生理的変化とみなす。しかし皮膚の変化が生理的な範囲を超えて持続する場合は，病的状態にあると判断し，原因を追究し対処を考える。したがって治療を要する皮膚病とは，その動物と飼い主の両方が，日常生活に支障を来す皮膚の病的状態である。

●表在性膿皮症・深在性膿皮症

表皮および毛包に，細菌が感染することによって発症する皮膚の細菌感染症である。原因菌は，グラム陽性球菌である*Stapylococcus pseudointermidius*によるものが圧倒的に多い。原因菌が毛包に感染し，紅斑，丘疹，膿疱を形成する表在性毛包炎，毛包炎が周囲に拡大して特徴的な病変を形成する表在性拡大性膿皮症がある（図1-15a）。若齢犬で見られる毛包に一致しない膿疱を形成する膿痂疹も表在性膿皮症である。細菌感染が表皮，毛包を超えて深く浸潤し，真皮にまで及んだ場合を深在性膿皮症という（図1-15b）。

強いかゆみを伴うことが多く，病変部には発赤を伴う丘疹，脱毛斑，表皮小環が認められる。病変部の直接塗抹標本では，白血球に貪食された細菌が認められる（図1-15c）。膿皮症が繰り返し再発する場合は，アレルギーなど，なんらかの基礎疾患を抱えていることが多い。近年，抗菌薬が効かない多剤耐性のブドウ球菌による膿皮症が問題となっている。治療する際は，外用薬，シャンプー，必要に応じ抗菌薬の内服などを組み合わせ，安易に抗菌薬の乱用をしないよう心がけることが求められている。

●皮膚糸状菌感染症

皮膚および爪の角質に限局して感染する皮膚糸状菌の感染によるものである（図1-16）。

最も多い原因菌は，*Microsporum canis*（犬小胞子菌），*M. gypseum*（石膏状小胞子菌），*Trichophyton mentagro-phytes*（毛蒼白癬菌）である。通常は脱毛を呈し，かゆみの少ない皮膚病とされているが，原因菌に対

するアレルギー反応を呈することで，著しい発赤およびかゆみが認められることもある。皮膚糸状菌感染症は人獣共通感染症であり，動物間で感染が拡大するだけでなく，動物と人の間でも感染が広がる。猫から，おもに幼児，高齢者に感染することが多い。動物の集まる場所で感染する可能性が高く，ペットショップや繁殖場，動物のグルーミングサロン，小動物の宿泊施設（ペットホテル）などが挙げられる。

診断の際は，ウッド灯検査，病変部の落屑や被毛を10％水酸化カリウム（KOH）溶液あるいはKOHとジメチルスルフォオキサイド（DMSO）混合溶液を用いて角質を溶解させ，直接鏡検により胞子や菌糸を検出，あるいは真菌検査用のDTM培地やサブロー寒天培地で糸状菌感染を確認する。

治療の際は，可能であれば病変部周辺の被毛を短く刈り，抗真菌薬を含有するシャンプーで洗浄し，抗真菌薬の外用薬を塗布する。病変が複数個所に及ぶ場合や，病変部の炎症が強い場合は，動物の免疫能が低下している場合などは抗真菌薬の内服も併用する。

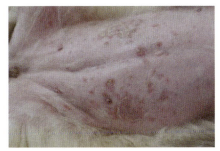
a：表在性膿皮症

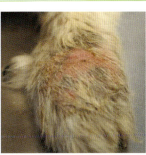
b：深在性膿皮症

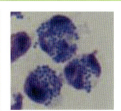
c：好中球による球菌の貪食

図 1-15 膿皮症

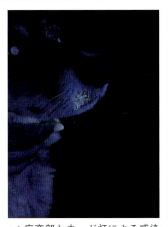
a：病変部とウッド灯による感染被毛の蛍光

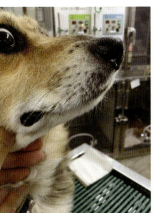
b：真菌感染が毛包深くに感染した病変

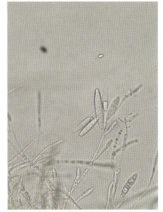
c：サブロー寒天培地に培養された糸状菌の大分生子（顕微鏡所見）

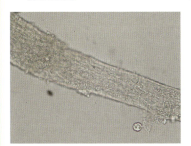
d：糸状菌の胞子を認める感染被毛

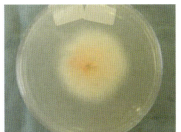
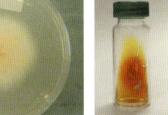
e, f：真菌培養

図 1-16 皮膚糸状菌感染症

● 毛包虫症（ニキビダニ症）

ニキビダニ（おもに *Demodex canis*，毛包虫）が毛包内で増殖し，炎症を引きおこすことによる皮膚炎である（図1-17）。

ニキビダニが増殖する原因には，宿主の免疫機能の低下が大きく関与していると考えられている。犬での発症が多く，猫ではまれである。症状は，かゆみや炎症を伴わない脱毛，面皰，毛孔性の色素沈着，二次感染を伴った炎症やかゆみなど，さまざまである。若い犬に発症する若齢型（局所性ニキビダニ症，図1-17a）では，頭部や四肢に落屑を伴う脱毛斑を認めることが多く，自然治癒することが多い。一方で成犬型（全身性ニキビダ

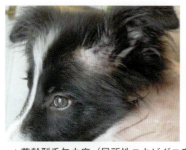
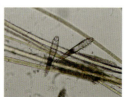
a：若齢型毛包虫症（局所性ニキビダニ症）

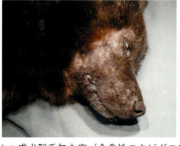
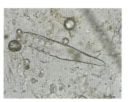
b：成犬型毛包虫症（全身性ニキビダニ症）。脾腫を併発していた

c：クッシング症候群の老齢のシー・ズーに認められた毛包虫

図1-17 毛包虫症（ニキビダニ症）

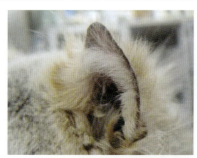
a：耳介辺縁部のほか肘や踵関節部では，多く病変が認められる

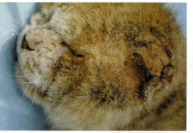
b, c：*Notoederes cati* に感染した猫と *Notoederes cati*

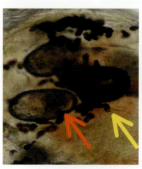
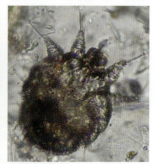
d, e：犬の皮膚掻爬検査で採取された *Sarcoptes scabiei var. canis* の卵（赤矢印），ダニの糞（黄矢印）と成ダニ

図1-18 疥癬

ニ症，図1-17b）では，重症例が多くかつ他の疾患を併発していることがあるため注意を要する（図1-17c）。

治療は，以前は外用薬による薬浴がおもであったが，近年薬効の高い内服用の駆虫薬が開発され，治療が容易になった。しかし，毛包虫症の発症のトリガーになっている基礎疾患の検索は重要である。

●疥癬

ヒゼンダニによる感染で，動物の皮膚病の中で最もかゆみの強い疾患のひとつである（図1-18）。

犬では*Sarcoptes scabiei*，猫では*Notoederes cati*（図1-18b, c）が感染源である。年齢・性別を問わず，すべての動物が罹患する可能性がある。ダニ自体は宿主特異性が高いため，他種動物間で感染することは少ないといわれているが，一時的に人にも感染することがあり，著しいかゆみを伴う丘疹を呈する。また，皮膚掻きとり検査において必ずしも検出されるわけではない（図1-18d, e）。症状が軽度の疥癬の場合，病変の発症がわからないことから，とくに注意することは，犬アトピー性皮膚炎との鑑別である。したがって，疥癬が否定できない場合は試験的に治療を実施する。

●マラセチア皮膚炎

マラセチア菌は，哺乳動物や鳥類の皮膚および粘膜の表層に少なからず生息する常在菌である。正常な犬の皮膚においては，外耳道，指間部，口唇周囲で最も多く観察され，腋下部，体幹部，背部ではほとんど認められない。皮膚は，微生物の侵入を防ぐバリアの役割をもっており，そのバリア機能のほとんどが表皮にそなわっている。しかし，皮膚のバリア機構を低下させるような疾患群，アトピー性皮膚炎に代表される過敏性皮膚疾患，角化障害，内分泌疾患がある場合，皮膚は細菌や酵母菌の感染を多大に受けやすくなる。このバリア機能の低下した皮膚に，*Malassezia pachydermatis*が付着することにより，皮膚の免疫系が反応し，さらに環境的素因と体質的素因が加わり，マラセチア菌の過剰増殖が促される。このように，刺激を受けた皮膚は免疫系が活性化され炎症がおこり，炎症の継続によって表皮肥厚，角質増殖，苔癬化に至る（図1-19）。

病変部皮膚では，特徴的な油脂状の分泌物

コラム

ヒゼンダニの一生

ヒゼンダニは宿主特異性が高いダニで，通常，宿主の体で一生を送る。宿主を離れるとあまり長い時間，生きることはできないため，他種動物間で感染することはない。小鳥のヒゼンダニの寄生は，くちばし，顔面，脚で症状が顕著にあらわれる。また，ウサギのウサギキュウセンヒゼンダニの寄生では，特徴的な分厚いフレーク状の痂皮が認められる。このウサギキュウセンヒゼンダニは，宿主を離れても3週間以上生きることができるといわれている。

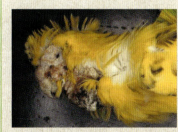
a：小鳥におけるヒゼンダニの寄生

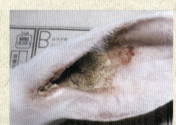
b：ウサギにおけるウサギキュウセンヒゼンダニの寄生

写真1 ヒゼンダニの寄生
写真提供：東京大学名誉教授　長谷川篤彦先生

（図1-15），紅斑，脱毛，さまざまな程度の落屑が観察される（図1-16）。慢性の症例では，顕著な色素沈着と苔癬化を認める（図1-17）。基礎疾患により，かゆみの程度はさまざまであるが，概して著しいかゆみを呈する例が多い。また，不快な脂漏臭あるいは酵母臭を呈する。病変が爪部のみに認められるマラセチア爪周囲炎や，外耳道のみに病変が限局して認められるマラセチア外耳炎（外耳道炎）を呈することもある。犬では，マラセチア皮膚炎に関与する疾患として最も多いものが，犬アトピー性皮膚炎である。猫のマラセチア皮膚炎は比較的まれであるが，腫瘍に随伴した皮膚炎（猫の腫瘍随伴性脱毛症，胸腺腫関連性皮膚炎など）に関連して最も多く認められるようである。

犬のマラセチア皮膚炎および外耳炎では，基礎疾患に対する検索と対処に加えて，マラセチア菌に対する直接的な治療として，外用療法および全身的な抗真菌療法を施す。外用療法の中でも，マラセチアの菌数を減らす目的で最も汎用され，かつ効果的なのはシャンプー療法である。マラセチア菌に対する有効成分が配合された，病変のある皮膚に総合的に作用してくれるようなシャンプー剤を使用する。

●落葉状天疱瘡

天疱瘡は自己免疫性の皮膚疾患で，自身の角質細胞の細胞膜に対する自己抗体がつくられてしまった結果，角質細胞の間の接着が弱くなり，表皮に膿疱や小水疱が形成されてしまう皮膚疾患である（図1-20）。

天疱瘡には6つの型が知られているが，犬と猫では，落葉状天疱瘡の発生頻度が最も高い。落葉状天疱瘡には年齢差や性差はなく，秋田犬，ダックスフンド，ビアデッド・コリー，ドーベルマンなどに好発する。皮膚の症状は，紅斑，膿疱，痂皮で，通常，鼻梁部，眼周囲，耳介，口唇からはじまることが多い。肉球での病変だけがみられることもある。大部分の犬は突発性に発症することが多いが，薬物が原因となって発症する薬物誘発性の発症も認める。

診断には皮膚生検が必須であり，治療はグルココルチコイドに代表される免疫抑制剤による。生涯において治療を要する犬や猫もいる。

●犬アトピー性皮膚炎

遺伝的素因が関与した，かゆみを主徴とする慢性の皮膚疾患のことである。いくつかのアレルゲンが複雑にかかわっていることが多く，アレルゲンをすべて排除することは困難なため，完治が難しい皮膚炎である（図1-21）。

原因となるアレルゲンには，ハウスダストマイト，スギ花粉，ノミが多いが環境抗原だ

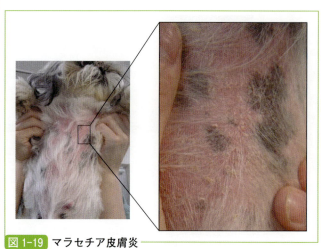

図1-19　マラセチア皮膚炎
犬アトピー性皮膚炎の基礎疾患をもつシー・ズー

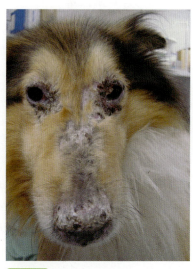

図1-20　落葉状天疱瘡

けでなく，食物アレルゲンが大きく影響を及ぼしている場合も多い。3歳までの若齢で初発することが多く，年齢とともに進行性に悪化する傾向がある。診断には家族歴，病歴，臨床症状を確認して，除外診断を組みあわせて診断を下すことが最も重要である。抗原特異的血清IgEの検査，皮内反応検査などが治療管理に役立つため実施することが多い。最近では，猫の抗原特異的血清IgEの検査も利用可能になっている。低用量のステロイド投与に対する反応を観察することは，診断の際の情報として助けになることがある。

犬アトピー性皮膚炎は比較的多い疾患で，かつ生涯つきあっていかなければならない疾患であるため，薬剤による治療のみならず，食事やシャンプー，保湿などのスキンケアなどの生活指導を含めた管理が要求される。

● 猫の好酸球性肉芽腫症候群

アトピー性皮膚炎や食物アレルギー，虫さされや外傷による細菌感染などがきっかけとなり，猫が過剰にグルーミングすることによって発現する特徴的な病変である（図1-22）。病変部には多数の好酸球が集まっている。

特徴的な病変は，下腹部や大腿内側における湿潤性の局面，口唇の潰瘍，大腿部背側における線状の肉芽腫病変で，単独で発現する場合やいくつかの病変が同時にあらわれることがある。好酸球が浸潤しやすい体質（アレルギー体質）の皮膚において，刺激が加わること，さらにその刺激に対し過剰に反応して，執拗になめることで症状が悪化すると考えられる。

対処としては，考えられる刺激やアレルゲンを除去することが最も効果的である。皮膚

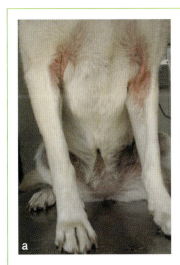
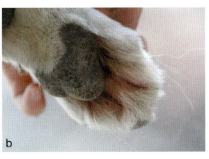

図 1-21 犬アトピー性皮膚炎
腋下と内股（a），四肢のパッド（b）に著しい紅斑を呈する病変を認める

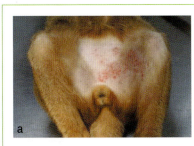
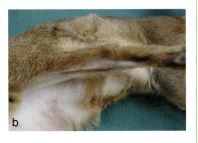

図 1-22 猫の好酸球性肉芽腫症候群
市販のマグロの缶詰を食べて発症した，湿潤性の好酸性局面（a）と大腿部背側にライン状にできた線状肉芽腫（b）。このアビシニアンは，アレルゲンフリーのフードを食べていれば症状は発現しないが，誤ってほかのフードを食べると，即座に症状が発現する

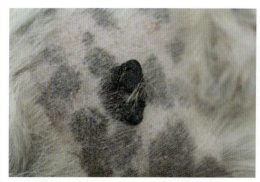
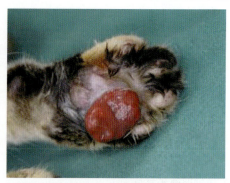
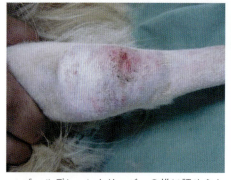
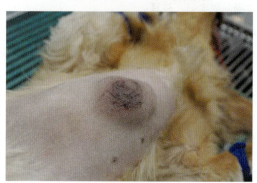

a：乳頭腫（パピローマウイルスによるイボ）

b：猫の足底肉球部にできた形質細胞腫

c：ゴールデン・レトリーバーの雄に認められた，尾背部尾腺の過形成による腫瘤

d：ダックスフンドの胸骨突起部のプレッシャーポイントにできた腫瘤

図 1-23　皮膚の腫瘍，腫瘍様の病変

の炎症を抑える治療には，免疫抑制剤や抗菌薬，駆虫薬などが使用される。

●皮膚の腫瘍，腫瘍様の病変

　皮膚には，いろいろな形状のできものがみられ，腫瘍の場合と腫瘍に似た良性の腫瘤の場合がある（図1-23）。皮脂腺が増殖してできた皮脂腺過形成は老齢の犬で多くみられ，四肢や体幹部に多発する。そのほか，表皮や毛包上皮の一部が真皮内で袋状になり，角質内容物を充満させてしこりを形成するものがある。これは表皮嚢腫あるいは毛包嚢腫といわれ，腫瘍のようにみえるが腫瘍ではない。紅斑，糜爛，潰瘍，結節などの皮膚炎のようにみえる病変は，皮膚リンパ腫，悪性組織球腫，肥満細胞腫，扁平上皮癌，悪性黒色腫などの悪性腫瘍の症状であることもある。皮膚の悪性腫瘍は，一般的に中高齢の犬や猫に多く認められる。このような腫瘍の場合，皮膚のみではなく肝臓や脾臓，リンパ節などほかの臓器にも病変を伴うことがあるので，全身状態を注意深く観察することが重要である。

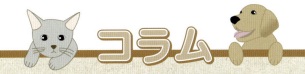

コラム

外耳炎（外耳道炎）の原因は複雑

外耳道は皮膚の一部として考えることができ，その構造は筒状で，かつ乾燥しにくい。そのため，ほかの皮膚環境とは異なる湿度や温度などの微細環境をもち，細菌や酵母菌が増殖しやすい。外耳炎は一般臨床で最も多く遭遇する疾患として挙げられ，上記で述べたような素因，そのほか基礎疾患，悪化・持続因子（増悪因子）の要素が複雑に絡みあっている。したがって，原因の特定が困難なことが多く，慢性・難治性に移行することが多い。

素因には，生まれつきの体質や基礎疾患になりやすい体質，アトピー素因をもっている，本態性脂漏症，生まれつき外耳道がせまい，耳道内の毛が多い，耳が垂れている，高温多湿の生活環境，頻繁に泳ぐことがある，不適切な耳の処置などがある。

基礎疾患には，アトピー性皮膚炎や食物アレルギーなどのアレルギー性皮膚炎，ミミヒゼンダニや毛包虫など寄生虫の存在，細菌感染，マラセチア酵母やカンジダなどの真菌感染がある。そのほか中年〜高齢の犬では，甲状腺機能低下症や副腎異常が基礎疾患となることもある。中耳炎，鼓膜の破損，腫瘍やポリープ，異物の存在などが基礎疾患となっていることもある。

さらに，悪化・持続因子の存在は，正常な耳道の回復を妨げる要因となる。最も重要な点は，解決されない基礎疾患のために続く炎症の持続と，治療のために使用する外用の洗浄剤や点耳薬に対する接触性アレルギー，過剰な処置による耳道の損傷，常に湿っている耳道環境である。

動物看護師は外耳炎の病態について理解し，飼い主に対して十分配慮した外耳道の手入れを指導しなければならない。

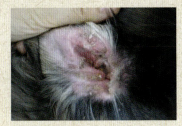

写真1　外耳炎による耳垢がみられる

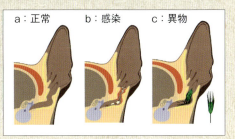

写真2　外耳道はせまく乾燥しにくい構造をしており，感染や異物が入りこむことが原因となり炎症がおこる

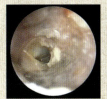 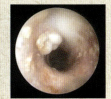

a：慢性外耳炎で鼓膜がやぶれ，中耳炎を併発していた　　b：ポリープがみられる

写真3　オトスコープ検査所見

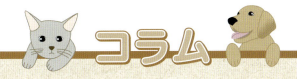

コラム

人用シャンプーを使ってはいけない理由

飼い主から「どうして人用のシャンプーを使ってはいけないの？」という質問を受けることがある。シャンプーを選択するとき獣医師は，被毛の美しさもさることながら，全身をおおっている皮膚と個体固有の体質に注目している。心に留めておくべき重要なポイントは，1）犬の皮膚が人間の約1/6と薄いこと，2）配合されている薬用成分の作用，3）シャンプーの洗浄成分や皮脂を除去する作用の強弱が皮膚状態に大きく影響すること，である。仮にある特定の人用のシャンプーがある犬にとってたまたま有益であったとしても，人用シャンプーは種類が多種多様であり，また人に対する安全性や効能効果についての研究はされていても，動物の使用に対してはほとんど検討されていない。したがって，飼い主の誤った認識による思いがけない弊害を防ぐ意味でも，動物には動物用にデザインされた製品を使用するよう勧めるべきである。

動物看護師のおしごと

皮膚疾患の治療や予防には，適切な皮膚と被毛の手入れ，すなわちブラッシングとシャンプー（表1-4）が重要であり，治療および予防効果に大きく影響を及ぼす。動物看護師は，動物の体質にあった皮膚・被毛の手入れ方法を身につけて，飼い主に指導できるとよい。また，爪切り・耳掃除・肛門嚢絞りといったケアについての知識，技術もそなえておくことが望ましい。

■被毛のケア（ブラッシング）

被毛には毛周期があり，抜け変わりが行われている。毛周期は，温度，日照時間の延長・短縮（季節），体内ホルモン，栄養，ストレス，遺伝などさまざまな要因が関連している。被毛の抜け変わりには，犬種や猫種によって種特有の特徴があるが，室内で飼育される犬や猫が大半を占める今日では，被毛の抜け変わりが不定期になっていることも多い。ブラッシングのメリットには，被毛の正常な抜け変わりを助ける，草の実や汚れ・落屑の除去，毛玉防止，皮膚の血行促進効果およびマッサージ効果がある。さらに，皮脂の分泌がよくなることで，自身の皮脂により被毛がやわらかくなり艶がでる。

使用するブラシには，コーム（くし），レーキ（熊手型），ラバーブラシ，ピンブラシ，スリッカーブラシなどがあり，被毛のタイプと目的によって適切なものを使いわける。シャンプーの前には必ずブラッシングをして，毛のもつれなどをとりのぞいておく。

■シャンプーの意義

犬や猫は，"身づくろい"という生来そなわっている習性で，自らの皮膚・被毛を清潔に保っている。今日では，犬や猫は伴侶動物・家族の一員として，人と同じ空間で長時間を過ごすことが多くなり，動物のもつ本来の習性と自浄作用のみでは，動物と飼い主がともに快適に生活を営める"清潔な環境"を保つことは難しい。さらに犬では，体全体にアポクリン腺が分布しており，それに細菌，温度，湿度の影響が加わることで特有の犬臭が発生する。したがって，犬種や体質により頻度の差はあるものの，定期的にシャンプーすることで強い臭気を防ぎ，被毛の自浄作用を助け，皮膚疾患を含む異常の早期発見に努める。猫は比較的においが少なく，本来の性質により自ら頻繁に毛づくろいし，かつ極端に水を嫌うことが多い。そのため，特殊な品種でないかぎり，丁寧にブラッシングをしてあげることで，必ずしも定期的なシャンプーを要さずに，清潔な状態を保つことができる。

■シャンプーの手順

シャンプー処置では，適切なシャンプー法が治療効果を格段にアップさせることを意識して処置を施す。

表1-4 シャンプーに含有される成分と期待される効果

シャンプーに使われるおもな成分	角質溶解	角質形成	抗菌	抗真菌	毛包洗浄（フラッシュ）	脱脂	止痒	保湿
過酸化ベンゾイル	○		○		○	○		
クロルヘキシジン			○	○				
乳酸エチル		○	○		○	○	○	
ミコナゾール				○				
ケトコナゾール				○				
コールタール	○	○				○	○	
二硫化セレン	○	○			○	○		
サリチル酸	○	○	○					
硫黄	○	○	○					
オートミール							○	○
フィトスフィンゴシン		○	○				○	○
必須脂肪酸								○
グリセリン								○
セラミド								○

1) ブラッシングする

コームやレーキを用いて毛玉・もつれをとりのぞく。その後，スリッカーブラシなどで抜けおちる不要な被毛をとりのぞく。

2) 体をぬらす

下半身からぬるめのお湯を静かにかけてゆき，体の表面だけでなく，皮膚（地肌）をしっかり湿らせる。

3) シャンプーで洗う

定期ケアとしてのシャンプーの場合は，犬の被毛のタイプ，犬種，皮膚の特徴に適した良質の犬用シャンプー剤を用い，製造会社の使用法に準じてシャンプーを行う。一般的には，シャンプー原液を直接皮膚に接触させないよう事前に薄めてよく泡立て，丁寧に皮膚をマッサージするようにシャンプーする。ただし，シャンプー剤の希釈に際しては，雑菌などによるシャンプーの汚染や構成成分の劣化を防ぐために，つくり置きはせず，使用する直前に必要な分だけを希釈して用いる。

治療を目的としたシャンプーの場合は，処方されたシャンプー剤を用い，処方に従ってシャンプーを実施する。一般的には薬用成分を含むシャンプーの前に，マイルドなクレンジング効果のあるシャンプーで汚れを落とす。その後，薬剤成分を含有するシャンプーをまんべんなく全身に塗布し，皮膚に有効成分を十分に浸透させる。有効成分との接触時間は10分間程度とるとよい。

4) すすぐ

シャワーヘッドを体に接近させて，完全にシャンプー成分を洗い流す。耳介背側，頸部周囲，腋下部，陰部，皺襞，指間部などにはシャンプーが残りやすいので，とくに入念にすすぐ。

5) リンスをする

リンスやコンディショナーは，被毛や皮膚の状態や性質によって適切なもの使用する。とくに長毛の犬の場合，毛玉防止，ブラッシング時のくしどおりや切れ毛など，物理的な被毛の障害を防ぐために有益と思われる。また，治療のためのシャンプーの場合，薬効成分や長い接触時間の影響による過度な乾燥を防ぐため，皮膚の状態と配合成分を考慮して選択する。また，湿度の低い乾燥している季節は，よりいっそう保湿効果のある成分を含有したリンスやコンディショナーを使うとよい。

6) 乾かす

"ぶるぶる"と体を揺すらせることにより，被毛についている水滴を落とす。さらにタオルを使って可能な限り水分を吸いとる。その後，必要に応じてドライヤーなどを使い，優しくブラッシングしながら毛の流れにそって被毛の根元，地肌をゆっくり乾かす。ドライヤーからの風は均一に当たるよう，ヘッドを振らずに体から少し離して当てる。皮膚と被毛を守るために，ドライヤーの温度に注意し，また大きな音で怖がらせないよう，動物の状態に注意をはらう必要がある。

さらに，保湿剤および外用薬をつけるタイミングは，皮膚角質層が十分に水分を含んでいるとき，すなわちシャンプー処置直後が最も効果的である。

■爪・耳・肛門嚢のケアとポイント

爪切り

のびた爪はケガの原因になることが多いため，月に1回程度を目安に処置をするとよい。飼い主に爪切りの方法を指導できるように，動物の押さえかた，切りかた，爪切りの使いかたに熟練しておくべきである。

耳掃除

正常な外耳道には，耳道内の耳垢（鱗屑や分泌物）を耳孔方向に移動する自浄作用がそなわっている。外耳道を耳鏡やオトスコープなどで観察し，耳道皮膚に異常を認めない場合は，みえる範囲の汚れのみを洗浄液を含ませたコットンで優しく拭きとる。ただし，耳道に水分を入れる洗浄処置は，頻繁に行うべきではない。綿棒や洗浄液を使用した過剰な処置は，外耳炎を引きおこす原因となる場合が多々ある。正常な耳道の場合は，可能な限り乾燥状態を保つべきである。

自浄作用を失っている外耳道には，耳専用の洗浄液を耳道にたっぷり入れて，垂直耳道を優しくマッサージし，首を振らせて洗浄液を排出させることを数回繰り返す。水平耳道，鼓膜の付近では，マッサージの振動は伝わらない。そのため奥に耳垢が栓塞している場合は，洗浄液を入れて数分間そのままにし，耳垢をやわらかくしてから除去する。綿棒で鼓膜方向への刺激を加えることは，耳孔方向への自浄作用の向きとは逆向きのベクトルであるため，綿棒の使用は可能な限り控えるべきである。

肛門嚢（腺）絞り

肛門嚢に分泌物が貯留すると，炎症，かゆみ，皮膚炎がおこりやすくなる。肛門嚢の位置と構造を正しく理解できていないと，分泌物をうまく絞れない場合が多く，多くの飼い主は苦手とする。したがって，診察に来院する動物の体をよく観察し，必要に応じて絞ってあげるとよい。

第1章-2
運動器系（骨格，筋肉）

しくみとはたらき

🐾 **ミニチュア・ダックスフンドの骨格について**
胴長で脚が短いダックスフンドは軟骨異栄養犬種といわれる。これには骨端軟骨の異常が先天性におこるものであり，しばしば，3～7歳をピークに線維性軟骨である椎間板に異常がおこり，脊髄神経を圧迫する椎間板ヘルニアになりやすい。

●骨格（図2-1，2）

軸椎（第2頚椎）と第3頚椎以降の椎体間には，椎間板というショックアブソーバーが存在しており，衝撃を吸収するクッションの役割や，頚の動きを滑らかにする重要なはたらきを担っている。頭蓋骨と環椎，環椎と軸椎の間には椎間板は存在していない。

また，脊柱には7個の頚椎，13個の胸椎，7個の腰椎，3個の仙椎があり，約20個の尾椎が認められる。

犬には13対の肋骨があり，第1から第9肋骨までは胸骨と連結し，第10から第13肋骨は連結していない。肥満の動物は脂肪が蓄積し，肋骨が触診できなくなる。

関節軟骨：関節の骨の表面を包んでいる部分のことで，骨と骨が滑らかに動くようにはたらいている

骨膜：豊富な血管をもち，骨端以外にあり，骨をつくる上で重要な役割をもつ

海綿骨：骨の中の赤血球の源となるスポンジのような骨のこと

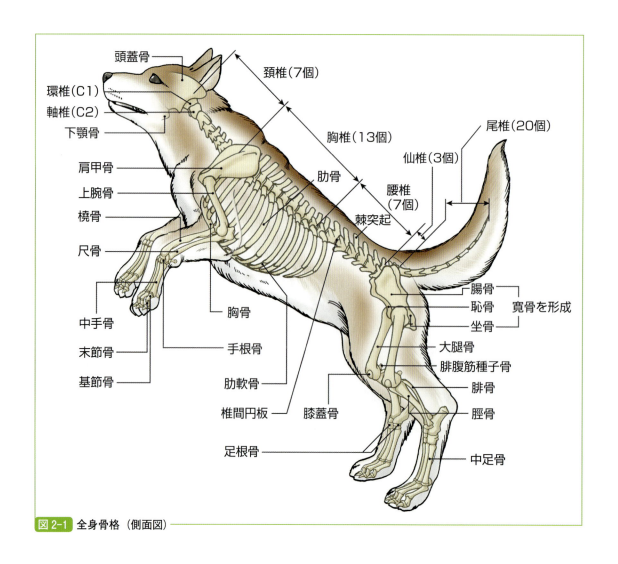

図2-1 全身骨格（側面図）

運動器系

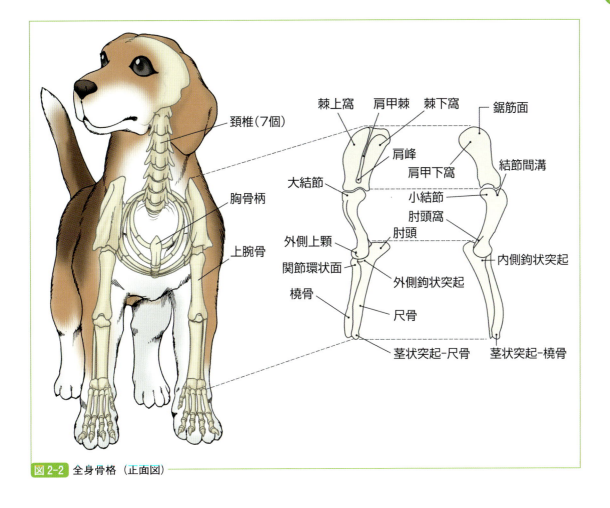

図 2-2　全身骨格（正面図）

●筋肉（図 2-3〜6）

　筋肉はおもに走ったり，ジャンプしたりなどの運動機能を支配しているが，呼吸，血液循環，消化機能，生殖機能などにも関与している。また，威嚇したり，尻尾を振ったり，吠えたりする感情を表す際にも重要な役割をしている。

骨格筋：骨格に付着する筋肉のことで，随意筋（自分の意志で動かすことのできる筋肉）である

心筋：心臓を拍動させる筋肉のことで，不随意筋である

平滑筋：血管，腸管，膀胱，子宮，立毛筋などに分布しており，不随意筋である

半月板について

2009年，MLBのワールドシリーズでMVPを獲得したスポーツ選手といえばNYヤンキースの松井秀喜選手。松井選手の持病は両膝の半月板損傷である。ひとたび半月板が障害を受けると関節内の軟骨にダメージがおこる。そして膝に水が溜まり，激痛のため動けなくなる。いたみをこらえながら試合に出場し，結果を残した松井選手は本当に偉大である。"軟骨の上の小さな座布団"はアスリートにとっても野球ファンにとっても重要な衝撃吸収体である。

おもな検査

　多くの運動器系の問題は，年齢・品種・性別によってある程度まで原因を絞りこみ，推測することが大切である。また運動器の異常が考えられる場合には，特徴的な所見のひとつである跛行の評価をはじめとして，身体一般検査，X線検査を行う。

●跛行の評価

　跛行とは，いたみ，または外傷に起因した歩行と運動時における障害のことをいう。

歩行の観察：ウォーキング，速歩きをさせる，階段を上らせる，8の字運動をさせる（図 2-7）

触診：左右の筋肉量の違い，骨のでっぱり具合，関節の腫脹など（図 2-8），遠位から近位の順序で骨や関節を動かしたときの様子（図 2-9）

評価：不安定性，不整合性，脱臼，亜脱臼，

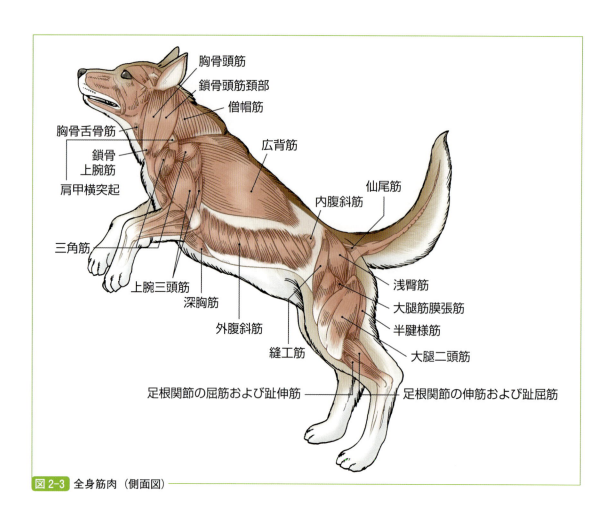

図 2-3 全身筋肉（側面図）

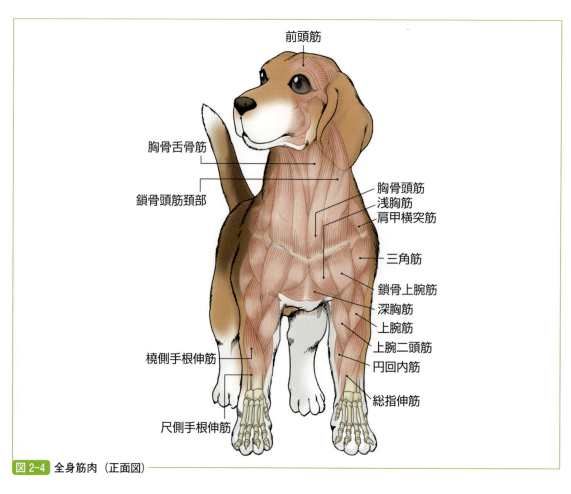

図 2-4 全身筋肉（正面図）

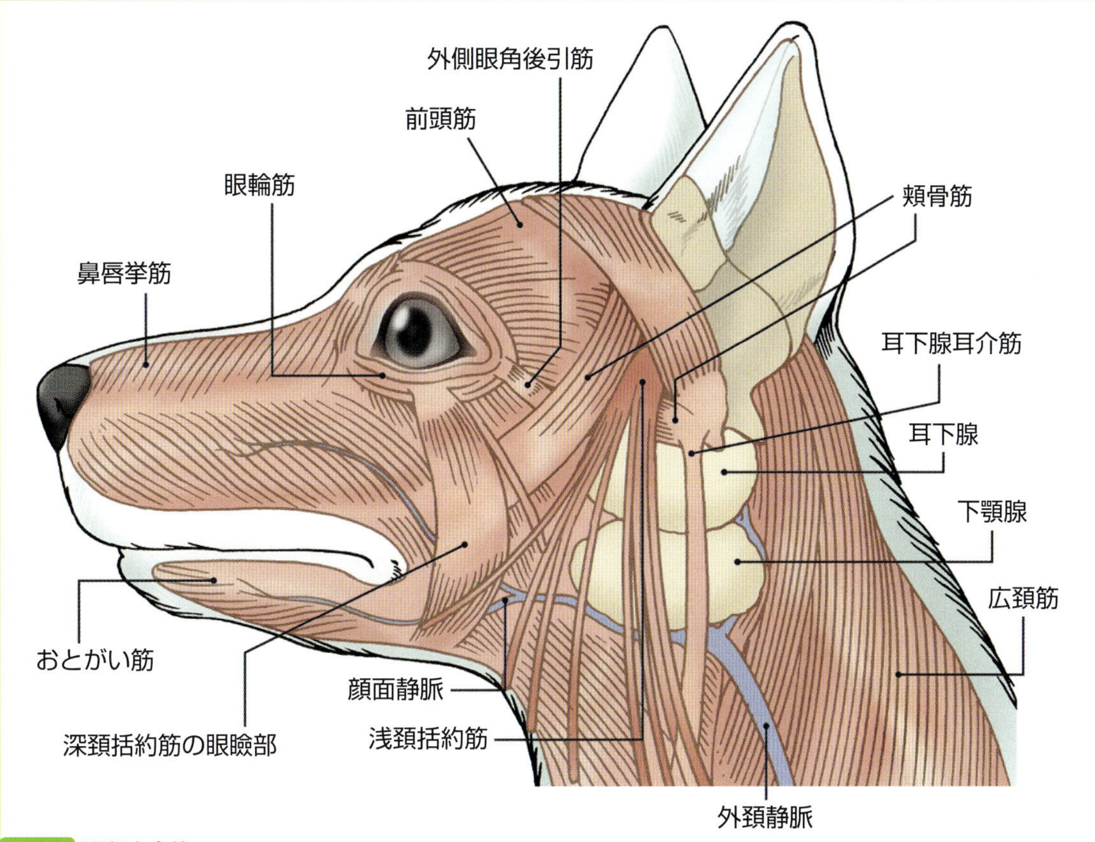

運動器系

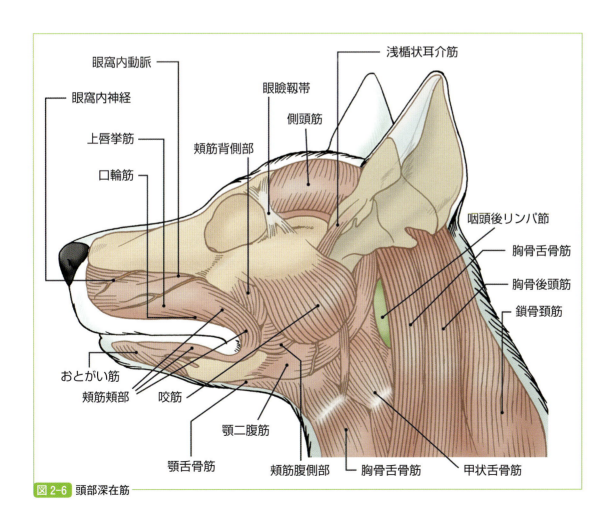

図 2-5　頭部表在筋

図 2-6　頭部深在筋

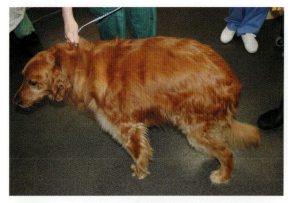
図 2-7 両側の前十字靱帯断裂により，前躯部分を下げている（体重移動に注目することが大切）

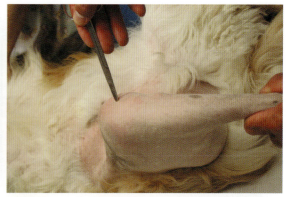
図 2-8 前十字靱帯断裂に伴い，膝関節の腫脹が認められる

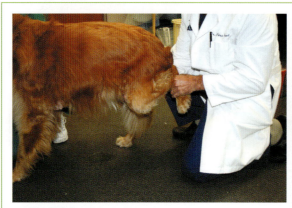
a：最大屈曲位

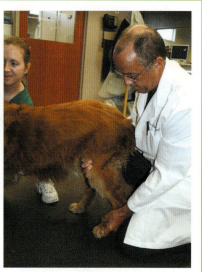
b：最大伸展位。関節をのばしているところ

図 2-9 最大屈曲位（a）と最大伸展位（b）で関節の可動域をみる

疼痛，関節可動域の異常，異常な音など→最後に一番疑わしい肢を検査する。正常な肢から検査をはじめることで，その動物の正常な動きを評価する。

1）歩行の観察

①重度の刺すような強いいたみを伴っている場合，動物は移動する際，患肢に体重をかけない。また②中程度の鈍いいたみ，あるいは疼くようないたみの場合は，移動する際に患肢にわずかに体重負荷をするが，休息しているときは患肢にはほとんど体重をかけない。③ある動作の際にだけ生じるいたみでは，動きと歩様を調整し不快感を最少にしようとする様子がみられる。以下にいたみを伴っていると考えられる患肢別に，その特徴を示す。

片側前肢：患肢で負重する際に体重を後方に移動させるため，頭部と頚部が上がる。いたみのない肢で負重する際には頭部と頚部を下げる

片側後肢：患肢で負重する際に頭部と頚部を下げ，いたみのない肢で負重する際には頭部と頚部を上げる

両側の後肢：頭部と頚部の動きはあまり明確ではない。前躯部分を下げることによってより体重を前方に移動させる（図 2-7）

そのほか，ナックリングなどの有無などの神経学的な状態について評価することも重要である。

2）問診

飼い主から病歴を聴取する際には，以下に挙げる要点がポイントとなる。

・主訴はどのようなものか
・いつどのように跛行が生じるか

> 🐾 ナックリング
> p.43 の図 3-7 を参照。

- どの程度持続するか
- 症状に変化があるか
- 治療に対する反応は認められたか
- 生活環境と食事内容はどのようなものか
- 外傷の病歴はあるか

3）疾患の絞りこみ

これまで挙げた状態の評価から，ある程度疾患を絞りこむことが可能である。表2-1に挙げたように，年齢と患肢部位から疑われる疾患を覚えておくとよい。

●整形外科的な触診

オルトラニサイン：股関節形成不全に伴い，大腿骨頭が寛骨臼からの脱臼と整復を示す（図2-10）

引きだし徴候（ドロアーサイン）：前十字靱帯断裂に伴い，脛骨が前方に移動する（図2-11）

脛骨圧迫試験：脛骨に圧迫を加えて評価する（図2-12）。前十字靱帯断裂の状態を評価する際に行われる

> **レッグ・カルベ・ペルテス病の名前の由来**
>
> レッグ・カルベ・ペルテス病（Legg-Calve-Perthes disease）は，日本語では大腿骨頭無菌的壊死症といわれるが，1910年にレッグ（アメリカ），カルベ（フランス），ペルテス（ドイツ）の医師が同時にこの病気をみつけたことからそれぞれの医師の名前からこのようにいわれるようになった。

表2-1 年齢と患肢から疾患を絞りこむ

	前肢		後肢
成長期の犬（12カ月未満）	・肩の骨軟骨症（OCD） ・肩の先天的な脱臼，あるいは亜脱臼 ・肘の骨軟骨症（OCD） ・肘突起癒合不全（UAP） ・内側鉤状突起の分断（FCP） ・肘の不適合性 ・肘の屈筋の剥離あるいは石灰化 ・骨端軟骨閉鎖による亜脱臼（成長板異常） ・肢端異常 ・汎骨炎 ・肥大性骨形成異常症 ・外傷 ・感染	成長期の犬（12カ月未満）	・股関節形成不全 ・レッグ・カルベ・ペルテス病 ・膝関節の骨関節炎 ・膝蓋骨脱臼 ・飛節の骨関節炎 ・汎骨炎 ・肥大性骨形成異常症 ・外傷 ・感染 ・栄養学的不均衡 ・先天的奇形
成熟犬	・頸部脊髄疾患 ・肩の内側脱臼 ・炎症性関節疾患 ・二次的なDJD ・神経障害／筋疾患（二次的なものも含む） ・腫瘍 ・汎骨炎（とくにジャーマン・シェパードで3〜4歳までに多くみられる） ・外傷 ・多発性関節症 ・多発性筋炎 ・多発性神経炎 ・二頭筋腱滑膜炎 ・棘上筋／棘下筋の腱の石灰化 ・棘上筋／棘下筋の拘縮	成熟犬	・DJD ・十字靱帯疾患 ・膝関節ー長指伸筋腱の剥離 ・原発性：転移性の軟部組織あるいは骨の腫瘍 ・外傷ー軟部組織，骨，関節 ・汎骨炎 ・多発性関節症 ・多発性筋炎 ・多発性神経炎

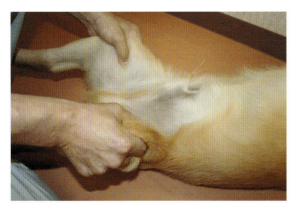

図2-10 オルトラニサイン

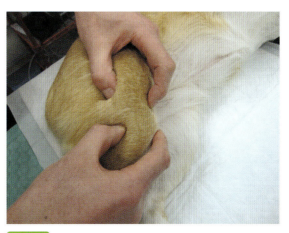

図2-11 引きだし徴候

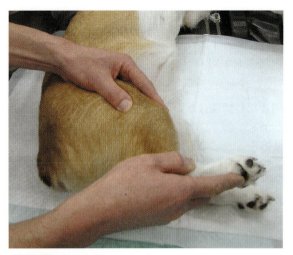

図 2-12 脛骨圧迫試験
脛骨に圧迫を加えると前方向に脛が移動する

後肢筋肉の萎縮：慢性経過の患者では，大腿四頭筋群の萎縮の程度を評価する

● **画像検査**

X線検査：疑われる疾患によって，撮影部位，方向が変わってくる
超音波検査：おもに前十字靱帯の断裂，半月板の評価などに用いられる
関節鏡検査：小さな硬性鏡を水で膨らませた関節内に挿入し，前十字靱帯の部分断裂，半月板の評価を行う
その他：内側鈎状突起分離症などはCT検査が有効である。また，腱や靱帯疾患における画像診断ではMRI検査が有効である

● **その他**

関節液検査：関節穿刺により関節液を採取し，その粘稠度や色調，細胞診分析を行う

代表的な疾患

前肢では肘関節形成不全，後肢では前十字靱帯断裂，膝蓋骨内方脱臼，股関節形成不全，レッグ・カルベ・ペルテス病といった疾患が日常的によく認められる。また，骨折は日常的に遭遇しやすい重要な疾患であり，トイ犬種の橈尺骨骨折や若齢犬の外側上腕骨顆骨折，交通事故や落下事故などによる開放骨折が代表的である。

● **変形性関節疾患**

変形性関節疾患（Degenerative Joint Disease：DJD）とは原発性（特発性）や二次的な原因により，関節軟骨（滑膜）が進行性かつ永久的に悪化する退行性の変化のことをいう。ちなみにこのDJDと骨関節炎，骨関節症は基本的に同じものを指す。

犬の二次的なDJDの原因は遺伝的な要素によることが多い。肘関節形成不全*の発生はロットワイラーに多く，同様に骨軟骨症はバーニーズ・マウンテンドッグに，股関節形成不全*は大型～小型犬に，膝蓋骨脱臼*は超小型～小型犬に，先天性の肩関節脱臼と肘関節脱臼は小型犬にみられやすい傾向がある（大型犬になるほど重症化しやすい）。

猫の場合，二次的なDJDは遺伝性である。アビシニアンやデボン・レックスにみられる膝蓋骨脱臼，シャムやメインクーンの猫にみられる股関節形成不全，スコティッシュ・フォールドの骨関節症などが知られている。

なお術後の運動管理では一般的に，1）毎日少しの運動を1日3回程度行う（15～20分間），2）一度に激しい運動をさせない，3）長期間の休息は悪化をまねく，といったことに留意する。アンダーウォータートレッドミル，スイミングプールなどを利用したハイドロセラピーを行うと最適である。

*肘関節形成不全，股関節形成不全，膝蓋骨脱臼については各項にてくわしく解説する。

● **肘関節形成不全**

肘関節の形成異常と変性をおこす以下4つの進行性の疾患のこと（①肘突起癒合不全（UAP），②骨軟骨症（OCD），③内側鈎状突

起分離（FCP），④不整合性（incongruity）をいう。この疾患が単独もしくは併発しておこり，片側もしくは両側の肘に異常が発生する遺伝性疾患である。

加齢や急速な成長，体重の増加などが原因として挙げられる。典型的に4～10カ月齢での発生が多いが，すべての患者が若齢時に症状を示すわけではない。成犬の患者での急性の肘の跛行は進行性のDJDによるものである。ラブラドール・レトリーバー，ロットワイラー，ゴールデン・レトリーバー，ジャーマン・シェパード・ドッグなどが好発犬種である。

症状は肘のいたみと跛行を呈し，大型犬では前肢の跛行が一般的である。身体検査所見として，肘の最大伸展時と最大屈曲時，肘を90度に保った状態で手根関節を回内および回外した際に，いたみが誘発される。患肢は外転し回外している傾向にあり，上腕骨外側上顆と肘頭の間で，関節液の貯留と関節包の腫脹がとくに顕著である。進行したDJDでは，触診時に捻髪音が確認できるほか，関節可動域（PROM）の減少を認める。跛行の評価や身体一般検査，X線検査で明らかな異常がみつからない場合は，4～8週間後に再評価を行うことで診断される。

間欠的もしくは持続的な前肢の跛行は運動により悪化するので，運動制限は術後すべての患者で行う。炎症を抑えるための内科治療のほか，代替薬として軟骨保護剤を用い，いたみと炎症を緩和する。

● 股関節形成不全

股関節の形成不全と変性を示す病態のことである（図2-13）。

股関節の形態異常が原因で不安定性が増し，筋肉の脆弱，関節の不適合性，関節の解剖学的構造の変化がおこり，関節機能に異常を来す。結果的に寛骨臼の辺縁に強い負荷が加わり，重度の変形性関節疾患がおこる。遺伝的・環境的要素などのさまざまな原因がかかわる。好発犬種には，急速に成長する大型犬としてゴールデンやラブラドール・レトリーバーなどが挙げられる。雌雄差はみられない。

症状としては，筋肉の萎縮，軽度の跛行，歩様異常，起立困難などが認められる。このほか所見には，股関節の伸展時の疼痛，肢を外転させることによるいたみの誘発がある。診断においては，前十字靱帯断裂や飛節，そ

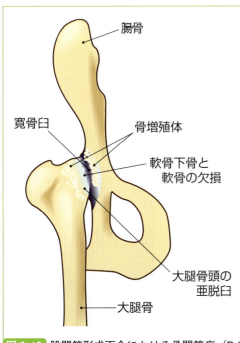 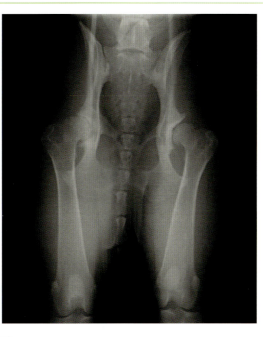

図2-13 股関節形成不全における骨関節症（DJD）
大腿骨頭と寛骨との間が離れる（亜脱臼あるいは完全脱臼）などにより，関節の糜爛と異常な摩擦が生じる。その結果，大腿骨頭が平たく変形し，寛骨周囲に沿って骨増殖体が形成され骨関節症となる

の他の部位の離断性骨軟骨症などの整形外科的な疾患の存在を除外しておく必要がある。高齢動物では椎間板ヘルニアや馬尾症候群などの神経疾患や腫瘍疾患（図2-14）の存在も十分にしらべておくことが大変重要である。

治療は，保存療法あるいは外科療法（予防的手術と救済的手術）が選択される（p.29コラム参照）。発生を予防するには，成長率を遅らせること，低蛋白・低カロリーの食事を与える，遺伝性なので繁殖計画に配慮することが重要である。

● 膝蓋骨脱臼

膝蓋骨（図2-15a）が，正常な解剖学的位置（大腿骨滑車溝）から内方または外方へ脱臼することである（図2-15b, c）。パテララクセーションともいう。

全症例のうち70〜80％が内方脱臼であり，小型犬では両足での脱臼も多くみられる。好発犬種にはトイ／ミニチュア・プードル，ヨークシャー・テリア，ポメラニアン，チワワ，パピヨンなどの小型犬，ラブラドール／ゴールデン・レトリーバー，ジャーマン・シェパード・ドッグなどの大型犬が挙げられる。

症状は軽度から重度なものまであり，通常Ⅰ〜Ⅳ段階までのグレード分類が行われている（下記コラム参照）。大型犬では重度の跛

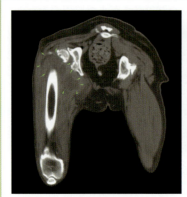
a：CT検査により軟部組織の腫脹が確認された

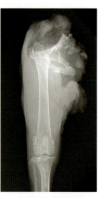
b：半側骨盤切除を実施した

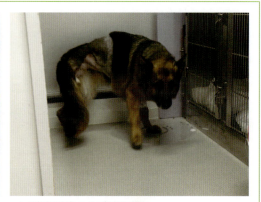
c：骨盤切除術および断脚術後

図2-14　股関節形成不全が疑われた症例
　　股関節形成不全による重度の跛行とのことで来院したが，CT検査（a）などの各種検査後，大腿骨近位に滑膜肉腫が確認され，半側骨盤切除術（b）および断脚術（c）が行われた。腫瘍年齢に達した動物では整形外科疾患が疑われた場合でも，腫瘍疾患の存在を忘れてはいけない

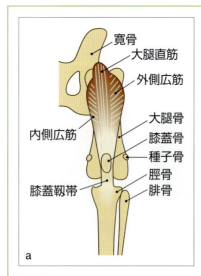
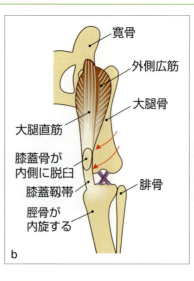
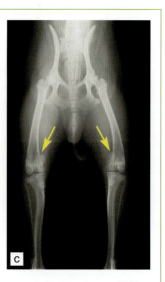

図2-15　膝蓋骨脱臼
　　膝関節の屈伸に重要な機能をもつ，大腿四頭筋→膝蓋骨→膝蓋靱帯→脛骨などの筋肉，骨が正常な位置（a）からずれてしまう（b, c）。これらを正しい位置に矯正するための手術方法は，病態の重症度により異なってくる

行を示すことが多く，早期に治療しなければならない。

グレードⅠのすべての症例とⅡの一部では保存療法を実施する。グレードⅡのほとんどとグレードⅢとⅣのすべての症例では外科療法を実施する。食事管理による体重コントロールが必要となるほか，術後管理は早い段階から鎮痛剤を使いながら関節可動域の改善運動を実施する。また，術後4週間の運動制限期間中はジャンプを禁止するなどの注意点がある。理学療法においては，術後すぐに冷却療法を実施する。

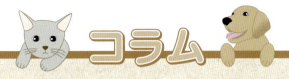

コラム

股関節形成不全の治療（写真1）について

高齢で重度のDJDが存在している場合には，活動の制限，運動制限，理学療法，薬物療法による保存療法を実施する。一方，外科療法には予防的手術と救済的手術がある。予防的手術は，早い段階で信頼性の高い診断結果を得ることが大切であり，術式には1）若齢期恥骨結合固定術（JPS，12〜16週齢の犬に対して）や2）転子間骨切り術，3）骨頚部延長術，4）三点骨盤骨切り術（TPO，6〜10カ月齢に対して）がある。中でも4）は多く用いられている方法で，恥骨，腸骨，坐骨に骨切り術を行い特殊なプレートを装着し，寛骨臼を理想的な角度（20〜30度）回転させることにより寛骨臼が大腿骨頭の背側縁を十分にカバーするように矯正する方法である。救済的手術は，重度の股関節形成不全の場合に実施され，大腿骨頭切除術と股関節全置換術がある。

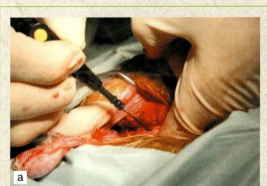

a JPSの手術中の様子

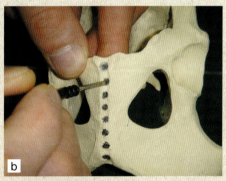

b JPSの手術のイメージ

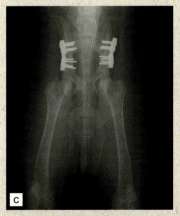

c TPOにより歩様が改善された。多くの犬は自分の関節で関節炎を予防しながら生活することができる

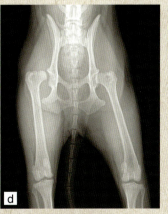

股関節全置換術（柴犬）
股関節形成不全に伴う股関節脱臼症（d）に対して行った。傷んだ関節を人工関節（e）で置き換えている

写真1 股関節形成不全の治療

●レッグ・カルベ・ペルテス病

大腿骨頭と大腿骨頚部におこる虚血性の変性のこと。大腿骨頭の虚脱や骨関節炎をまねく（図2-16a）。

通常は片側性であるが，12～16％の患者では両側である。3～9カ月の若齢犬におこり，通常は小型犬とくにテリア種に認められる。大腿骨頭への血液供給が妨げられることにより，虚血性壊死がおこる。

一般的に跛行は2～3カ月かけて徐々にあらわれ，身体一般検査では股関節の触診時にいたみを呈する。関節のクリック音が聴取できるが，必ずしもでるとは限らない。大腿部の筋肉群の萎縮も特徴的な所見である。

大腿骨頭切除術（図2-16b, c）が適した治療法であるが，飼い主には手術後の回復までには3～6カ月必要であることを術前に伝えておく。予後は，手術を受けた犬の成功率

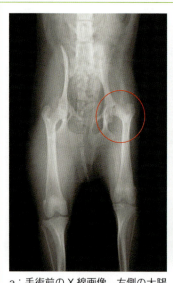
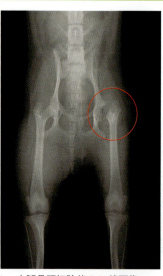
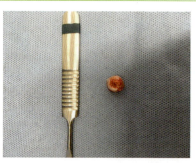

c：レッグ・カルベ・ペルテス病の大腿骨頭の病変部。軟骨下骨が欠損し陥没している

a：手術前のX線画像。左側の大腿骨頭の変形と筋肉の萎縮が認められる

b：大腿骨頭切除後のX線画像

図2-16 レッグ・カルベ・ペルテス病

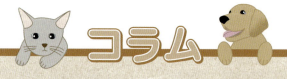

膝蓋骨脱臼のグレード分類

グレードⅠ
膝蓋骨脱臼は間欠的におこり，その際には跛行がみられる。膝関節を完全に伸展した状態で膝蓋骨を指で押すと脱臼するが，離すとすぐにもとの位置（滑車溝）に戻る。

グレードⅡ
グレードⅠよりも頻繁に脱臼がおこり，跛行は軽度で間欠的である。膝蓋骨は指で押すと容易に脱臼し，通常は脛骨の内転を伴っている。脛骨を回転させるか，指で押して膝蓋骨を戻さない限り自然にはもとの位置に戻らない。

グレードⅢ
膝蓋骨は常に脱臼しており，もとの位置に戻すことは可能であるが，指を離すと直ちに再脱臼がおこる。跛行は断続的であり，徐々に悪化する。

グレードⅣ
膝蓋骨の脱臼は不可逆的であり，指で戻すことはできない。重度の骨格の異常が認められ肢を完全に伸展することができず，犬はうずくまった状態で歩く。手術以外の方法で膝蓋骨をもとの位置に戻すことはできない。近位脛骨高平部（プラトー）が最大で90度まで回転している，滑車溝は浅い，もしくは存在していない。脱臼している側への大腿四頭筋群の変位が認められる。

は84〜100％である。保存的療法では約25％で2〜3カ月後に症状の緩和が認められる。

●前十字靱帯疾患

前十字靱帯疾患は膝関節の機能障害，炎症，変性，疼痛などに関連した重大な影響を及ぼす病態である。

犬の膝関節に最も多くみられる靱帯疾患として前十字靱帯（図2-17a）の異常があり，靱帯の変性性変化によることがほとんどである。そのほか加齢に伴う変性，過剰な運動，交通事故などの外傷といったものが原因にある。

臨床症状は一般的に突然発症することが多い。跛行（図2-17c）の程度はさまざまで，起立時には患肢を地面に軽くつくことができるが，運動時には完全に挙上する場合が多い。歩行時にクリック音が聞かれる場合は，内側半月板の損傷が疑われる。前十字靱帯断裂（図2-17b）は片側性あるいは両側性に発生し，片側を断裂した犬の40％で1年半以内に反対側も断裂をおこすとされる。また，初診時に関節炎がみられる場合ではその割合は60％に上昇する。好発犬種にはラブラドール・レトリーバー，ロットワイラー，秋田，ボーダー・コリー，シベリアン・ハスキーなどが挙げられる。前十字靱帯断裂に続発して半月板損傷がおこる。好発部位は内側半月版尾側部分である（図2-17d）。

治療として保存療法は一般的に推奨されないが，猫や小型犬，老齢犬ですでに重度の関節炎がある場合は，手術を実施せずに保存療

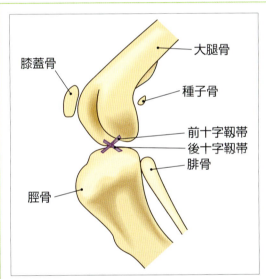

a：正常な前十字靱帯

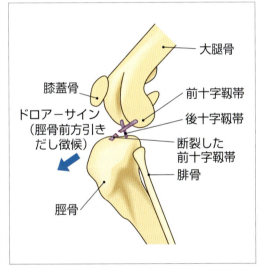

b：前十字靱帯の断裂

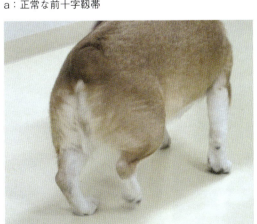

c：跛行が認められた症例。間欠的な跛行を示す（不安定な膝の関節炎は，改善と悪化をくり返しながら進行する）

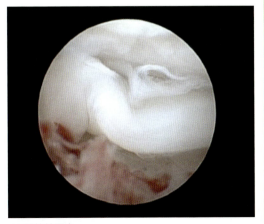

d：関節鏡写真
損傷してめくれている領域を部分的に関節下鏡で除去する

図2-17 前十字靱帯断裂

法で対応することもある。外科療法には，現在さまざまな方法が実施されている。

● 橈尺骨骨折

橈尺骨は，とくにトイ犬種における骨折部位として頻度が高い。

トイ犬種（トイ・プードル，ポメラニアン，イタリアン・グレーハウンド，ヨークシャー・テリア，パピヨン）などの子犬は陽気で家庭犬として飼いやすく，日本では常に人気犬種上位に挙げられる。しかし，非常に活発な性質であるため，しばしば飼い主の腕からジャンプ，あるいはソファーなどから落下し着地した際に簡単に骨折する。骨折の好発部位は橈尺骨遠位1/3の部位で多くみられる（図2-18）。近年，国内ではトイ犬種の飼育数の増加に伴い，橈尺骨骨折が増加している。正しく扱われなかった場合，骨癒合不全を生じやすいことがよく知られている（図2-19）。

通常は非常に小さいサイズの骨プレートや創外固定装置による骨接合術が行われる。適切に手術された場合の予後は非常に良好である。創外固定法は，骨癒合を導くとても優れた方法である。しかし，合併症の発現率は骨プレート法よりもやや高いとの報告もあり，術後の自宅での管理の難しさもその理由のひとつといわれる。

● 外側上腕骨顆骨折

未成熟の犬によくみられる骨折で，肘をのばした状態で橈骨頭が外側顆を突き上げるような形で着地した際に骨折が生じる（図2-20）。

関節を含むため，正しく整復されないと肘の機能を回復させることができないばかりでなく，骨の癒合不全をまねいてしまう。

● 開放骨折（図2-21）

交通事故や落下事故などでおこりやすい。骨折端が斜方向に折れていたり，粉砕してしまっている場合は，皮膚や筋肉などの軟部組織が外傷性に損傷を受け，欠損している。このような状況で外部に骨折端が開放している場合がある。さらに落下事故などでは，胸部や頭部を強く打撲しているので，気胸や脳挫

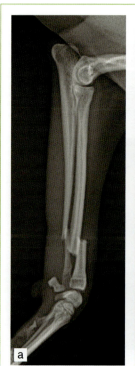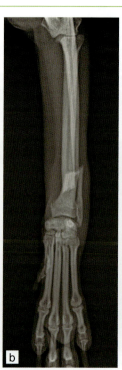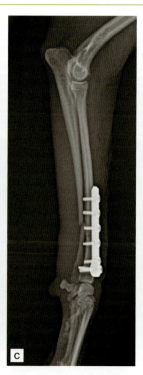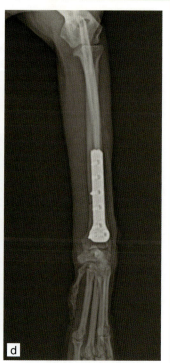

図2-18 チタン製インプラントによる骨接合術
a, b：橈尺骨の遠位端骨折のX線画像
c, d：チタン製インプラントによる骨接合

傷の有無などについて，X線検査や神経学的検査を経時的に実施する必要がある。

骨折部位はそれ以上の損傷がおきないように外部から固定し，加温した生理食塩水などで十分に洗浄を行う。広域スペクトラムの抗菌薬の投与も忘れてはならない。

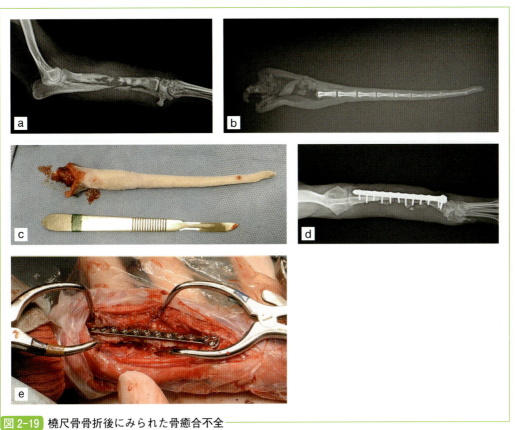

図 2-19　橈尺骨骨折後にみられた骨癒合不全
症例は4歳のトイプードル，未去勢，2年前に橈尺骨骨折の治療を受けたが，感染をおこし，癒合不全となった（a）。また，広範囲の骨欠損を伴っていたため，自家尾骨（b, c）を骨欠損部位にスペーサーとして埋入した（d, e）。12週間後に，骨癒合と運動機能の回復が確認された

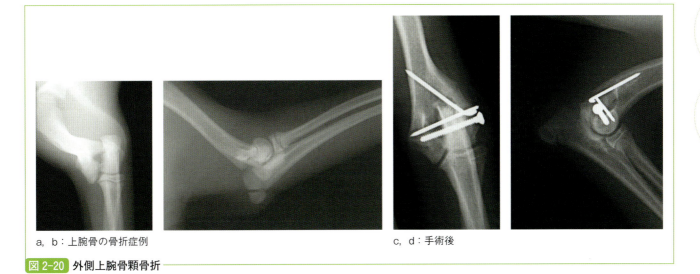

a, b：上腕骨の骨折症例　　　　　　　　　　　　　c, d：手術後
図 2-20　外側上腕骨顆骨折

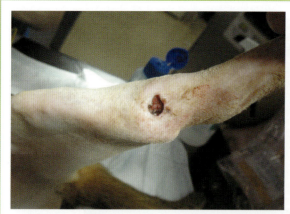
a：軟部組織の欠損

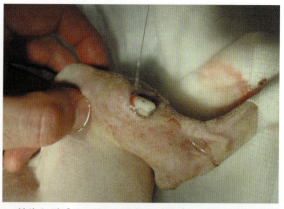
b：洗浄とデブリードマンを行う（デブリードマンとは壊死組織の除去のこと）

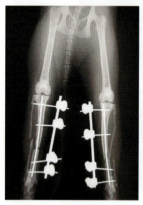
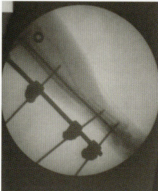
c, d：Cアーム装置による創外固定を実施

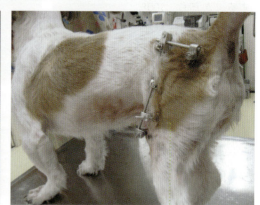
e：大腿骨に創外固定法による骨固定を行った症例。自宅での創外固定装置の管理方法について十分に注意する

図 2-21 開放骨折

運動器系

コラム

前十字靱帯断裂の治療法

保存療法には運動制限，体重制限，鎮痛剤，軟骨保護剤，理学療法がある。体重が15kg以下の犬では，85％の症例は6カ月間の保存的治療で正常に回復する。体重が15kgを超える犬では，20％の症例は6カ月間の保存療法で正常に回復する。ただし，100％の症例で変性性関節炎が進行する。

外科療法は，1）ドロアーサインを止める，2）脛骨の内転を制限する，3）膝の過伸展を予防する，4）膝の機能を早期に回復させる，5）変形性関節炎の進行を予防する，6）半月板の損傷を防ぐ，目的で行われる。関節外法として以下の方法が選択・適用される。

支帯層縫合法変法（MRIT）：膝関節の関節包の外側から縫合糸により関節を安定化させる方法。15kg以下の小型〜中型犬でよく行われる。

脛骨プラトー水平化骨切り術（TPLO）：米国の獣医師であるスローカム博士により，考案実用化された術式。脛骨近位の骨切りと脛骨プラトーの水平化を行うことで，体重が患肢に加わった際におこる脛骨の引きだしを予防することが可能となる（写真1）。

水平化骨切り術（CBLO）：近年では変形中心に基づく水平化骨切り術（CBLO）という術式も行われている（写真2）。

橈尺骨骨折における術後管理

トイ犬種という性質上，非常に活発な犬が多いことを考慮し，筆者の施設では，内固定とファイバーグラスによるキャスティングを2週間併用する方法をとることが多い。また，トイ犬種の橈骨固定術は術前，術中，術後の管理が非常に大切で，どれかひとつでもミスがおこれば，結果は不成功に終わってしまう。非常にデリケートなしごとが，獣医師および動物看護師に要求されるといえる。以下に術後管理の1例を紹介する（写真3）。

術後72時間は8時間おきに15分程度，術後すぐからアイシングを実施し，疼痛，腫脹などからくる犬の不快感を軽減するよう努める。術後2週間は絶対安静，術後4週間は運動制限を指示する。インプラントの破損，不具合と仮骨の出現の程度を確認するため，術後2, 4, 8週間でX線検査を実施する。4週目で骨癒合が順調であれば，手根関節の可動域改善運動（PROM）を実施する。

最小侵襲整形外科手術のメリット

多くの獣医整形外科医は，骨への血液供給を温存し，軟部組織への侵襲を避けながら骨固定を実施したいと考えている。なぜなら，侵襲が少なければ患者の入院日数を短くでき，合併症の低下，早期の機能回復などメリットは非常に多いからであ

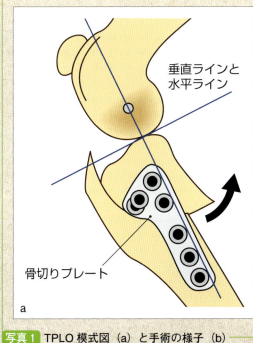
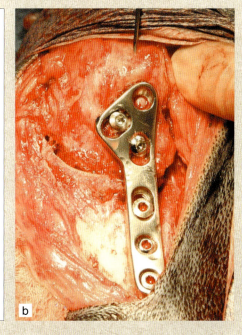

写真1 TPLO模式図（a）と手術の様子（b）

る。また手術を成功に導くためには，周術期における手技を熟知した動物看護師の存在は欠くことができず，日ごろから外科医や先輩動物看護師などからトレーニングや指導を受けておく必要がある。病院内で"よりよき外科チーム"をつくることが必須である。

整形外科手術の侵襲を抑える例として，手術時の外科用イメージ（Cアーム）使用，PLDD（経皮的レーザー椎間板除圧術）などがある。Cアームは，たとえば脛骨骨折の脛骨固定に使用することで，手術中に骨折の整復状況などをみながら行うことができる。そのため，適切な整復が行え，侵襲も抑えることができる。PLDDは軽度の椎間板ヘルニアや多発する椎間板ヘルニアにたいして，小さな針を椎間板腔内に刺入し，レーザーで焼灼する方法である。筋肉を大きく切開しないため，回復が早い。ただし，MRI検査やCT検査などの詳しい検査後，適応症例を見極めることが重要である。

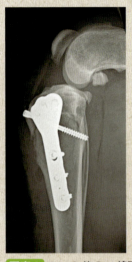

写真2　CBLO後のX線画像

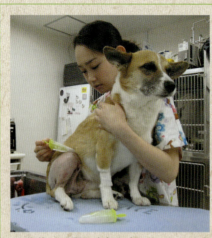

a：術後72時間は患部を冷やすことで，炎症やいたみを軽減する

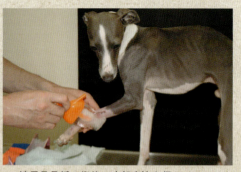

b：橈尺骨骨折の術後に冷却療法を行っているイタリアン・グレーハウンドの子犬

写真3　術後管理

運動器系

動物看護師のおしごと

　運動器系／整形外科疾患で来院されるケースでは，とくに最近人気であるトイ犬種（トイ・プードル，ポメラニアンなど）の若齢期における橈尺骨骨折が多くみられる。ペットショップから，あるいはブリーダーから購入して間もないころに，過って落下させたり，高い所からジャンプしてしまった際に簡単に骨折をおこしてしまう。このような事故を予防するための知識，そしてワクチンやしつけの指導時に，動物看護師が飼い主のご家族に注意をよびかけることは重要なしごとである。また手術前は，動物はいたみを感じ，非常にストレスがかかった状態になっている。鎮痛剤の投与だけでなく，優しく声をかけたり，静かになでてあげることで，少しでもストレスを和らげるように努めることも大切である。獣医師からの指示で，モルヒネやフェンタニールなどの麻薬性の鎮痛剤を使用することもあるので，入院時に呼吸の状態をチェックしたり，術後の覚醒状態などをモニターすることも大切となる。

■理学療法（図2-22）

　とくに運動器系の術後の場合，早期になんらかの理学療法を行うことで，患者の疼痛を軽減させたり，筋肉の萎縮を予防したりすることができる。このことは，患者の運動機能回復を促進するものであり，現在さまざまな理学療法が応用されるようになってきた。関節可動域の改善運動（PROM）や用手によるマッサージなどの簡単なものから，アンダーウォータートレッドミルなどの高価なものまで利用できる。動物が不快感を感じないよう，明るく楽しんで理学療法に参加できるような雰囲気作りも大切なしごとである。いたみや不快感を伴っていれば，直ちに獣医師や主治医に連絡をしなければならない。正常な動物を知らなければ，動物の異常事態はわからないので，普段から正常な動物をよく触り，また正常な動作というものを体得しておくことも重要である。

■整形外科手術における準備

　整形外科器具は，患者の大きさや手術部位，術式，インプランテーションの内容により，使用する器具のバリエーションが豊富である。患者にあわせて執刀医がリストアップした器具を，間違いのないように滅菌して準備しなければならない。そのためには，日常から個々の器

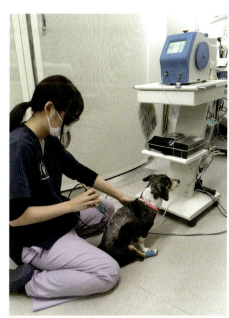

b：椎間板ヘルニア術後にレーザー照射を行なっているところ

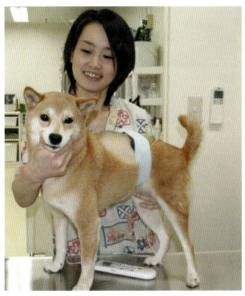

a：経皮電気的神経筋刺激装置（TENS）を装着している

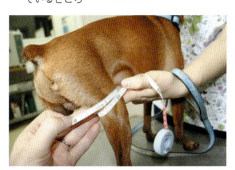

c：術前の患部の計測

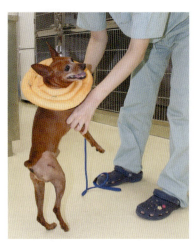

d：ダンストレーニング

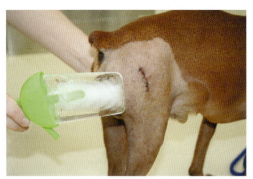

e：クライオセラピー

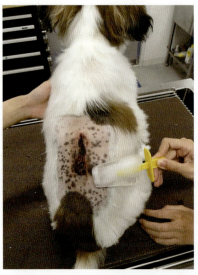

f：椎間板ヘルニア術後にアイシングを行っている様子

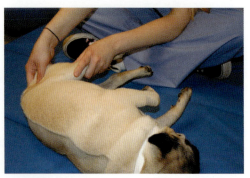

g：大腿骨の最大伸展角度をみている（PROM）

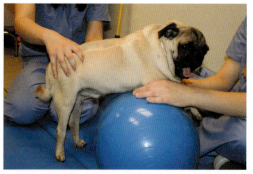

h：バランスボールを用い固有位置感覚の改善を刺激する

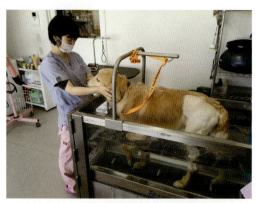

i：前十字靱帯断裂の術後の水中トレッドミルトレーニング

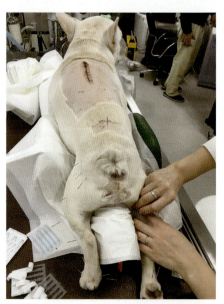

j：鍼治療

図 2-22 さまざまな理学療法

具の名称，用途，滅菌方法，とり扱いなどについて熟知する必要がある（図2-23）。

■術後の管理

患者の年齢，サイズ，疾患により，
- いつまで安静にするのか？
- いつからリハビリを開始するか？
- 疼痛がひどくなっていないか？
- 栄養は十分にとれているか？
- 術創が順調に回復しているか？

など患者にあわせたチェックリストを主治医とともに確認しておくことで，異常を早期に発見することができる。

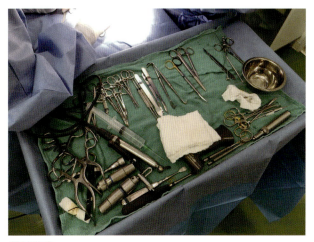

図2-23 整形外科手術で頻繁に使われる器具

第1章-3
神経系（脳・脊髄）

しくみとはたらき

●神経組織を構成する細胞

神経組織は基本的に，神経細胞（ニューロン）と神経膠細胞でできており（図3-1），中枢神経系と末梢神経系の構成組織である。

神経細胞は，運動神経・感覚神経・介在神経の3種類に区別できる。ニューロンの最もおもな機能は，電気活力をおこし，そのインパルスを末梢効果器（筋肉）へ伝達することや，末梢感覚器で受けた信号を脳まで運ぶことである。2つ目の機能は，化学物質（たとえばホルモンなど）を分泌することである。

膠細胞は，神経細胞同士を連結したり，血液からの栄養を神経細胞に受け渡したり，軸索周囲のミエリン鞘をつくったりする役目を担っている。膠細胞は星細胞，乏突起膠細胞および小膠細胞の3種にわけられる。

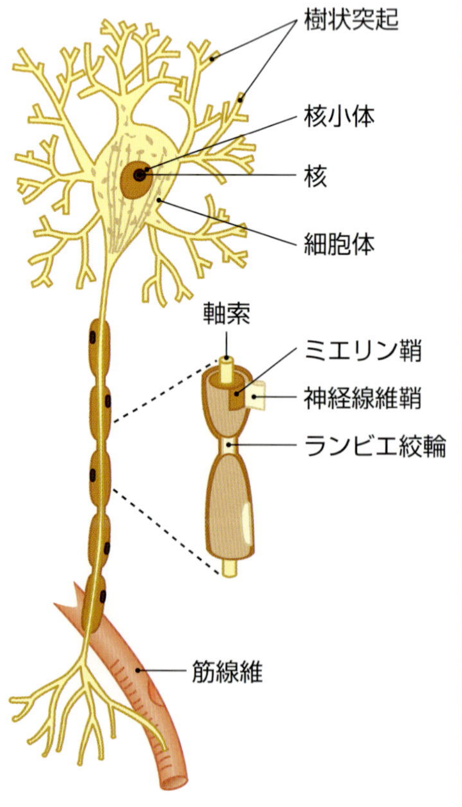

●中枢神経系と末梢神経系

神経系は，中枢神経系と末梢神経系でなりたっている。

中枢神経系は生体において唯一，骨という鎧で防御された臓器である。五感とよばれる「みる（視覚），聴く（聴覚），味わう（味覚），嗅ぐ（嗅覚），触れる（触覚）」という5つの感覚や，動くために必要な筋肉を収縮させるための運動神経の大元となる。

末梢神経系は中枢神経から体の末端に向かってのびており，（五感の）感覚器から情報をもらったり，体を動かす骨格筋へ情報を運び，筋肉を収縮させて運動させることを行っている。中枢神経は生きていくために必要となる「動く」ことについての命令を末梢神経へ伝達する。そしてこの命令が末梢神経から筋肉へ伝えられ，筋収縮がおこることにより「動く」ことができるしくみになっている。歩いたり，座ったり，横になったり，走ったり，ジャンプしたりなど，すべてこの一連の流れで行われている。

中枢神経系である脳と脊髄は，髄膜とよばれる3層の被膜によっておおわれている（図3-2）。外側から硬膜・クモ膜・そして軟膜である。最下層の軟膜は，最も薄い膜で脳実質に密着しているが，その外側のクモ膜との間には脳脊髄液が流れるスペースがありこれをクモ膜下腔という。脳脊髄液は，おもに脳室の中の脈絡叢とよばれる組織でつくられ，脳や脊髄内を絶えず循環している。その主要な役目は，脳や脊髄のクッション，脳実質との

神経膠細胞
脳の結合組織細胞であり，ニューロンの10倍の数があると推定されている。神経グリア細胞ともいう。

星細胞とは
血管に密着し，血液-脳関門（Blood-brain barrier：BBB）を形成して，血管から脳内への物質侵入を制限する。

乏突起膠細胞とは
ミエリンを形成する膠細胞は，末梢神経ではシュワン細胞，中枢神経では乏突起膠細胞とよばれる。

小膠細胞とは
血管内から脳内へ入って，食細胞機能を有する細胞と考えられている。

脳脊髄液（cerebrospinal fluid：CSF）検査で異常をみつける
CSFを採取して，その性状（クリアーか，にごっているか，色がついているかなど），細胞数，細胞の種類，蛋白質量，そのほかをしらべることで，中枢神経疾患の鑑別診断に役立てることができる。

図3-1 神経細胞（ニューロン）
神経系の基本単位である

（ラベル：樹状突起，核小体，核，細胞体，軸索，ミエリン鞘，神経線維鞘，ランビエ絞輪，筋線維）

物質交換，代謝産物の運搬作用などである。

●脳・脊髄

脳（大脳，脳幹，小脳，図3-3, 4）および脊髄の機能を示す。

大脳：大脳は2つの半球からなり（図3-5），それぞれが体の反対側の半分を支配している。脳梁とよばれる神経線維の束で左右が結びつけられている。それぞれの大脳半球は前頭葉，頭頂葉，側頭葉，後頭葉にわけることができ，これを脳葉とよぶ。脳葉の各領域ごとに運動する，聴く，みる，話す，怒る，悲しむ，記憶するといったさまざまな機能の中枢をもつ。

脳幹：爬虫類の脳とよばれるほど形がよく似ている，原始的な脳である。意識を覚醒させ，呼吸や心拍など生きていくための基本的自律機能を調整している。そして脳神経核が

> 🐾 **犬種が違っても脳の大きさはほぼ同じ?!**
> たとえば，セントバーナードのような大型犬とチワワのような超小型犬では，各々がもつ脳の大きさにあまり違いはない。

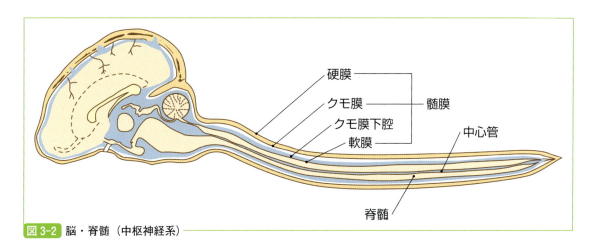

図3-2 脳・脊髄（中枢神経系）

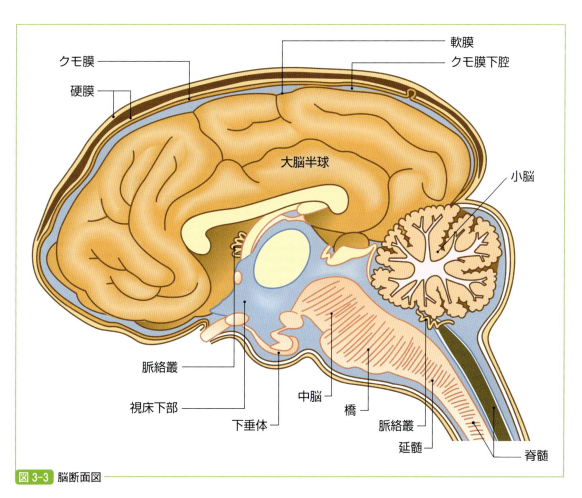

図3-3 脳断面図

41

遠心性と求心性の関係
遠心性とは「末梢に向かっていく」神経線維のことを指し，求心性とは「中枢に向かっていく」神経線維のことである。

集中して存在し，遠心性の神経線維と求心性の神経線維が集合した通路である。脳幹は視床（間脳）から続く中脳，橋，そして延髄から構成される（図3-4）。脳幹前方に位置する間脳（視床・視床下部）は，食べることや飲むこと，寝ること，眼を覚ますこと，そして体温調整などの中枢である。視床下部のさらに下に位置する下垂体では各種内分泌系を調整するホルモンを分泌している。

小脳：脳幹の上にあり，皺が多い特徴をもつ（図3-4）。姿勢を調整し，筋肉の運動をスムーズにさせる（協調）。

脊髄：延髄から延長した神経線維の束が脊髄である。これらは遠心性神経線維として運動性インパルスを筋肉まで運び，求心性神経線維として知覚性インパルスを効果器から中枢へ運ぶ通路である（図3-6）。

●**運動と感覚**

神経の基本的な機能は2つあり，生きていくために必要な「運動」という機能と，「感覚（感じる）」という生きていくための支え

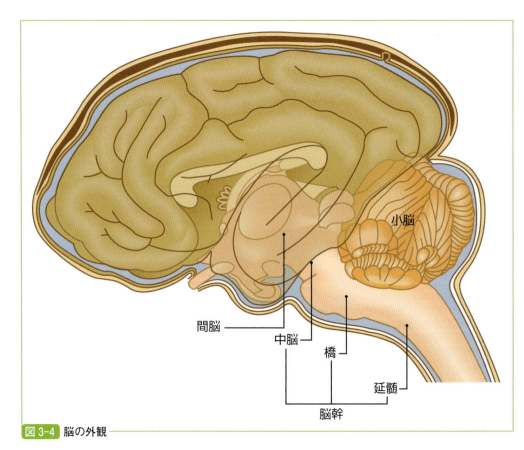
図3-4 脳の外観

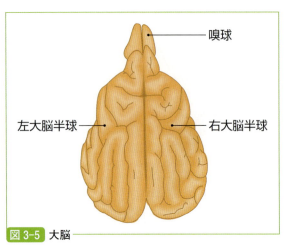
図3-5 大脳

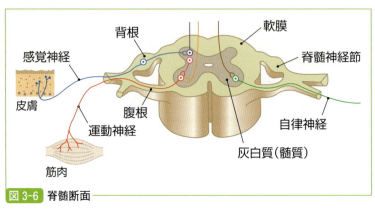
図3-6 脊髄断面

となる機能，この2点が重要である。この2つの機能は，末梢に向かって命令を与える神経（運動をさせる）と，逆に中枢に向かって感じた感覚をもらうという2つの経路である。つまり，下行性の興奮というのは通常，運動させるためにはたらくことがほとんどであり，上行性の興奮は捉えた感覚を"いたい"あるいは"冷たい"ものとして判別し，情報を感覚器から中枢へ伝達する役割をもつ。神経系のその多くは，この2種類の方向でそれぞれなりたっている。

運動機能（随意運動と不随意運動）

運動とは，歩く，走る，ジャンプする，寝転ぶ，座るなどといった，おそらく目的をもって行っている意識的な行動や，あくびやくしゃみ，咳をするなどの意識的に我慢できない動作も運動である。前者はあの場所まで行くという目的を意識することで足を動作させているわけである。このような運動を<u>随意運動</u>という。あくびやくしゃみ，咳などは感覚器（鼻粘膜や気管にある感覚神経）と連絡をとりあって動作をおこしている。

一方，意識とは完全に無関係な運動を<u>不随意運動</u>という。心臓の拍動，呼吸，腸の蠕動などがこれにあたる。呼吸は意識的にもできるようになっているのは，生きていく上で仮に息を止めることが不可能であったとすると，水の中に潜ることができないからである。また，有害な気体を無意識に吸ってしまう，というような緊急時の補助回路がそなわっている。しかし心臓の拍動にこのような随意的運動をさせる機能はない。心臓の拍動，呼吸，腸の蠕動を調整している神経を自律神経とよぶ（表3-1）。このように，自律神経（交感神経と副交感神経）は生きていく上での状況を判断し，自動調整している。

感覚機能

嗅ぐ，みる，聴く，味わう，触れる，これらの感覚は生きていくための支えであり，危険信号の感知であったりする。たとえば触覚は，感覚器という外部からの信号を感知する装置により受信することができる。圧覚・振動覚・温覚・冷覚・痛覚・筋肉の運動覚・方向覚・深部感覚などが体全体にそなわっている。

表3-1 自律神経系の機能

	交感神経系の刺激	副交感神経系の刺激
瞳孔	散大	縮小
唾液	抑制	亢進
心拍	増加	減少
立毛筋	収縮	神経支配なし

おもな検査

小動物臨床において，その動物が本当に神経疾患なのか否かをしらべることはきわめて重要である。そのためにはさまざまな神経学的徴候を知っていること，そして獣医師が行う神経学的検査を理解することも重要である。

●神経学的検査

獣医師が行う身体検査であり，解剖学的にどの部位に病変があるか（局所診断）をしらべる検査である（図3-7）。その中でも看護に結びつく重要なところがある。

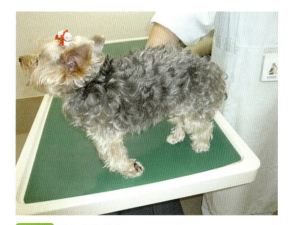

図3-7 神経学的検査
診察台上で動物の姿勢をみているところ。左の前肢がナックリングという状態になっている

獣医師が実施する神経学的検査の項目

神経疾患が疑われる場合には、以下に挙げる内容を実施することで、どの部位に異常が存在するか、推定するための情報を得られる可能性がある。

- 観察：
  意識状態／知性・行動／姿勢／歩様／不随意運動の有無
- 触診：
  筋肉／骨・関節
- 姿勢反応：
  固有位置感覚／踏み直り反応／跳び直り反応／立ち直り反応／手押し車反応／姿勢性伸筋突伸反応
- 脊髄反射：
  膝蓋腱（四頭筋）反射／前脛骨筋反射／腓腹筋反射／橈側手根伸筋反射／二頭筋反射／三頭筋反射／屈曲（引っこめ）反射／交叉伸展反射／会陰反射／皮筋反射
- 脳神経：
  顔面の対称性／眼瞼反射／角膜反射／威嚇まばたき反応／瞳孔の対称性／斜視／眼振／生理的眼振／対光反射／知覚／開口時の筋緊張／舌の動き・位置・対称性／飲み込み／僧帽筋、胸骨上腕頭筋の対称性／綿球落下テスト／嗅覚
- 知覚：
  表在痛覚／深部痛覚／知覚過敏
- 排尿機能
- 病変の位置決め

MRI 検査

MRI検査の長所は椎間板疾患の診断率が100％に近いこと、また脊髄周辺の炎症や出血などの状況を所見として捉えることができる点である。

MRI 検査で知っておきたい用語（図3-8）

- 矢状断(縦断)像：a
  動物の体を縦軸に沿って切断したものを、横から眺めた像のこと。
- 前額断(横断)像：b
  動物の体を横軸に切断したものを、前あるいは後方面から眺めた像のこと。
- 水平断(冠状断)像：c
  動物の体を水平面で切断して眺めたもののこと。

●観察

動物の様子を眼でみて異常がないかどうかを判断する。たとえば、姿勢、動きかた、表情など。看護学的には非常に重要である。

1) 観察の詳細：ケージ内にいる動物をまずみる。その状態が普通かどうかという点が最初に重要となる。寝ている場合にはまず声をかける。この時点でおき上がれば聴覚はあることがわかる。手をたたいてみてもよい。おきているのであればこちらをみると思われるが、そのときの動物の動きかたや眼の表情まで、すべて一連の動作がうまくいっているかという点を意識して観察する。いつもと同じならば、少なくともそこにあらわれる神経学的異常はないと判断できる。

2) 意識："睡眠"と"意識がない状態"はみわけがつかないこともある。このようなときは、声をかけたり体に触れることで覚醒させる。覚醒しない場合は意識状態が落ちている可能性がある。

意識は清明／傾眠／昏迷／昏睡と4段階のグレードに分類される。傾眠は声をかけたり刺激を与えれば覚醒して意識もある状態だが、なにもしないと傾眠から睡眠状態へ入っていく。昏迷は刺激や声では覚醒しないが、侵害受容反射などのいたみを誘発させると反応するが覚醒しない状態である。昏睡はすべての刺激にもかかわらず反応も覚醒もしない状態である。

3) 頭部の観察：両眼の位置、眼がみえている様子はあるか、眼球振とう（眼振）や斜視はないか、頭部にゆれ（振戦）が認められないか、耳の位置や頭部はまっすぐに保たれているかなどを注意して観察する。食事のときに正常に固形物を飲みこめているか、口の左右どちらかから食事がこぼれて落ちていないかどうか、水を飲んでむせたりしないかなどを観察する。

4) 姿勢・歩行の観察：ケージ内や外へでたときに、通常どおりの姿勢や歩行ができているか、どちらか一方へ旋回運動をしていないか、まっすぐに歩けているかどうかなどを観察する。

5) そのほかの異常：全身の痙攣や顔面の不自然な痙攣などをおこしていないか、痙攣中の場合には、くわしくその様子を観察してどの程度の時間で治まるのかを記録する。痙攣終了後の様子や正常に戻るまでの時間や状況も記録する。

●触診

体の筋肉のつき具合に左右不対称がないか、敏感な部位がないかを判断する。脳神経、姿勢反応、脊髄反射などについては獣医師が判断を行う（左欄を参照）。

●その他

スクリーニング検査（糞便検査・尿検査・血液検査）は当然行うことになる。追加検査としてほかの全身性疾患との鑑別のため、X線検査や超音波検査、あるいはCT検査が必要となる場合もある。

神経学的検査所見から病変の存在が明らかになり、局所診断がついたところでその裏づけをとるために、追加検査として画像診断（MRI）検査や脳脊髄液検査を実施することで診断精度を上げることが可能となる。

神経系

発作をおこす原因とその鑑別方法

発作には，脳内にその原因がある場合と脳外に原因がある場合がある。これを踏まえた上で鑑別診断を行う。診断手順としては，身体検査・神経学的検査・スクリーニング検査やX線検査・超音波検査などを用い，まず脳外疾患を除外診断していく。

1)「脳外疾患」は非てんかん性疾患であり，通常，以下のような疾患があてはまる。

中毒（鉛，有機リン系農薬・殺虫剤，除草剤，なめくじ駆除剤）/代謝性（低血糖，低カルシウム血症，肝性脳症，尿毒症，高リポ蛋白血症（ミニチュア・シュナウザー），チアミン欠乏症，甲状腺機能低下症，副腎皮質機能低下症，褐色細胞腫，赤血球増加症，脱水症，電解質異常）/心疾患による失神（不整脈，洞不全症候群，先天性心疾患，心筋症など）/神経原性（ナルコレプシー，前庭疾患，重症筋無力症）/行動異常（スプリンガー・スパニエルの激怒症候群，活動性に関する問題，人の注意を引くための行動，強迫神経症）

2) 上記の疾患が除外できた場合には，「脳内疾患」の鑑別診断を行っていく。通常，脳内疾患は進行性のことが多いため，神経学的検査でみられた異常は脳内疾患を疑う重要なポイントとなる。そして，脳波検査，脳脊髄液検査やMRI検査を用い鑑別診断する。

先天性疾患（蓄積病，水頭症，滑脳症，皮質形成不全，クモ膜嚢胞），腫瘍（原発性，転移性），炎症性疾患（真菌性・原虫性・細菌性脳炎，迷入寄生，ジステンパー脳炎，肉芽腫性髄膜脳炎，壊死性髄膜脳炎，FIP・FIV関連脳炎あるいは原因不明髄膜脳炎，灰白脳脊髄炎），血管障害（猫虚血性脳症，梗塞，出血）など

3) 脳内疾患の存在が認められない場合には，「特発性てんかん」という診断名が与えられる。通常1〜6歳齢で発症し，神経学的検査に異常が認められない場合，特発性てんかんの確率が高い（例外は存在する）。

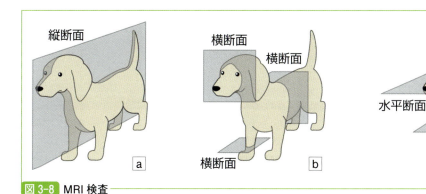

図 3-8 MRI検査

代表的な疾患

●てんかん

痙攣発作や体の一部の硬直，痙攣したりする焦点発作を慢性に繰り返しおこす疾患である（図3-9）。

原因として特発性てんかん（脳に異常が認められない状態）と，構造性（症候性）てんかん（脳に異常が認められた場合）がある。

治療には，抗てんかん薬による内科療法がある。症候性てんかんの場合には抗てんかん薬に加えて，原因となっている脳疾患に対する治療が必要になる。

1日に2回以上の発作をおこしたり，それ

らが数日間にわたる状況を群発発作という。このような場合，あるいはてんかん重積状態またはそれに近い状態では，入院が必要となる。動物の意識は昏迷・昏睡状態となっていることが多いため，看護体制としては重症患者と考えて対応する。入院中は痙攣を抑えるための治療を継続することが多いので，時間ごとに動物の状況をカルテへ記入する。途中でふるえがでてきた場合なども，細かにカルテへ記入する。排尿・排便による不衛生な状況を極力避け，環境を清潔に保つよう心がける。

回復するまでの間，低反発クッションと体位変換による褥創防止や，バスタオルを巻いたものをケージの隅から隅までならべ，動物の体が直接ケージへあたらないようにする。

● 椎間板ヘルニア

抱くと鳴いたりする，あまり動かない，後肢がよろよろするなどの軽度な症状から，徐々に歩けなくなったり，肢で体重を支えることができなくなり起立不能状態となるような重度な症状を示すことがある疾患である（図3-10）。

犬種としては軟骨異栄養症犬に多くみられる。髄核が線維輪をやぶり硬膜外へ突出したHansen Ⅰ型と，線維輪が肥厚したHansen Ⅱ型の2種類がある。一般的にダックスフンドなどの軟骨異栄養症犬はⅠ型の場合が多い。

疼痛がある，または運動を嫌がる程度であれば初期症状であるため，内科療法と運動制限を行うことでそれ以上の悪化を食い止めることができる。運動制限は絶対的であり，こ

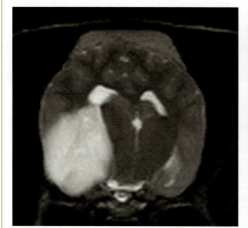
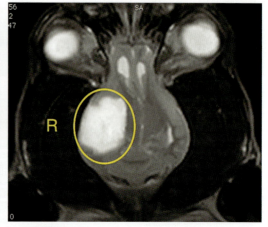

a：前額断像　　　　　　　　　　　　b：水平断像

図3-9 発作を主訴に来院した雌のフレンチ・ブルドッグ，7歳齢
7歳齢ではじめての発作をおこした症例で，神経学的検査では異常は認められなかったとのこと。別病院から依頼を受けてMRI検査を実施したところ，右の前頭葉に腫瘍が認められた。このように，脳に異常が認められる場合のてんかんは症候性てんかんとよばれる。原因は脳腫瘍であり，発作はこれに起因する痙攣発作である
＊特発性てんかんは諸検査で異常は認められなく，かつMRI検査においても異常が認められない

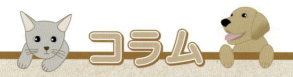

発作＝痙攣ではない

発作とは，突発的におこる異常な状態であり，症状は時間の経過とともに自然に戻る。原因には非常に多くのものが考えられる。発作が1回だけではなく繰り返し再発するものを「再発性発作」という。一般的には"痙攣"が発作の症状と思われがちだが，痙攣をおこさない発作はたくさん存在する。

の状況が守れないと症状が進行する可能性が高くなるので，ご家族にしっかりと説明することがきわめて重要である。それ以上のグレードである（病態が悪い）場合には，手術前提でその後の経過観察と治療を行い，改善が認められない場合には脊髄造影，CT検査，あるいはMRI検査で部位の特定を行い，外科療法へ移行する。

看護の要点としては，不用意に動物を抱かないことである。体の一点に体重を集積するような抱きかたをしてはいけない。抱くときには体全身を包みこむように体重を分散させ，ゆっくり抱くようにする。入院した場合には，排尿を圧迫でさせるのか，尿カテーテルを用いて閉鎖式に回収するのかによって，看護のしかたも変わってくる。ケージからだすときには，前述のように抱きかたに注意する。また，おそらく排便は自然にでてしまうことが多いと考えられるため，不衛生にならないように常に注意が必要である。

● **前庭疾患**

捻転斜頚とよばれる頭部の傾き，眼球振とう（眼振），体の回転，嘔気などが突然発症する疾患である（図3-11）。

上記のような前庭障害をおこす原因には，耳疥癬や細菌・酵母菌による外耳炎が内耳炎に進行した場合，または特発性であれば耳管内ポリープ・脳腫瘍，脳炎，梗塞などがある。前庭疾患をおこす部位には末梢性と中枢

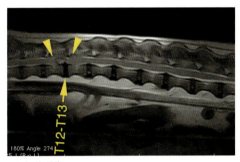
a：矢状断像

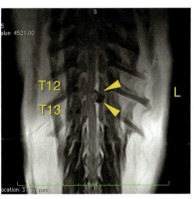
b：水平断像

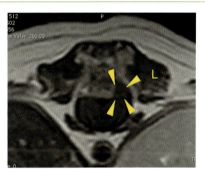
c：前額断像

図 3-10 椎間板ヘルニア
雌のミニチュア・ダックスフンド，7歳齢
MRI画像所見から，第12-13胸椎（T12-13）間の椎間板ヘルニアであると診断された。aでは，椎間板物質が第12胸椎側へ脊髄を圧迫していることがわかる。bでは，左側から椎間板物質が脊髄を右側へ圧迫している。cでも椎間板物質は左側へ飛びだしている。この症例は，画像撮影後，左側からの片側椎弓切除術を行い，椎間板物質を除去し圧迫された脊髄を減圧させることができた

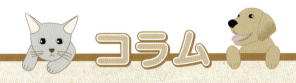

コラム

起立異常の原因すべてが神経系の問題とは限らない

動物が起立できなかったりした場合に，どのような問題を抱えていると想像できるだろう。ここで重要なのはさまざまな原因が考えられるということである。神経疾患が原因の場合には脳から後肢までの神経伝達のどこかに異常がある可能性が考えられ，もしかしたらその先の筋肉に問題があるかもしれない。ほかの原因としては骨盤や足の骨折でいたみがひどく起立できなかったり，腹腔内にいたみの原因があり自ら楽な姿勢をとっている場合もある。つまり，起立できないこと自体がすべて神経に関連するとは限らないということである。

性のものがあるため，両者の鑑別が必要になる。中枢性の前庭疾患は脳腫瘍，脳炎，梗塞が原因となる。動物の頭部の位置を変えることにより眼球振とうの方向が変化する場合には中枢性であり，四肢の姿勢反応（固有位置反応）が欠損している場合にも中枢性と診断する。急性で来院している動物は，自力で起立できないため，四肢の姿勢反応検査はできないことがある。その場合は頭位を変化させて眼振の変化をみることで，臨床的な判断を行う。特発性の前庭疾患は末梢性である。

治療として，末梢性前庭疾患は1週間程度の経過で自然治癒することが多く，嘔気を止めて体の回転を鎮静化させる対症療法を実施する。

看護の要点としては，入院となる場合，ケージ内での動物の転倒にそなえ低反発クッションを敷いたり，動物の体位を維持するためにバスタオルや毛布などを使い，動物の回転が持続しないように工夫する必要がある。当然1日に何度も様子をみて，動物が回転し続けていないかどうかを確認する。排尿や排便はそのままケージ内で行われることが多いので，不衛生にならないよう十分注意する。また，点滴している場合にはラインが体に巻きつくことがあるため，これにも十分注意する。

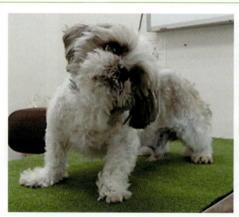

a：前庭疾患に特徴的である頭部を傾けた症状を呈しているシー・ズー

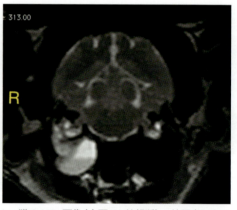

b：猫のMRI画像（内耳T2前額断）。外耳炎はなく鼓室胞（中耳）内に炎症性漿液が貯留していた

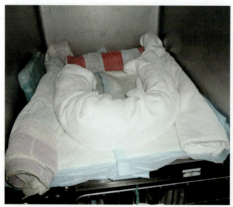

c：犬舎内の寝床。動き回れない動物の場合，まっ平らな寝床よりもその動物にあった工夫をしてあげることが大切である。この症例は自らは起立が難しく，頸への負担を軽減するためにこのような形の寝床をつくった

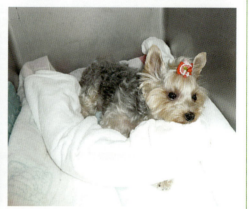

d：こんな様子でリラックスできている

図3-11 捻転斜頸
一般に老齢犬に多く認められるほか，外耳炎からの内耳炎に起因した末梢性前庭疾患をおこす動物もいる。また，耳管を介して内耳内へ感染をおこす場合があるので，画像診断が有効となる場合もある

神経系

動物看護師のおしごと

　看護に必要な知識で重要なことは，その動物に対してどの程度の看護が必要なのかを理解することである。また，動物看護師による看護があった上で動物が退院していくことができるわけなので，看護の重要性を認識することも大切である。臨床的に多くみられる神経疾患では，動物が入院するケースも少なくないので，その場合の留意点をしっかりと押さえておくことが望ましい。そのほか，てんかんを患った動物へのケアとして，ご家族がどのような点に注意したらよいのかをフォローできることが大切である。

■入院管理時のポイント

・毎日清潔にする（図 3-12）
・動物がどのような状態にあれば快方（かいほう）に向かっているといえるのか，あるいは悪化しているのかを判断するため，毎日，動物の様子を詳細にチェックする
・様子が急変したなど，緊急時は獣医師へ報告する
＊そのほか，「代表的な疾患」における各看護の要点を参照のこと

■発作（ほっさ）とストレスの関係

　基本的に発作を誘発する原因はストレスであり，ストレスのかかる生活においては発作頻度が多くなる可能性がある。しかし，生活していく上でストレスを避けることはできないので，生活環境を評価し，ストレスの負荷をできるだけ軽減させてあげるためのアドバイスをご家族に行う。

　ストレス要因には，気圧の変動／大きな音（サイレン，雷，花火など）／発情／食物アレルギー／薬剤などさまざまなものが考えられる。また，ある特定の条件下でも発作が引きおこされることがあり，たとえば光の刺激，恐怖やそれに伴う興奮などによって発作が誘発されることがある。

　このように，環境要因（環境の出来事）によって発作がおきやすくなってしまう場合があることを覚えておく。ご家族に対し，家で注意できるポイントをアドバイスする際に役立ててほしい。

　しかし，すべてのストレスを排除することは不可能であること，動物の生活の質（QOL）を向上させることが治療の目標であること，動物と一緒に暮らしていく上でなにが重要であるかについては，各ご家族の考えで構わないことを基本として，私たちは対処していくべきであろう。

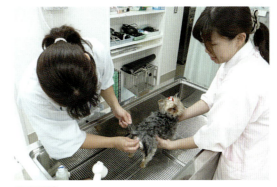

図 3-12 保定をしながらシャンプーをしているところ
動くことが難しい動物の場合，犬舎内で排便・排尿，あるいは下痢をすることがあるため，どうしても汚れることが多くなる。シャンプーの際には，一人が保定をしてもう一人が部分的にシャンプーしてあげるなど，入院中は常に清潔にしてあげることを心がけてほしい

■てんかんの動物と暮らす

　てんかんの動物と暮らすご家族は，その臨床症状から以下のような疑問や不安を抱えていることがある。ご家族の不安を少しでも軽減してあげられるよう，以下のようにさまざまな知識を身につけておくことが大切である。

・運動はしてよいか？　……OK
・シャンプーはしてよいか？　……OK（ただし，浴槽内での放置は禁忌。水泳もいけない）
・食事は変えなくてよいか？　……OK（まずは今までどおり与え，経過をみる）
・おやつは与えてよいか？　……OK（与えた場合は，必ず「てんかん日記＊」に記す）
・旅行はしてもよいか？　……長距離の移動はストレスとなるが，家族の絆を大切にすることが欠かせないならばOK
＊てんかん日記とは，発作の有無はもちろんのこと，毎日の投薬時間やその他，元気・食欲など気付いたことを簡単でよいので記入していくもの。定期検診時にはこれを基に，発作をはじめとした正確な情報を主治医に伝えることができる。

第 1 章-4
感覚器系（舌）

しくみとはたらき

●舌

舌は，咀嚼や嚥下といった運動器としての機能と，味を感じるという味覚器としての機能をもち，生命維持に重要な役割をしている。

舌は骨格筋と粘膜によって形成されており，骨がない代わりに強靭な線維性組織をもつため複雑な動きをすることが可能になっている。

また，猫の舌の表面には，奥に向かって多数の"とげ"（糸状乳頭）が存在している。これは，効率的に毛づくろいをしたり，液体をこぼさずに口に運ぶのに役立っていると考えられている。

味覚とは，飲食物中の味分子が唾液などの液体に溶けこんで味孔から味蕾に入り，味覚細胞上の受容体に作用することによっておこる感覚である。動物たちにとっては，飲食物が食べてよいものなのか，わるいものなのかを判別する感覚であり，生命維持にとくに重要である。

日常の飲食物の基本味は，酸味・塩味・苦味・甘味の４つであり，これらに対する感受性は，舌の部位によって異なる。犬においては，甘味と塩（辛）味は茸状乳頭のある舌尖，酸味は舌全体で受容される（図 4-1）。犬の苦味の受容部は明らかになっていない。

味蕾は，舌の有郭乳頭，葉状乳頭，茸状乳頭の側壁にあり，感覚細胞である味細胞，支持細胞および基底細胞から形成されている（図 4-2）。味蕾の数は，犬では 2 千弱，人では 1 万個位といわれている。ひとつの味蕾の中には約 20〜30 個の味細胞が存在する。味細胞は味毛という線毛をもっており，この味毛が味蕾の上端の小さな孔（味孔）からのびている。水や唾液中に溶解した分子がこの味毛を刺激すると，味細胞に電気的刺激が発生し，これが味覚神経線維から大脳皮質の味覚中枢に伝達され，味覚が生じる。味をよく感じるために，基底細胞の分化によって絶えず新しい味細胞がつくられており，味細胞の寿命は哺乳類の場合で約 10 日である。犬では砂糖に反応する味蕾の数が最も多いとされている。

> **動物は味わって食べているか？**
> 動物たちにとっての味覚とは，生きていくために有害か無害かを判断することが本来の役割である。犬において甘味を感じる味蕾が多いのは，効率よくエネルギーをとれる果実などの糖分を感知しやすくするためであり，猫は本来，肉食のために甘味を感じる味蕾が少ないといわれている。

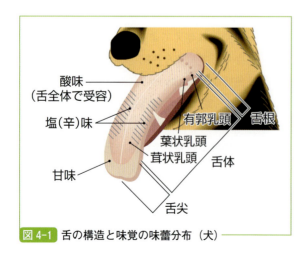

図 4-1 舌の構造と味覚の味蕾分布（犬）

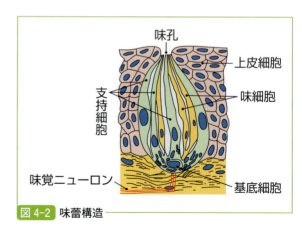

図 4-2 味蕾構造

第1章-4 感覚器系（耳）

しくみとはたらき

●耳

耳は，外耳，中耳，内耳の3つの部分から構成されている（図4-3）。

"垂れ耳"や"直立耳"など，一般的に"耳"といわれている部分は，正式には耳介といい，外耳の一部である。犬ではさまざまな形の耳介があり，ある程度動かすことが可能で，集音や感情表現する役割をもつ。耳道も外耳の一部であり，犬や猫では垂直耳道と水平耳道にわかれている。

水平耳道の奥には，鼓膜をはさんで鼓室がある。鼓室は耳管とよばれる細い管で咽頭とつながっており，鼓膜，鼓室，耳管はあわせて中耳とよばれている。ツチ骨，キヌタ骨，アブミ骨の3つの耳小骨は，鼓膜の振動を増幅して内耳に伝える役割をもつ。内耳のうち，音を感じる部分は蝸牛とよばれ，蝸牛管にあるコルチ器官の有毛細胞が音の振動を脳神経に伝達する，すなわち聴覚受容器になっている（図4-4）。一方，内耳のうち平衡感覚に関与している部分は半規管とよばれ，3つあるために三半規管として知られる（図4-3）。

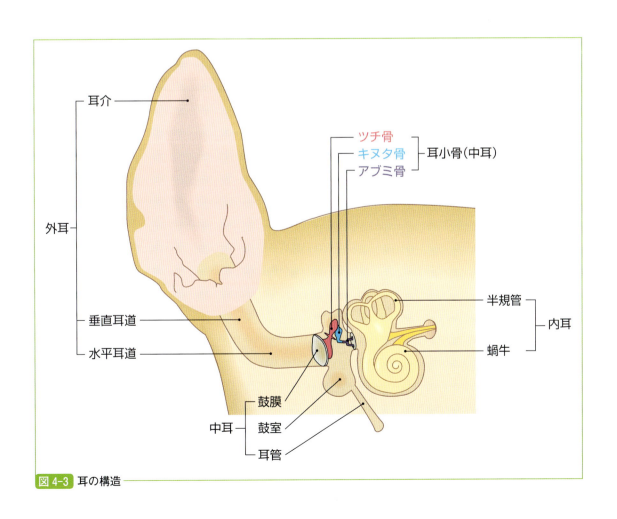

図4-3 耳の構造

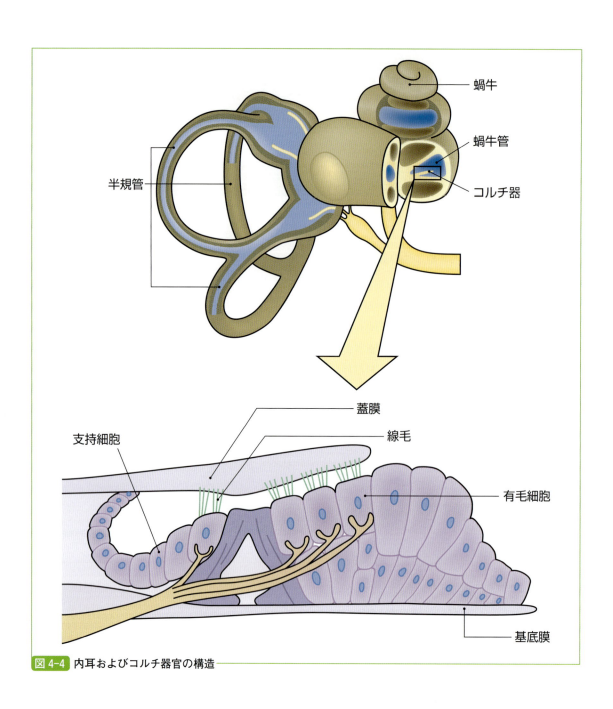

図 4-4 内耳およびコルチ器官の構造

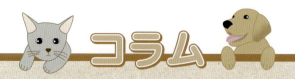

音の伝わりかた

鼓膜→耳小骨→蝸牛→聴神経→大脳

鼓 膜	外界の空気の振動を耳小骨に伝える
耳小骨	振動を大きくする
蝸 牛	内部にあるコルチ器官の有毛細胞が振動を感知し，電気信号に変える

聴神経	電気信号を大脳皮質へ伝える
大 脳	電気信号を分析し，音が何であるかを判断する

耳の役割

・音を聞く（聴覚）
・平衡感覚を保つ
・集音する
・感情表現する
・体温を発散させる

おもな検査

●視診・触診

頭をふったり，耳を掻いたりこすったりしていないか，斜頸や眼球振とう（眼振）などの前庭障害の症状を出していないか，などを観察する。耳介や耳道の炎症，分泌物の有無をみて，分泌物がある場合には色や性状も観察しておく。触診により，耳道の肥厚や石灰化がわかることもある。

●耳垢検査（図 4-5）

炎症の原因をくわしくしらべるために，耳垢検査はよく実施される検査である。

ミミヒゼンダニの感染の有無は，無染色での検査により確認する。ライトギムザ染色などを用いると，細菌感染や酵母菌の一種であるマラセチアの感染の有無が確認できる。

●耳鏡検査（図 4-6）

鼓膜や耳道の様子を詳細に観察することができる。

●X線検査・CT検査（図 4-7）

耳道や鼓室の状態をよりくわしく検査することができる。

●培養検査

耳の炎症がなかなか良化しない場合には，耳分泌物の培養検査を行い，原因菌の同定と薬剤感受性の判定をする。その結果に基づいて，適切な薬を選択していく。

＊アトピーなどの基礎疾患の症状が，耳にあらわれていることもあるので，全身的な皮膚の状態に関しても検査する。

感覚器系

🐾 斜頸
斜頸とは，前庭障害や小脳の障害などにより頭部が傾いている状態のこと。通常は障害がある側に傾き，その状態がずっと続いている。外耳炎などで耳に不快感がある場合にも一時的に頭を傾ける場合があるので，しっかり区別する必要がある。

🐾 眼球振とう（眼振）
眼振とは，眼球が無意識のうちに動いてしまっている状態のことである。前庭障害による水平眼振の場合は，異常がある側にゆっくり流れるように動いた後，もとの位置に急速に戻る運動を繰り返す。水平眼振以外に，垂直眼振や回旋性眼振もある。

🐾 ミミヒゼンダニとヒゼンダニ
どちらもヒゼンダニ類で，体長は0.2～0.5mm。ミミヒゼンダニの方が脚が長い。肉眼での観察は難しく，顕微鏡などで拡大して確認する。ミミヒゼンダニはおもに耳道に寄生し外耳炎の原因となるのに対し，ヒゼンダニはおもに耳介や全身の皮膚に寄生して皮膚炎を引きおこす。

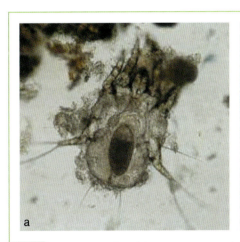 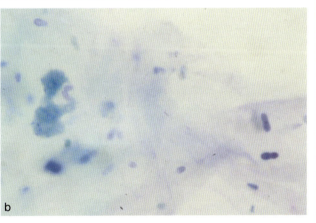

図 4-5 ミミヒゼンダニ（a）とマラセチア（b）
写真提供（a）：キンダーケア動物病院 村井 妙先生

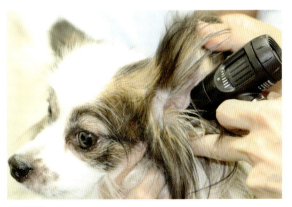

図 4-6 耳鏡検査

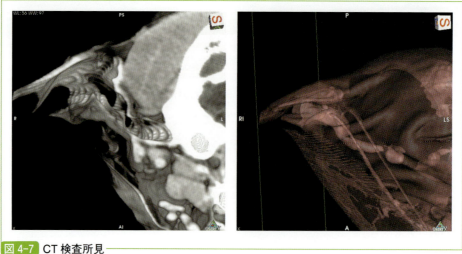

図 4-7 CT 検査所見
写真提供：埼玉動物医療センター

代表的な疾患

●外耳炎

水平・垂直耳道の上皮に炎症がおこった状態である（図4-8）。耳介まで炎症が広がることもある。

バセット・ハウンドやゴールデン・レトリーバーなどの垂れ耳の犬種や，プードルやミニチュア・シュナウザーなどのような耳道内に被毛が多い犬種で多く発生するといわれるが，あらゆる品種でよく認められる疾患である。ただし，コッカー・スパニエルにおいては，ほかの犬種にはないような耳道の角化異常がおこる。これにより耳道閉塞がおこりやすいので，とくに注意が必要である。

外耳炎の原因は，細菌感染，酵母菌（マラセチアなど）感染，寄生虫（ミミヒゼンダニなど）が一般的であるが，酵母菌以外の真菌感染，異物（植物，種子など），腫瘍が原因になることもある。ただし，根本的な原因としてアトピーなどによる皮膚炎や甲状腺機能低下症などの基礎疾患が存在していることもある。このような場合，耳垢検査で細菌感染が明らかになったからといって抗菌薬による治療のみを実施していても，なかなか良化しない。つまり，基礎疾患の治療を進めることが重要となる。

症状としては，頭部をしきりにふったり，後肢で耳を掻いたりする，クリーム状や黒色状などの独特なニオイのする分泌物がみられる，耳介や耳道が赤くなる，などがある。

内科的な治療法は，耳道の洗浄により耳垢をとりのぞき，原因にあわせた点耳薬を点耳する。炎症がひどい場合には動物はとてもいたみを感じるので，鎮静剤が必要になることもある。急性期に動物が耳の洗浄を嫌がり適切な処置ができない場合でも，点耳薬や内服薬の処方の結果，炎症が治まり，いたみが緩和した後には処置が可能となることもある。

綿棒による耳道の洗浄は，やりすぎるとかえって耳道を傷つけ炎症を悪化させることがあるので，注意が必要である。

●中耳炎・内耳炎

中耳や内耳にまで炎症が及んだ状態である。外耳炎がなかなか良化しない場合には，中耳や内耳を検査することが必要になる。中耳炎（図4-9）の症状は外耳炎とほとんど同じだが，ホルネル症候群や顔面神経麻痺をおこすこともある。内耳まで炎症が広がると，斜頸，眼振，運動失調などの前庭障害が認められるようになり，たとえば，うまく歩けなくなったり吐いたりしてしまうことがある。近年はCT検査やMRI検査が普及してきたた

感覚器系

め，内耳の疾患を正確に診断できるようになってきた。

● 耳血腫

耳の形を保つ役割をしている耳介の軟骨の中に，血液が貯留した状態（図4-10）である。

耳血腫になる動物の多くは，外耳炎の影響で頻繁に耳を掻いたり頭をふったりしているので，それにより軟骨が骨折してしまい耳血腫になるといわれているが，詳細な原因は不

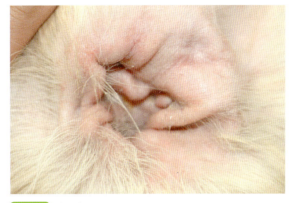

図4-8 外耳炎をおこしている耳

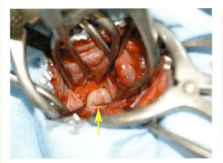
a：鼓室胞に入りこんだ異物

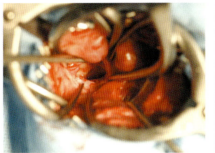
b：異物をとりのぞいたところ

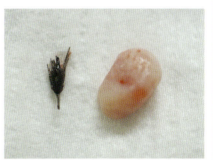
c：除去された異物

図4-9 異物による中耳炎
　　　写真提供：埼玉動物医療センター

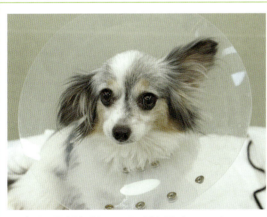
a：右耳に耳血腫があり，下に垂れ下がっている

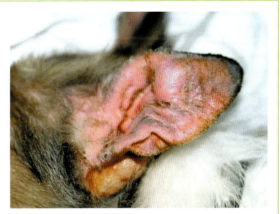
b：耳血腫（aとは別症例）

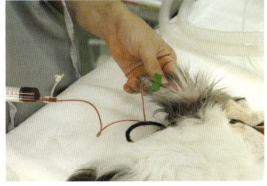
c：貯留液を吸引しているところ（aの症例）

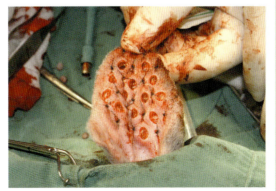
d：外科的に排液と縫合を行った後（aの症例）

図4-10 耳血腫
　　　写真提供（a, c, d）：埼玉動物医療センター，（b）：北川犬猫病院　三枝早苗先生

明である。

　血腫の部分はやわらかく，ふくれ上がった状態で，立ち耳の動物ではその重みで耳介が垂れてしまうこともある（図4-10a）。適切に治療を進めないと不自然な癒着をおこし，しわくちゃな耳になってしまう。

貯留液の吸引とバンデージなどの内科療法では再発が多いとされる。外科療法としては排液と縫合を行うことがある（図4-10c, d）。また，外耳炎などの基礎疾患を治療することも重要である。

第1章-4 感覚器系（眼）

しくみとはたらき

●眼

眼瞼（まぶた），結膜，眼球などはまとめて眼とよばれている。

眼瞼には，上眼瞼，下眼瞼，および人にはない第三眼瞼（瞬膜）がある（図4-11）。犬や猫などでは，瞬膜に存在する瞬膜腺においても涙を産生しており，主涙腺とあわせて眼球表面に涙を供給している（図4-12）。上下眼瞼には涙液油層を産生するマイボーム腺が

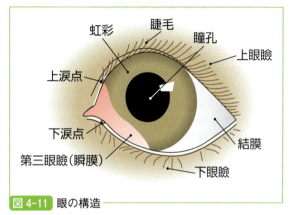

図4-11 眼の構造

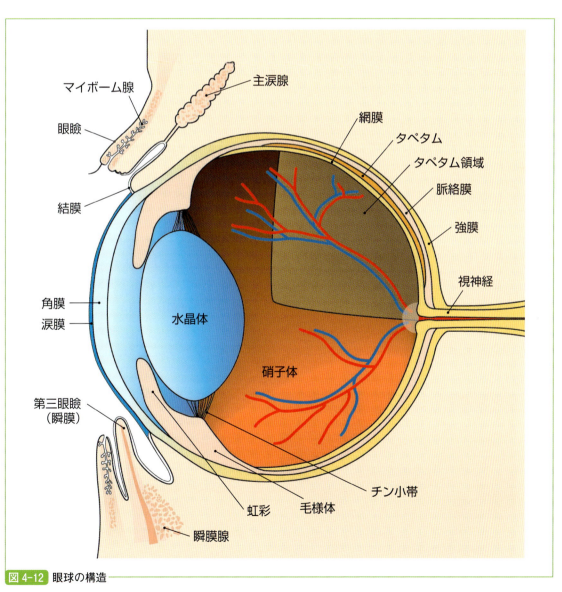

図4-12 眼球の構造

涙の成分
涙はただの水ではなく，実はさまざまな成分からなりたっている。眼の表面に近い方にはムチンというネバネバした成分があり，眼の表面にうまく涙が広がるようになっている。外側の方には油層があり，涙が蒸発するのを防いでいる。そのほかにも，さまざまな蛋白や酵素などを含んでおり，眼の表面に栄養を与える役割ももっている。

涙液量検査
本文に示した方法は，正確にはシルマーティアテスト1法（STT1）とよばれる。同様の検査を点眼麻酔後に行う場合をシルマーティアテスト2法（STT2）とよび，基礎涙液量を測定する場合に用いられる。ちなみに人では5分間測定する。

眼圧検査
トノペン®による検査では点眼麻酔が必要だが，トノベット®では点眼麻酔は必要ないため，最近好んで用いられるようになってきている。人では，角膜に空気を吹きつけて眼圧を測定する方法もある。

存在する。

外界からの光は，角膜と水晶体で屈折されて網膜に集められる。水晶体は，虫眼鏡と同じ凸レンズであり，厚みが多少変化することでピント調節を行っている。虹彩は，瞳孔の大きさを調節し（明るいところで縮瞳，暗いところで散瞳），網膜にとどく光量を調節している。光の刺激は，網膜において脳が認識できる電気刺激に変換されている。網膜からの情報は視神経により脳に伝えられ，"みる"という感覚が生じる。犬や猫は網膜の裏にタペタムという反射板をもっており，これに光を反射させて網膜にとどく光量を増やしている。タペタムがあることで，犬や猫は暗い所でも，ものをよくみることができるようになっている。

人の網膜には赤錐体，緑錐体，青錐体とよばれる3種の錐体細胞があり，これらの組みあわせで色を感じている（三原色性）。犬においても，赤錐体に近いL錐体と青錐体に近いS錐体の2種の錐体細胞があるため，青と黄色の組み合わせからなる二原色性の色覚をもつ。白黒の世界ではないようである。

おもな検査

眼をくわしく検査するためには，特別な検査器具が必要となる。病院によってそなえている眼科検査機器が異なるので，すべての病院がこれらの検査が可能なわけではない。

●視診
眼をしょぼしょぼさせていないか（羞明），目やに（眼脂）がでたり，涙を流したりしていないか（流涙）などを観察する。

●視覚検査
手で眼をたたくふりをしたときに，瞬きをするかどうか（威嚇瞬き反射），強い光をあてたときにまぶしがるかどうか（幻惑反射），光に対して瞳孔が縮瞳するかどうか（対光反射），投げた綿球を眼で追うかどうか（綿球落下試験），障害物をうまくよけることができるかどうか（迷路試験），光に反応して網膜の細胞が反応するかどうか（網膜電図検査）などの検査で，視覚の有無を判定する。

●涙液量検査（シルマーティアーテスト，図4-13）
シルマー試験紙を下眼瞼にはさんで，1分間の涙の分泌量を測定する。犬では値が15mm/分未満の場合に，乾性角結膜炎（KCS）／涙液減少型ドライアイと診断される。

●眼圧検査（図4-14）
トノペン®やトノベット®などの眼圧計を角膜にあてて，眼圧を測定する。犬や猫では，約25mmHg以上が異常値とされている。

●スリットランプ（細隙灯）検査（図4-15）
拡大鏡と光源がついており，眼瞼や前眼部（角膜，結膜，前房，虹彩，水晶体，前部硝子体）をくわしく検査することができる。スリット光とよばれる細い光を用いると，眼球を断面図のように検査することができる。

●眼底検査（図4-16）
眼底の検査には，直像鏡，パンオプティック検眼鏡，倒像鏡と非球面レンズなどが用い

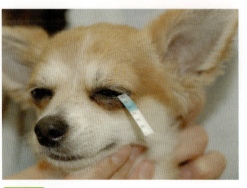

図4-13　涙液量検査（シルマーティアーテスト）

感覚器系

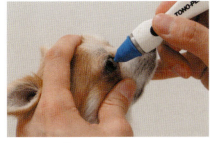
a：トノペン®

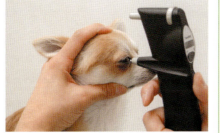
b：トノベット®

図 4-14 眼圧検査

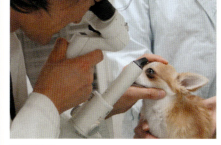
図 4-15 スリットランプ（細隙灯）検査

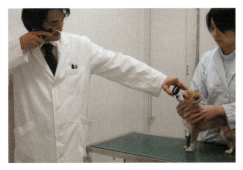
a：眼底検査の様子

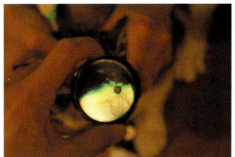
b：倒像にみえる

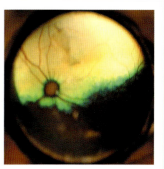
c：上下左右を逆転させると，実際の配置になる

図 4-16 眼底検査

られる。倒像鏡を用いた場合には，レンズのジオプトリを変えることでさまざまな倍率で検査できる。ただし，像が倒像（上下左右が逆）になるので注意が必要である。

● 生体染色検査

フルオロセイン染色やローズベンガル染色により，角膜や結膜に傷（潰瘍）がないかどうかをしらべる。

● 超音波検査

角膜や水晶体が混だくして眼球内が観察できない場合に役に立つ検査である。眼球内腫瘍，網膜剥離，硝子体変性，水晶体変位などが診断できる。また，眼球や水晶体の大きさを測定することも可能である。

🐾 非球面レンズ
レンズの表面が球面ではなく，なだらかな山のような面になっているレンズのことで，ゆがみのない像を得ることができる。裏表があるので使用の際には注意が必要である。

🐾 ジオプトリ（D）
屈折力を表す単位であり，眼底検査には通常20〜30Dのレンズが用いられる。30Dのレンズは20Dのレンズにくらべて視野は広いが，拡大率の小さい像が得られる。

代表的な疾患

● 角膜潰瘍

角膜に傷ができた状態のことである。

傷の部分はフルオロセイン染色検査で緑色に染色される（図4-17a）。角膜潰瘍が進行して深くなり，デスメ膜がとびでてきた状態をデスメ膜瘤，角膜が完全にやぶれた状態を角膜穿孔（図4-17b, c）とよぶ。通常はいたみにより眼をしょぼしょぼさせたり（羞明），目やに（眼脂）や結膜充血などの症状がみられる。深い潰瘍がある動物をあまり興奮させると角膜穿孔をおこしてしまうことがあるので，検査の保定や点眼をする際には注意する必要がある。場合によっては無理に検査せず，鎮静剤などを使ったほうがよいこともある。また，動物が眼を気にして前肢でこすったり，カーペットなどにこすりつけてしまうことでも潰瘍は悪化してしまうため，そのような場合はエリザベスカラーを着用する

必要がある。

●白内障

　水晶体が白く混だくして（図4-18a），網膜まで光が透過しなくなる疾患である。

　完全に水晶体全体が混だくしてしまった成熟白内障になると，ものにぶつかったりボールを追うことができなくなるなどの視覚障害があらわれる。水晶体の一部が混だくした状態の初発・未熟白内障では，眼の色が変わってきたなどの症状で気づかれることが多い。

　アメリカン・コッカー・スパニエル，トイ・プードル，ミニチュア・シュナウザーなど，白内障になりやすい犬種では若い年齢で発症することも多いので，これらの犬種では若いころから注意しておく必要がある。一方，老齢の犬でも水晶体が青白っぽくなるが，これは核硬化症であることが多く，白内障と異なり眼がみえなくなることはない。

　水晶体の混だくは，スリットランプを用いて水晶体をくわしく観察して診断する。

　初発白内障から未熟白内障の初期では，白

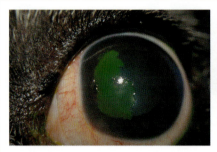
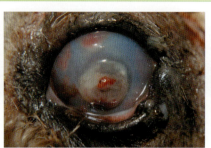
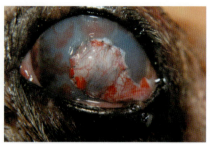

a：傷の部分はフルオロセイン染色検査で緑色に染色される

b：角膜穿孔（手術前）
角膜中心部がやぶれている状態

c：角膜穿孔（手術後）
結膜を用いたフラップ（弁）で穿孔部を被覆したところ

図4-17 角膜潰瘍

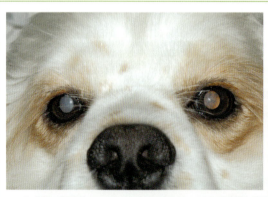
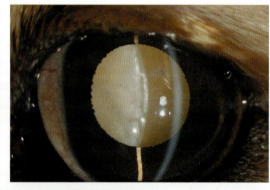

a：白内障（両眼）。スリットランプを用いると水晶体が混だくしている様子がよくわかる

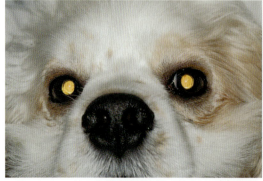
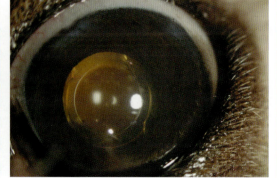

b：白内障の手術後。両眼の水晶体の内容物を乳化吸引し，眼内レンズ（IOL）を挿入している

図4-18 白内障の症例

内障の進行をおさえる点眼薬を用いるが，未熟白内障から成熟白内障は手術を行い治療する（図4-18b）。ただし，白内障手術の術前・術後には多くの種類の点眼が必要になるため，点眼の順番や保存方法などを間違えないように注意しなくてはならない。

●緑内障

眼圧の上昇などにより，視神経が障害されて，眼がみえなくなってしまう疾患である。

眼の中の水（眼房水）は毛様体でつくられ，虹彩と角膜の間の隅角とよばれる部分をとおって眼の外へ排出される。なんらかの原因により眼房水の排出がうまくいかなくなり，眼房水が眼の中に過度に貯留することで眼圧が上昇する（図4-19a）。眼圧上昇により網膜や視神経が障害され，みえなくなってしまう。

角膜の浮腫によって黒眼は白っぽくなり，強膜血管のうっ血や結膜充血などにより白眼には充血がみられる（図4-19b）。急性期には強いいたみがあるため，部屋のすみでうずくまるなど元気がなくなったり，食欲の低下が認められたりする。

眼圧計により眼圧が上昇（25 mmHg以上）していないかどうか，眼底検査により視神経乳頭や網膜に異常が生じていないかなどを検査する。

眼圧上昇は数日続いただけで視力を完全に失ってしまうことがあるので，できるだけ早期に治療を開始することが重要である。

●乾性角結膜炎（KCS）／涙液減少型ドライアイ

涙液量が減少し，目やに（眼脂）の増加，結膜充血，角膜色素沈着など，角膜や結膜に炎症がおこる疾患である（図4-20）。

軽度のドライアイの症状は，透明な眼脂の増加，結膜充血，軽度の羞明などだが，重度になると，感染を伴った黄色の眼脂の増加，結膜の重度充血と浮腫，ほとんど眼を開けていられないなどの症状が認められる。

涙液量の測定にはシルマーティアーテストが用いられ，1分間に15 mm以上の涙液がでていれば正常である。

●瞬膜腺脱出／チェリーアイ

瞬膜の眼球側に存在する瞬膜腺が，反転して脱出した状態である（図4-21）。

脱出したまま放置すると，瞬膜腺が炎症をおこし涙液産生が低下する。そのため，脱出した状態が続くようであれば整復手術を行う。瞬膜が切除されてしまうと，乾性角結膜炎（KCS）／涙液減少型ドライアイになってしまうため，切除術はできるだけ行わないほうがよい。

●網膜萎縮・網膜剥離

網膜萎縮は，網膜の細胞が変性する，あるいは機能しなくなったことで視覚が消失する

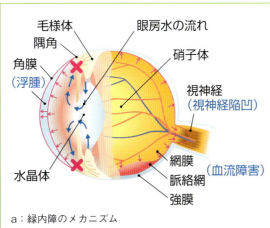

a：緑内障のメカニズム

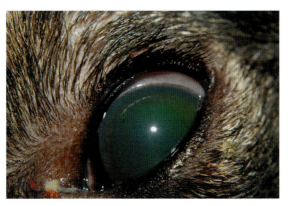

b：黒眼は白っぽくなり，白眼には充血がみられる

図4-19　緑内障

疾患。網膜が薄くなることによるタペタム領域の反射亢進や，網膜血管の狭細化や消失が認められる（図 4-22a）。

網膜剥離は，網膜が網膜色素上皮から剥離してしまい，視覚が消失する疾患である。網膜下に漿液が貯留するもの（漿液性），避け目ができてはがれてしまうもの（裂孔原性），硝子体などに引っ張られてしまうもの（牽引性）に分類される。

進行性網膜萎縮（PRA）などでは徐々に視覚が喪失していくが，突発性後天性網膜変性症候群（SARDS）では突然視力を喪失する。

網膜萎縮や網膜剥離になると，眼がキラキラ輝いてみえるようになる。これはタペタムの反射亢進がおこったり散瞳ぎみになったりすることで，眼底からの光の反射が強くなるからである。

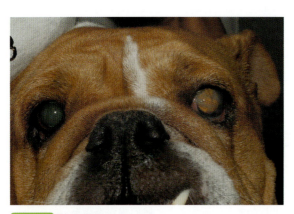

図 4-20 涙液減少型ドライアイ

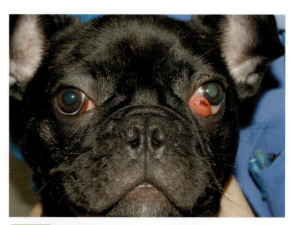

図 4-21 瞬膜腺脱出（チェリーアイ）

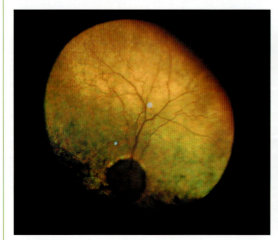

a：網膜萎縮の眼底：網膜血管の狭細化。タペタムの反射亢進を認める

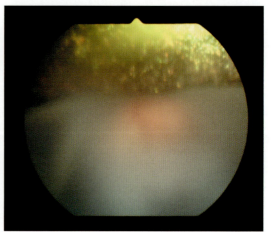

b：網膜剥離：網膜は完全に剥離し，視神経乳頭から垂れ下がっている

図 4-22 網膜萎縮と網膜剥離

動物看護師のおしごと

動物の眼や耳，舌を検査する際は，それらがまさに感覚器であるために，そのほかの体の部分を検査する場合にくらべて，より嫌がられるケースが多い。動物との接し方や検査の補助などについて，以下のポイントを押さえておくとよいだろう。

■眼科検査時の補助

眼の検査においてはスリットランプなどの拡大鏡を用いるため，動物が少し動いただけでも大きなブレとなってしまい，思うように検査を進められないことがある。

眼科検査の際には，自分自身の腕や体を使って動物を抱えこむように押さえ，後ずさりさせないように保定すると同時に安心感を与えるようにする（図4-23）。できるだけ自分の体の動物に接する部分が広くなるようにすると，うまくいくようである。また，動物たちに声をかけてあげることも効果的で，その様子は心配性の飼い主にも安心感を与えることができる。

■生体染色検査

検査後，眼の周囲に染色液が残ってしまうことがある（図4-24）。とくにローズベンガル染色を使用すると，まるで血を流しているようにみえてしまうので，検査後はできるだけきれいに洗浄し，飼い主には「染色液の色なので問題ありませんよ」と伝えておくとよい。

■眼科診察時の注意点

診察の際，動物の目やに（眼脂）がどの位でているか，涙の量はどの位かといったことは重要な情報になる。目やにがベタベタついた状態で動物が来院した場合，すぐにきれいに拭いてあげたくなると思うかもしれないが，診察が終わるまでは触れないようにする。目やにを洗い流してしまうと，獣医師がみたときにどんな目やにがでていたかわからなくなってしまう上に，シルマーティアーテスト値の正確性が失われてしまう。

■点眼薬や眼軟膏の正しい使用法

これらの正しい方法についてはあまり知られておらず，獣医師の中でも十分に周知されていない。次の注意点を覚え，飼い主にしっかり指導できるようになる必要がある。

・点眼薬を何種類か使用する場合，基本的にはそれぞれの点眼に5分以上の間隔をあける。
・眼軟膏やゲル状の点眼薬は最後に点眼する（軟膏は液体の点眼をはじいてしまうため）。
・最も重要な薬はできるだけ最後に点眼する。

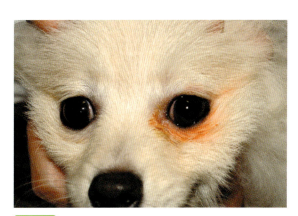

図4-24 生体染色検査（ローズベンガル染色）後の様子

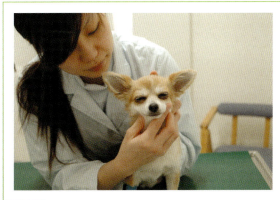

図4-23 保定の際には安心感を与えるよう心がける

- 容器の先が眼や眼の周りに触れないようにする（点眼薬内で細菌が繁殖してしまうため）。
- 眼軟膏はまぶたに塗るのではなく，眼球に直接，もしくは結膜に塗る。
- 遮光保存，室温保存，冷蔵保存などの保存方法を守る。とくに，室温保存のものを冷蔵庫に入れて保存しない。
- 一度開封した後，1〜2カ月以上経過した点眼薬は使用しない（点眼薬内で細菌が繁殖してしまうため）。

点眼のコツ

　鼻先を少し上に向け，点眼薬をもった手の残りの指と，もう一方の手の親指で眼を開くようにして，少し上から点眼する（図 4-25）。怒りやすい動物では，カラーごしに鼻先を上に向けて，無理にさわらずに頭の後ろの方からそっと点眼する。

　眼軟膏は，容器から直接，もしくはきれいに洗った指や綿棒に少しとって塗布する（図 4-26）。上か下のまぶたを少しめくった部分に塗布し，数回瞬きさせると眼の表面にうまく広がる。

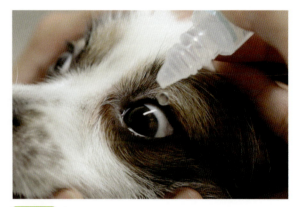

図 4-25 点眼のしかた

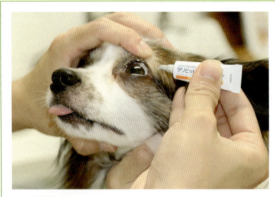
a：直接塗布

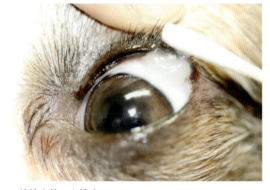
b：綿棒を使った塗布

図 4-26 眼軟膏の塗りかた

感覚器系

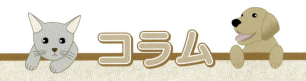

何の動物の眼か（写真1）

　動物によって眼の構造は少しずつ異なり，それぞれの動物の生活に適合していると考えられている。犬や人の瞳は正円だが，猫の瞳は細長いことが特徴である。また猫は，顔の大きさに対してとても大きな眼をしている。

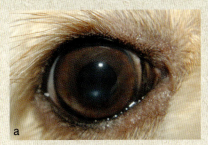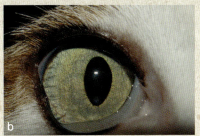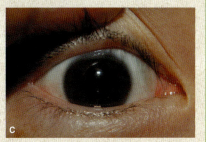

写真1　眼の形状の違い（a：犬，b：猫，c：人）

虹彩異色症（写真2）

　虹彩の色が異なる状態で，生まれつきの場合が多い。左右の虹彩の色が異なる場合と，片方の虹彩の中で色が異なる場合がある。マールカラーのコリーやライラックポイントのシャムなど，サブアルビノの動物で認められる。同時に眼底の色素も薄いことが多く，フラッシュ光で写真を撮ると人と同様に赤目となる。

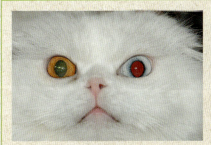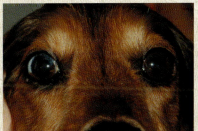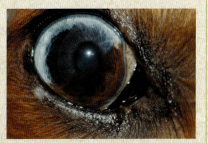

a：左右の虹彩の色が異なっている猫　　b：右眼の虹彩の色が一部異なっている犬　　c：bの犬の右眼の拡大写真

写真2　虹彩異色症

第1章-5
循環器系（心臓，血液循環）

しくみとはたらき

●心臓

心臓はさまざまな臓器の中で最初に発生する臓器である（図5-1）。ほかの組織，臓器に血液を送るポンプとしての役割を担っており，ほかの臓器の発生に必須である。全身の各組織で酸素を消費し，産生された二酸化炭素を多く含んだ血液を右心房で受けとり，右室のポンプ機能によって肺血管に送る。肺で酸素化された血液は肺静脈をとおって左心房で受けとられ，左心室のポンプ機能によって全身へ送られる（図5-2）。

血管と心房・心室

右心房：全身からの静脈血を受けとり，右心室へ送りだす部屋

右心室：右心房から受けとった血液を肺動脈へと送りだす部屋

肺動脈：右心室から肺へ送りだした静脈血がとおる動脈

肺静脈：肺と左心房を連絡する静脈

左心房：肺からの血液を受けとり，左心室へ送りだす部屋

左心室：左心房から受けとった血液を大動脈へ送りだす部屋

弁

心臓には4つの一方向性の弁が存在し，心房と心室の間にある房室弁には右心房-右心室間に存在する三尖弁，左心房-左心室間に存在する僧帽弁があり，右室-肺動脈間には

> 😺 **右心耳，左心耳とは**
> 左心耳，右心耳とは，それぞれの心房の一部で耳のように袋状に飛びだしている部分であり，耳様の形をした付属物［突出部］である。内部に櫛状筋とよばれる筋性の塊がある。

> 😺 **いろいろな弁の名前の由来**
> 三尖弁と僧帽弁は心房と心室の間にあることから房室弁という。この三尖弁の名前は，人の三尖弁が3枚の弁からなっていることに由来している。僧帽弁はカトリックの司教（僧侶）がかぶる帽子に形が似ていることに由来している。

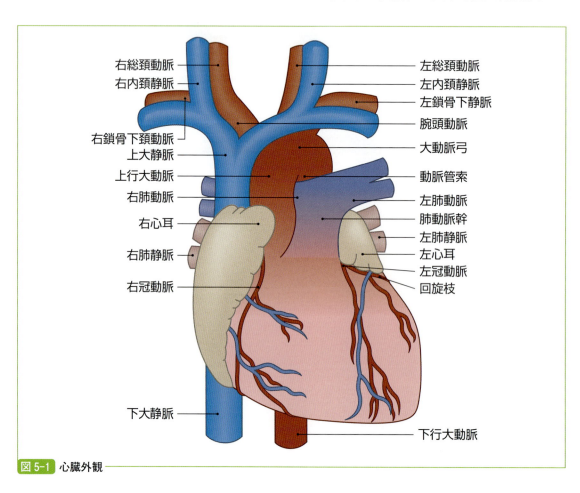

図5-1　心臓外観

肺動脈弁，左室-大動脈間には大動脈弁がある。これらの一方向性の弁が血液の流れをコントロールしている。房室弁は腱索と乳頭筋によって支えられている。肺動脈弁，大動脈弁は3つの袋状の弁からなり，その弁の形から半月弁とよばれる。これらの弁が心臓内の血液の流れを一方向にしている。

三尖弁：右心房と右心室の間に存在する弁
肺動脈弁：右心室と肺動脈の間に存在する弁
僧帽弁：左心房と左心室の間に存在する弁
大動脈弁：左心室と大動脈の間に存在する弁

膜

心臓には心臓の内側に存在する心内膜と心臓の外側にある臓側心膜（心外膜），さらに心臓を包みこむように存在する壁側心膜がある。臓側心膜と壁側心膜との間（心膜腔）には心嚢水が存在し，心臓がスムーズに動くことができるように潤滑油としての役割をもっている。臓側心膜と壁側心膜は漿膜性心膜といい，大血管起始部の高さで反転しつながっている。

心臓自体に血液を供給する動脈を冠動脈といい，大動脈から右冠動脈と左冠動脈の2本の冠動脈がでている。左冠動脈は左前下行枝，回旋枝にわかれている。

心内膜：心内腔をおおう膜。弁はこの膜が張りだしたもの
臓側心膜：心臓の外側をおおう膜
壁側心膜：心臓側の壁側心膜と外側の線維性心膜の2枚で形成されている
心膜腔：臓側心膜と心膜との間に存在する空間で，少量の心嚢水が入っている

刺激伝導系

血液が心房から心室，そして全身へと整然と流れるために心臓の動きをコントロールしているのが刺激伝導系である。刺激伝導系は，心房筋と心室筋が順序よく収縮，弛緩するために必要である（図5-3）。

洞房結節：心拍数を決定するペースメーカー
房室結節：心房と心室の間に存在し，刺激を遅らせるはたらきがある。これによって心房が収縮して心室に十分に血液が入った後に心室を収縮させることができる。洞房結節が

刺激伝導系は神経とは違う？

刺激伝導系を構成する細胞は特殊心筋とよばれ，神経ではない。また，心房・心室の壁を構成する一般の心筋細胞は固有心筋とよび区別する。特殊心筋は周辺の固有心筋とは明らかに異なった形態をしており，組織学的には区別できる。

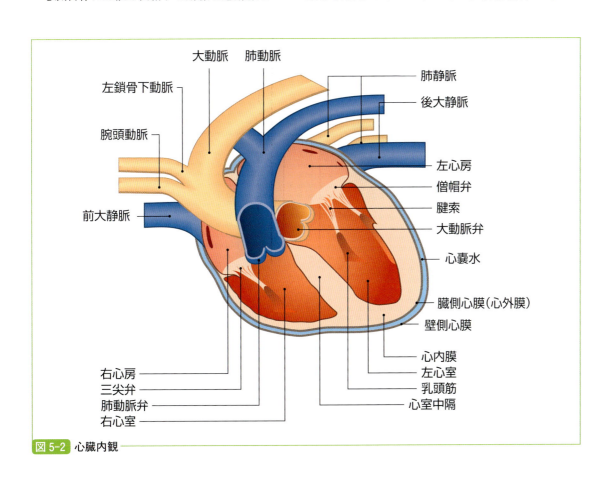

図5-2 心臓内観

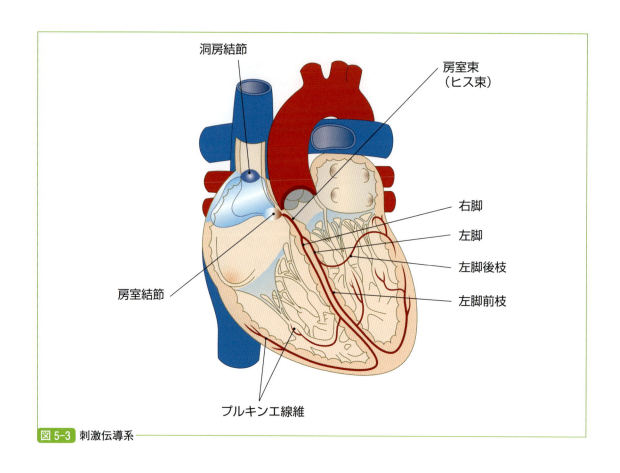

図 5-3 刺激伝導系

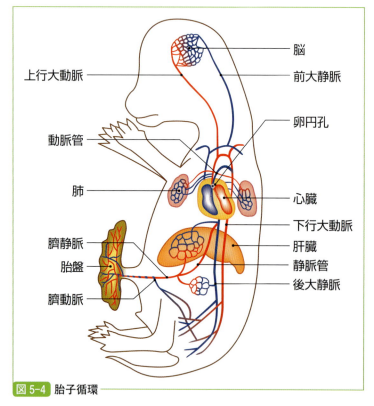

図 5-4 胎子循環

ペースメーカーとしての機能を失ったとき，代わりにペースメーカーとなる

房室束（ヒス束）：房室結節から伝わった刺激をプルキンエ線維へ伝える。左脚と右脚にわかれる

プルキンエ線維：ヒス束の末梢部分であり，刺激を直接心筋へ伝える

●血液循環

胎子循環（図 5-4）

　胎子は母体内で羊水の中に存在し，羊水を飲んでいるが，呼吸をしたり食物を食べたりはしていない。それゆえ，胎子は胎子循環という特殊な循環系をもち，胎盤をとおして母体から酸素や栄養の入った血液を受けとり，不要になったものを母体に送り返している。胎盤は胎子にとって呼吸器系や消化器，泌尿器系の役割を担っている。生後は，卵円孔と動脈管は閉鎖し，全身→右房→右室→肺動脈→肺→肺静脈→左房→左室→大動脈→全身という流れに切り替わる。

臍静脈：胎盤から胎子に向かう血管で「静脈」という名前であるが，栄養と酸素を多く含んだ動脈血が流れている

臍動脈：胎子から胎盤へ向かう血管で，炭酸ガスや老廃物を母体に送り返している

動脈管：別名ボタロー管。肺動脈と大動脈弓

を結ぶ血管。胎子は肺呼吸していないため，肺動脈の血液の大部分は肺にいかず，ここをとおって大動脈に流れる

静脈管：臍静脈から直接後大静脈を結ぶ血管。胎子の肝臓は未熟であり，大量な血液の流入には耐えられない。したがって静脈管で肝臓を迂回する必要がある

卵円孔：左右の心房の間の壁（心房中隔）にあいている孔。胎子は肺呼吸をしない。すなわち肺に血液を送る必要がないため，卵円孔をとおって右房から左房へ流れる

肺循環／体循環（図5-5）

[肺循環：心臓→肺→心臓の経路]

小循環ともいう。心臓の右心室をでた静脈血が肺動脈をとおり，肺の毛細血管で二酸化炭素を放出して酸素を受けとり，動脈血となって肺静脈をとおり，心臓の左心房に入る。

＊この経路では動脈に静脈血が，静脈に動脈血が流れていることに注意。

[体循環：心臓→全身→心臓の経路]

大循環ともいう。心臓の左心室をでた動脈血が，大動脈からそれぞれに分岐した動脈をとおり，全身の毛細血管で細胞に酸素と養分をわたし，二酸化炭素などの不要物を受けとって静脈血となり，静脈から合流して大静脈をとおり，心臓の右心房へ入る。

＊この経路では動脈には動脈血，静脈には静脈血が流れている。

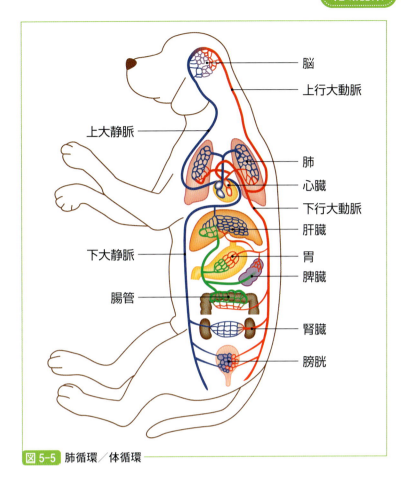

図5-5 肺循環／体循環

動脈管の出生後の転機
動脈管は出生後ブラジキニンの作用により血管が締めつけられて閉じる。成熟した動物において動脈管の遺残物は動脈管索として残っている。ここがうまく閉じないと動脈管開存症となる。

両生類の体循環と肺循環
両生類では血管の配置としては体循環，肺循環があり，心臓の構造は2心房であるが，心室はひとつしかないため，肺循環と体循環はともに動脈血と静脈血が混じっている。人ほど循環は効率的ではない。哺乳類，鳥類は2心房2心室，爬虫類は両生類と同様1心房2心室，魚類は1心房1心室である。

おもな検査

●問診

元気，食欲などの一般状態を問診し，症状があれば，その症状がいつ，どこで，どのような状況でおきたかを聞く必要がある。発症日時，発咳の有無，安静時の呼吸回数，睡眠の状態をくわしく聞き，カルテに記載する必要がある。

●視診

呼吸状態を確認する。呼吸による胸の動きが大きければ，呼吸困難と考える。重度の呼吸困難時には起座姿勢をとる。可視粘膜が蒼白，もしくは紫色であれば重度の心疾患を疑う。

●聴診

心拍数，心拍動のリズム，心雑音，肺音を聴取する。

●X線検査

心臓の大きさ，形状，肺の状態（とくに心不全による肺水腫）を評価する（図5-6）。

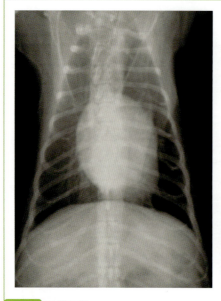

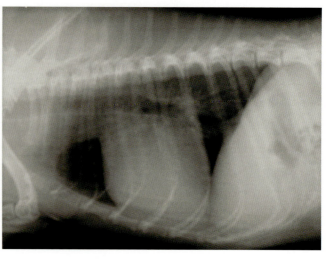

図 5-6　X 線画像
空気は X 線透過性が高いため黒く，液体や固体は X 線透過性が低いために白くうつる

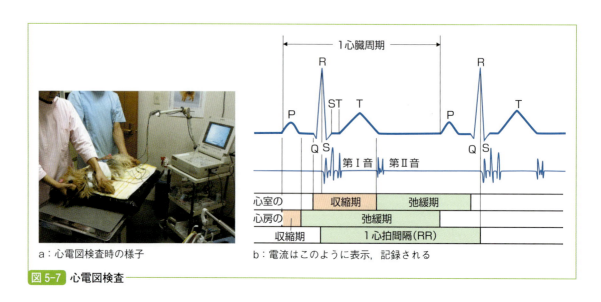

a：心電図検査時の様子　　b：電流はこのように表示，記録される

図 5-7　心電図検査

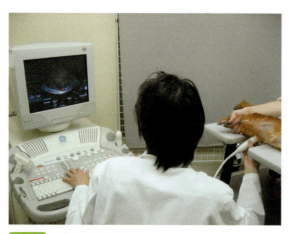

図 5-8　心臓超音波検査

●心電図検査

心臓が動くときに心臓に発生する微弱な電流を体表から記録するものであり，おもに不整脈を診断する（図 5-7）。心肥大などによる心臓の形態変化が波形にあらわれる。長時間の心電図測定には携帯型のホルター心電図が使用される。

●心臓超音波検査

心臓内の構造，血流動態をリアルタイムで表示することができるため，心臓の形態，動き，心臓内の血流評価に適した検査である（図 5-8）。心疾患の多くはこの検査で診断できる。

代表的な疾患

●僧帽弁閉鎖不全症

僧帽弁変性による逸脱，腱索断裂などによって弁閉鎖時にすき間ができることで，左室から左房への逆流が生じる病態である（図5-9）。

臨床現場で最も多く遭遇する心疾患であり，キャバリア，シー・ズー，マルチーズ，パピヨン，チワワなどの小型犬に多い。逆流が悪化すれば左房圧，肺静脈圧の上昇によって肺水腫が生じ呼吸困難となる。左房拡大による気管支圧迫，肺水腫などによって咳を生じることが多い。予後は重症度による。重症であれば運動制限が必要である。

●肥大型心筋症

心筋の変性疾患で左室肥大を主徴としている。猫で最も多い心疾患である（図5-10）。

左室壁が求心性に肥大することによって左室の拡張機能が低下する。左房圧上昇を引きおこし，肺水腫を呈する場合は呼吸困難となる。左心房に血栓を形成し，血栓が全身にとんで血栓症を引きおこすことがある。過度なストレスは厳禁であり，運動制限が必要な場合がある。

●血栓塞栓症

猫の心筋症に併発することが多い。多くは後肢の血流が阻害されて両後肢の麻痺をおこ

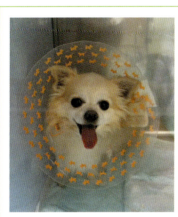
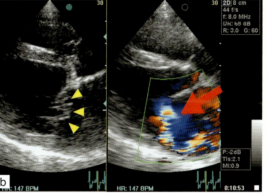
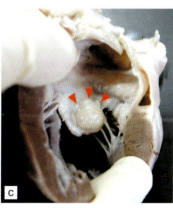

a：症例外貌　　b，c：心臓超音波画像（b）と死亡後の剖検所見（c）。逆流（赤矢印）している様子と僧帽弁の逸脱（赤矢頭）

図5-9　僧帽弁閉鎖不全症による肺水腫
肺水腫になると，呼吸困難となり生命に危険が及ぶ。迅速で適切な処置が要求される。酸素ケージ内で安静にし，同時に治療を行う必要がある

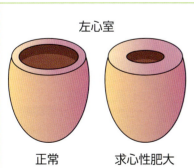
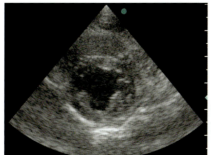
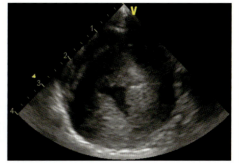

a：考え方　　b：正常な左室短軸像　　c：肥大した左室短軸像

図5-10　肥大型心筋症
心室壁が求心性に肥厚する疾患であり，心臓超音波検査が診断に有用である

す（図5-11）。

血栓は左房、とくに左心耳内に形成されることが多く、それがはがれ落ちて全身に塞栓をおこすと考えられる。猫の血栓塞栓症はその約90％が腹部大動脈に生じる。後肢の血流は低下または消失し、片側もしくは両側の股動脈拍動が消失する。前肢にも生じることがあり、いずれの場合も虚血により強いいたみを生じる。血栓塞栓症の多くは心不全が原因で呼吸が荒くなるが、心不全がなくても、いたみなどにより呼吸が荒くなる。治療方法は血栓の摘出手術、血栓溶解治療などがある。予後は悪く、約半数が入院中に死亡する。再発率も非常に高い。

●犬糸状虫症（フィラリア症）

蚊が媒体となって犬糸状虫（フィラリア）に感染した後、肺動脈内に犬糸状虫が寄生し、肺動脈の血圧が上昇して咳、運動不耐、呼吸困難などを引きおこす。

右心房、後大静脈に犬糸状虫虫体が多数寄生することによって、腹水などの右心不全症状となり、これを大静脈症候群という。犬糸状虫抗原検査、心臓超音波検査（図5-12）により、犬糸状虫寄生を診断できる。

治療には、犬糸状虫虫体を摘出する方法、犬糸状虫虫体を摘出せずに通年予防する方法、ヒ素剤で殺虫する方法がある。心臓への影響が大きければ内科療法が必要となる。

●動脈管開存症

出生後に閉鎖する動脈管が、閉鎖せずに開存したままとなる先天性心疾患である（図5-13）。

高圧の大動脈から低圧の肺動脈への短絡血流が存在する。特徴的な連続性心雑音が聴診

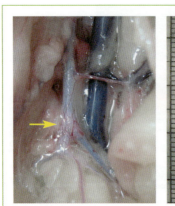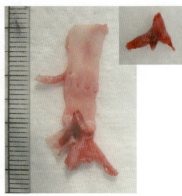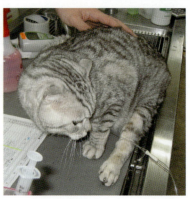

a：腹部動脈の血栓塞栓症

b：腹部の血栓塞栓症により、後肢麻痺が生じ、左後肢を前方へ投げだしている

図5-11 血栓塞栓症

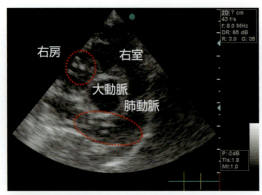

図5-12 犬糸状虫症（フィラリア症）
心臓超音波検査で犬糸状虫虫体の心臓内寄生を確認できる（枠内の二重ライン）

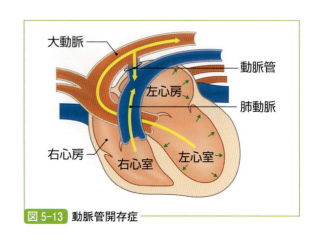

図5-13 動脈管開存症

で聴取され発見されることが多い。短絡血流量が多ければ肺動脈の血圧が上昇し、肺動脈から大動脈への短絡血流となり、その解剖学的な特徴から、後躯にのみチアノーゼが認められる。重度で運動不耐となり、肺水腫により呼吸困難を呈する場合がある。

●肺動脈狭窄症

肺動脈に狭窄が認められる先天性心疾患である（図5-14）。

右室圧が上昇し、右室壁の肥厚が認められる。狭窄部位の血流速度は上昇し、狭窄後部で肺動脈の拡張が認められる。重度で運動不耐となり、失神することもある。

●心室中隔欠損症

心室中隔に欠損孔があり、左室から右室への短絡血流が認められる（図5-15）。右前胸部に最強点をもつ心雑音が聴取される。症状がないことが多いが、欠損孔が大きいと運動不耐、呼吸困難などの症状があらわれる。

●房室ブロック

心房から心室への興奮伝導が遅延、途絶するもので、1度、2度（モビッツⅠ型もしくはウェンケバッハ型、モビッツⅡ型）、3度に分類される（図5-16）。3度は失神を引きおこし、ペースメーカーの適応となる。モビッツⅡ型は3度に移行しやすく、注意が必要である。3度房室ブロックでは聴診で徐脈が認められ、失神する場合が多い。

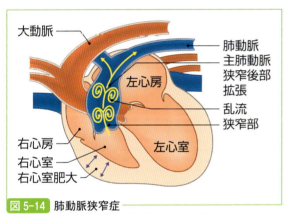

図5-14 肺動脈狭窄症
肺動脈弁、弁下部、弁上部のいずれか、もしくは複数箇所に狭窄がみられる

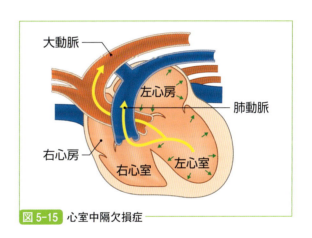

図5-15 心室中隔欠損症

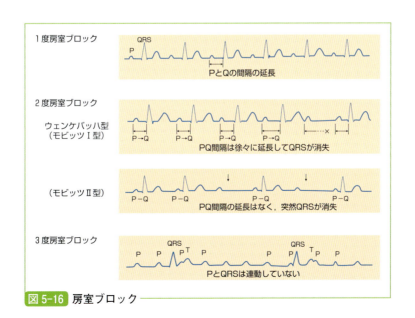

図5-16 房室ブロック

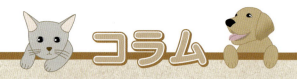

心不全とは

　心不全とは，心臓の能力低下が原因でおこる体の不健全な状態である。このような説明では不十分で曖昧な印象を受けるが，それには理由がある。心不全は複雑な病態であり，その原因，病態，分類，経過はさまざまなので，簡単に定義することはできない。それゆえに心不全の定義ははっきりと決められていない。たとえば，心臓のどの部分がどの程度わるいのか（左心室の機能不全によるものは左心不全，右心室の機能不全によるものは右心不全），それが急におこってきたのか（急性心不全），徐々におこってきたのか（慢性心不全）によって，心不全の種類や程度はさまざまである。

　人では心筋梗塞が多く，左心室の動きが低下して十分に血液を全身に送りだせなくなる。その場合は左心不全と診断されるが，動物では心筋梗塞をおこす症例はまれであり，左心不全と診断されることは非常に少ない。犬であれば，犬種にもよるがその多くは僧帽弁閉鎖不全症であり，症状との関連性があれば心不全と診断する。このときには左心系に存在する僧帽弁の異常で心不全をおこしているのであるが，左心不全とはいわないのである。

　心不全の診断は，心疾患があり咳などの症状があれば心不全である，という単純なことでもない。心疾患と症状が関係しており，心臓の負担が大きいことを証明する必要がある。高齢の小型犬で僧帽弁閉鎖不全症の好発犬種であり，聴診で心雑音があり，咳をしていて超音波検査で僧帽弁閉鎖不全症と診断されれば心不全を疑うが，心不全と診断するにはまだ不十分であることが多い。咳の原因が気管虚脱などの呼吸器疾患が原因であることもしばしばある。その場合は心不全と診断するのは間違いである。

第1章-5 循環器系（リンパ循環，胸腺）

しくみとはたらき

●リンパ循環

毛細血管からは常に血漿成分が間質へと流れでており，それがリンパ液のもととなっている。リンパ液は血漿よりも蛋白濃度が低くなっている。このリンパ液が集まってくる場所がリンパ管である。リンパ管にはリンパ液のほかに，リンパ球，単球などの免疫に関係する細胞が含まれている。リンパ管は静脈に似た構造をもち，一方向弁がついている。リンパ管は右前躯，胸部から集まる右リンパ本幹と，後躯，腹部，左前躯から胸管に集まり，それぞれ左右の静脈角につながっている（図5-17）。胸管には腸管で吸収された脂肪が流れこみ，胸管を流れるリンパ液は白だくしているため，胸管に流れるリンパ液を乳糜という。

リンパ管には所々にリンパ節が存在しており，この部分にリンパ球が多く存在している。感染がおきるとその原因物質が全身にいかないように，リンパ節内で攻撃を行うしくみとなっている。

●胸腺

胸腺は前胸部に存在し，若齢時に大きく，成長に伴い減少する。胸腺の中にはリンパ球が多く存在し，胸腺で自己と非自己を区別できるようになったリンパ球をT細胞とよぶ。

リンパ球には，T細胞とB細胞の2種類があり，胸腺でつくられるT細胞は免疫系全体の指令的役割を果たす最も重要な免疫担当細胞である。

T細胞のはたらき

マクロファージが異物を食べ，その異物の表面の特徴をT細胞に伝える。その異物の特徴を理解したT細胞は感作リンパ球となりリンホカイン（サイトカインの一種）を産生して役割をもった細胞に分化し，免疫機能を調節している。

細胞傷害性T細胞（キラーT細胞）：異物を認識し，ウイルス感染細胞，腫瘍細胞，移植した臓器の細胞などにダメージを与える

ヘルパーT細胞：異物に適合した抗体を産生するようB細胞に指令をだす

サプレッサーT細胞：抗体をつくりすぎないよう抑制する細胞

B細胞のはたらき

B細胞はT細胞の指令で分裂・増殖し，特定の抗体をつくるリンパ球である。細胞

> 🐾 **胸腺はなくてもいい？**
> 胸腺は成長するにつれて急速に萎縮し，脂肪組織に置きかわる。そのため胸腺は「最も老化の早い器官」といわれる。逆にいえば胸腺は発達が早く，たとえば，出生直後のマウスで胸腺摘出を行うと，マウスは免疫不全に陥るが，成熟マウスで摘出をしても影響は少ない。これは，成熟した個体では十分なT細胞のプールができ，末梢でもリンパ球が生理的増殖を行うようになるからである。成熟した動物において胸腺は重要度の低い器官といえるかもしれない。

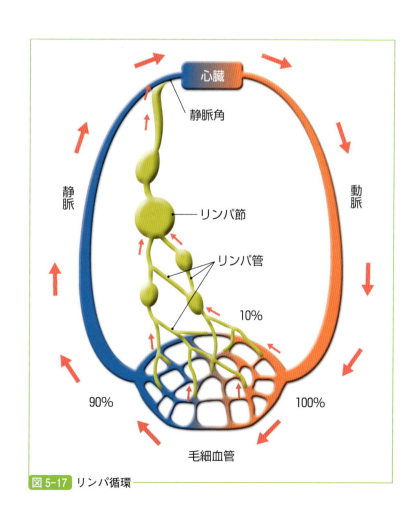

図5-17 リンパ循環

は，抗原の存在下で抗体を産生するべく，形質細胞（プラズマ細胞）へと最終的に分化する。抗体は免疫グロブリン（Ig）とよばれる蛋白質であり，IgG, IgA, IgM, IgD, IgEの5種類が存在する。抗体は，細菌やウイルスに結合し，直接破壊する。また，マクロファージが直接食べることができない細菌や異物の表面に付着して，食べやすい形にする体液成分を生成する。これをオプソニン効果，または免疫食作用という。

おもな検査

●視診・触診

うっ血，リンパ循環障害により体幹，四肢に浮腫を生じている場合は，むくみが視認できる。また，むくんだところを指で圧するとその痕が残る（指圧痕）ため，体表の浮腫の多くは視診と触診で確認できる。

> 🐾 **むくみの評価**
> p.135 の図 8-4 を参照。

●血圧測定

高血圧症の診断，麻酔時の血圧測定，血管拡張剤などによる治療効果の判定において用いる（図 5-18）。その計測方法として血管内カテーテルを用いた観血的方法，ドプラ法，オシロメトリック法などによる非観血的方法がある。日常診療においては，麻酔の必要がない非観血的方法を用いる。興奮，緊張などで値が変動するため，1回の検査で複数回測定する必要がある。

> 🐾 **血圧の正常値**
> 犬，猫における血圧の正常値は収縮期圧 120 mmHg，拡張期圧 80 mmHg 程度であり，人と同じ程度である。ちなみに，人においては高血圧症が多臓器に影響し多くの疾患にかかわっていることが証明されている。それゆえ，高血圧に関しては動物よりもくわしく設定されており，血圧が 140/90 mmHg 以上でⅠ～Ⅲ度に分類されている。

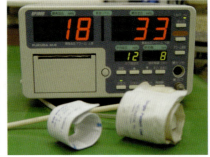

a：オシロメトリック法による血圧計
カフを加圧した後，減圧していく段階で，心臓の拍動に同調した血管壁の振動を反映する。このカフ圧の変動（圧脈波）をチェックすることによって血圧値を決定する

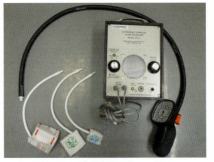

b：ドプラ法による血圧計
「超音波血流計」をあてて，血流の再開を音で聞き，最高血圧を測定する。この方法は非常に感度が高い。血流音が最大になるようにドプラ血流計のプローブを動脈にあて，テープなどで固定する。カフを加圧した後，減圧していく段階で，血流音がはじまる（血流が再開する）点が最高血圧である

図 5-18 血圧計

代表的な疾患

●高血圧症

腎不全による二次性の高血圧が多い。猫では甲状腺機能亢進症から生じることがしばしばある。重度の場合，失明の危険を伴う。血圧は興奮，緊張により上昇するため，静かで動物が安心できる場所での検査が好ましい。また，初診時には病院内で緊張して血圧が上昇することがあるため，再診時に再測定をする必要がある。心臓にも影響し，左心室肥大の原因となる。

● 乳糜胸

　胸管の損傷により胸管から漏出した乳糜が胸腔に貯留した状態である。原因は先天性，外傷性，非外傷性に分類されるが，通常は原因の特定は困難である。胸腔内液体貯留により，肺がふくらむスペースがなくなり呼吸困難となる。確定診断は滲出液の検査により行われ，中性脂肪値，コレステロール値は血清よりも高い値となる。

動物看護師のおしごと

獣医師による診察へ進む前に，動物看護師が問診をとり，体温，心拍数，呼吸数を計測する病院もあり，動物看護師からの情報が大きな役割をもつことになる（図5-19）。とくに重度の心疾患の場合は，診察室での問診中，もしくは待合室での動物の状態から，早急な診察，処置が必要かどうかを判断しなければならない。

■動物の呼吸状態に配慮した保定

循環器検査は動物を横にして保定することが多く，動物のストレスがないように保定を行わなければならない。重症の心疾患をもつ動物は体位変換だけでも大きな負担となることがある。また，保定中は呼吸状態を確認し，動物の異変にいち早く気づいて獣医師に報告できるよう，注意して動物を観察する必要がある。

■心疾患を抱えた動物の飼い主へのアドバイス

心疾患はその病態によって，元気消失，食欲不振，咳，呼吸困難，失神などさまざまな症状を生じるが，症状がないと飼い主が判断していても，飼い主との何気ない会話から症状が明らかとなることがある。無症状の症例においては今後症状があらわれる可能性があるため，その注意点をアドバイスしておくことも必要となる。また，心疾患に対して過剰な不安をもっている飼い主には，その不安を助長しないように努めなければならない。治療は投薬によることがほとんどであり，薬の種類，用量などによって剤形が違い，投与方法も異なるため，飼い主には家での薬の飲ませかたを丁寧に指導する必要がある。

■循環器疾患におけるインフォームドコンセント

心疾患の中には，遺伝的素因をもった疾患も多く存在する。動物を飼いはじめた飼い主には，その動物種がなりやすい後天性心疾患，とくに高齢の小型犬においては僧帽弁閉鎖不全症などの弁膜症が高齢時に生じる可能性を伝えておく必要がある。メインクーンやラグドールは肥大型心筋症の原因として，遺伝子異常が発見されており，血液もしくは口腔粘膜のサンプルを用いて海外での検査が可能である。心疾患は，同じ疾患であってもその重症度により治療方法や予後は大きく違ってくる。治療は完治することが目的ではなく，変化した病態をできるだけ正常に近い状態に戻すことが多い。よって，投薬によりコントロールすることが多く，投薬は長期に及ぶことがほとんどである。動物の状態がよいと，飼い主の判断で勝手に休薬し病気が悪化してしまうこともあるため，獣医師の指示した投薬方法を守ってもらえるよう説明することが大切である。

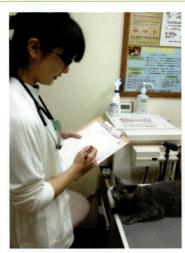
a：問診

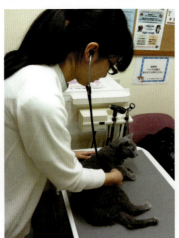
b：聴診

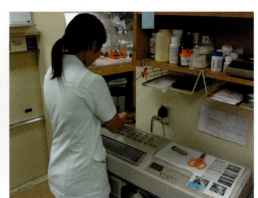
c：調剤

図5-19 動物の状態を把握したり（a, b），診察後には調剤を行うこともある（c）

第1章-6
―呼吸器系（鼻，咽喉頭，気管，肺，横隔膜）―

しくみとはたらき

● 鼻

鼻には外鼻孔，鼻腔，鼻道が存在する（図6-1）。

外鼻孔は，呼吸のための空気の出入り口のことで，外側鼻腺からの分泌物や涙により，やや湿っている状態が正常である。これは鼻腔のはたらきにもあるように，嗅覚の精度を高めるのに役立っている。

鼻腔は，口腔の背側にある空気の通路であり，硬口蓋で下方の口腔と仕切られている。鼻腔外壁は軟骨と鋤骨からなり，鼻中隔により左右の鼻腔にわけられている（図6-2）。鼻腔前方は鼻腔前庭，および固有鼻腔にわけられる（図6-1）。外側壁から巻紙状の背・中および腹鼻甲介を内腔にだし，表面は鼻粘膜におおわれている。それぞれの鼻甲介のすき間から左右の外鼻孔を経由して，吸引された空気がさまざまな鼻道（背・中・腹・総鼻道）に流入する。流入した空気は，その間に温められ，湿気が加えられる。また流入した異物は，鼻粘膜から分泌される粘液によりおおわれることで，深部に侵入しにくくなっている。固有鼻腔背側には，ニオイを感じる嗅細胞が存在する嗅部がある。犬の嗅細胞数は約2億個といわれており，数だけではなく感度についても人よりはるかに優れているといわれている。

鼻道とは，副鼻腔や鼻涙管の開口部が存在する部位である。副鼻腔は鼻腔周囲にあり，副鼻腔のひとつである前頭洞は鼻腔と連絡する頭蓋骨内に広がる。副鼻腔表面は鼻腔をおおう鼻粘膜が移行したものである。頭蓋骨の

🐾 ニオイを嗅ぎとろうとする気持ちと感度の関係
犬のニオイを感知する能力に個体差はないが，嗅ぐ習慣や嗅覚に頼る必要性を習慣としているかによって，ニオイに対する感度の評価は異なる。嗅覚を活用する訓練においては，作業の目的とニオイを嗅ぐ必要性をいかに教えこむか，またそれを意欲的に行わせることが重要となっている。

🐾 警察犬が犯人をみわけられるわけ
体臭は心の動きで変化し，とくに犯人の場合は犯罪者意識による特殊なニオイが足跡に残るとされている。犬はこのニオイを非常に好むために，正常の人とはっきり区別し，犯人の追跡において活躍しているという説もある。

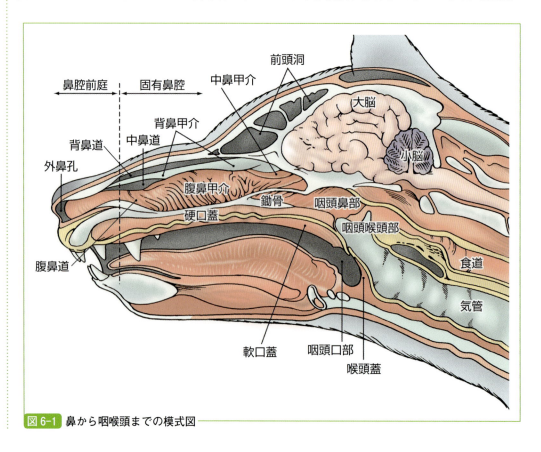

図6-1 鼻から咽喉頭までの模式図

呼吸器系

軽量化，外部からの衝撃を吸収する役割をもつと考えられる。

●咽喉頭

咽喉頭には，咽頭と喉頭が存在する（図6-1）。

咽頭は鼻腔後方に位置しており，さらに鼻部，口部，喉頭部にわかれている。

喉頭は，気管の入り口のことである。

咽喉頭では，喉頭蓋軟骨・甲状軟骨・輪状軟骨・披裂軟骨からなる一群が嚥下時，喉頭入り口を閉鎖し食物の気管への流入を防いでいる（図6-3）。

●気管

気管は体軸のほぼ正中に位置し，内腔は呼吸粘膜によりおおわれている。背側をのぞき，柔軟な軟骨がＵ字型に存在することにより，口径を安定化させる役目をもつ。背側には気管筋をもつ。

胸腔内において気管は，左右の気管支として分岐し，左右の肺に進入している（図6-4）。気管支は各肺葉に枝わかれし，葉気管支・細気管支・終末細気管支・肺胞に細分化される（図6-5）。気管支の最終分岐部である肺胞部分では，ガス交換が行われる（図6-6）。

肺胞の表面には毛細血管が分布し，この毛細血管壁と肺胞壁はともに非常に薄く，かつ密接している。肺の最も重要な機能はガス交換，すなわち体内の二酸化炭素を体外に排泄（呼気）し，体外からとり入れた酸素（吸気）を赤血球にわたすという機能である。肺胞内の酸素は，密着した肺胞壁・毛細血管壁を容易にとおり抜け，毛細血管内の赤血球にわたされる。同様に，血液中の二酸化炭素は肺胞内へと移動し，気管支，気管を経由して口から体外に排泄される。

●肺

肺は胸腔内に存在し，縦隔により左右にわかれる（図6-7）。左右においてさらに各葉にわかれており，これを分葉という（図6-4）。この分葉のしかたは，動物種により異なっている。犬・猫の場合，7葉（右肺：前

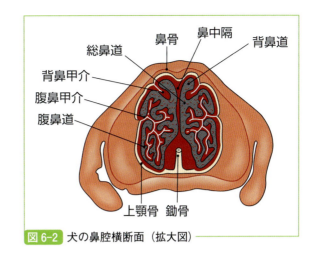

図6-2 犬の鼻腔横断面（拡大図）

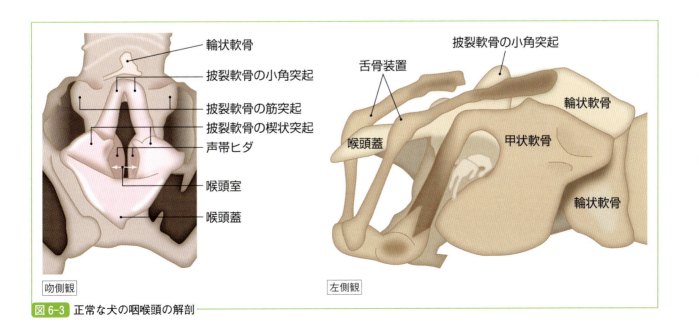

図6-3 正常な犬の咽喉頭の解剖

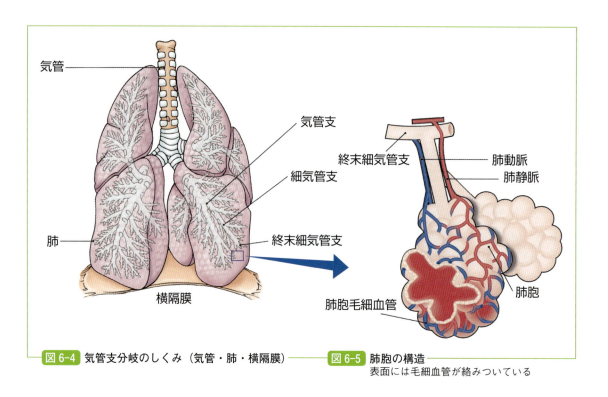

図 6-4 気管支分岐のしくみ（気管・肺・横隔膜）

図 6-5 肺胞の構造
表面には毛細血管が絡みついている

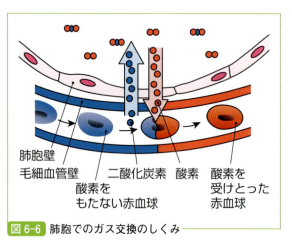

図 6-6 肺胞でのガス交換のしくみ

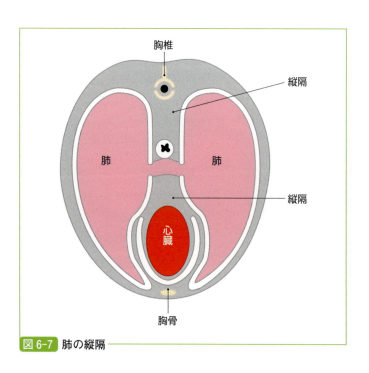

図 6-7 肺の縦隔

葉・中葉・後葉・副葉，左肺：前葉前部・前葉後部・後葉）にわかれている。左右の肺は同じ大きさではなく，通常，右の肺の方がやや大きめである。これは左肺のある側に心臓が偏って位置していることと関係している。

縦隔は胸郭を正中で2つにわける，仕切りの役割をしている。縦隔内には心臓と，そこに出入りする血管や神経，気管と食道などが収まっている。

● 横隔膜

胸腔と腹腔を仕切る筋肉性の壁のことである（図 6-4）。横隔膜には，大動脈裂孔・食道裂孔・大静脈孔の3つの貫通孔が存在する。横隔膜は胸腔に向かってドーム状に張りだしている。横隔膜を腹腔側に移動させたりもとの位置に戻すことにより，吸気や呼気が行われる。吸気時，横隔膜を形成する筋肉が収縮すると横隔膜は尾側に引き寄せられ，胸郭内の容積が増加するようになっている。そのため胸腔内は陰圧となり，肺は能動的に拡張し空気が吸入される。呼気時には，収縮した横隔膜が弛緩するため，増大した胸腔内の容積がもとに戻り，胸腔内圧ももとに戻る。それに伴い拡張していた肺は自身の弾性のため収縮し，空気が吐きだされるようになっている。

おもな検査

呼吸器系の診断にとって重要な検査項目は、なんといっても視診・聴診そして問診である。これらをしっかりと行うことで、呼吸器系の疾患の病変部位をかなり絞りこむことができる。

● 視診

1) 鼻孔や鼻稜の動き

健常動物の場合、安静時にみられる鼻呼吸では鼻孔や鼻稜はほとんど動かない。しかし、同部位が動いている場合は努力呼吸（図6-8）をしていることが考えられ、とくに猫で顕著である。ただし努力呼吸がみられたからといって、なんらかの異常が鼻部や呼吸器系に存在するとは限らない。さらには非病的状態（興奮時や不安時、嗅覚行動時など）でも、鼻孔や鼻稜の動きがみられるので注意する。

2) 胸の動き

健常動物では吸気時間と呼気時間はほぼ同じである。そして呼気から吸気に移行する際には一定時間、無呼吸が存在する。しかし呼吸器疾患が存在するときは、以下のように胸の動きの深さが吸気時と呼気時のどちらかにおいてのみ長い、またはともに長いといった様子がみられる。

①吸気時間が呼気時間よりも顕著に長く、その際の胸の動きは深い
②吸気時間も呼気時間も健常動物と比較するとともに長く、やはり胸の動きも深い
③呼気時に努力して吐きだす
④吸気時間も呼気時間も健常動物と比較して顕著に短い（胸の動きは深いときも浅いときも両方みられる）

ただし、この分類による病変部位の鑑別は絶対的ではなく例外もあり得る。そして、異常は呼吸器系に限らないこと、また④の胸の動きは非病的状態（パンティング時や興奮時、不安時など）でもみられるので注意する。

3) 顔の外貌

鼻を中心とした外貌の観察（図6-9, 10）、左右の眼の位置、眼瞼（まぶた）の腫れ、眼脂（目やに）や流涙の有無、そして鼻孔の大きさや鼻汁の有無（図6-11）などを観察する。鼻づまり音（いびき音）が聞こえるものの鼻汁などがみられない場合、片側の問題なのか、両側の問題なのかを確認する必要がある。確認には左右それぞれの鼻孔の前に綿毛あるいはスライドガラスなどを置くとよい（図6-12, 13）。健常動物であれば吸気時に綿毛は鼻孔に吸い寄せられ、呼気時にはスライドガラスがくもる。くもりの有無、あるいはくもりの大きさに左右差があるかを観察する。鼻汁については、片側だけなのか、両側なのかをみるとともに水様性、粘稠性、膿性（色を確認する）、膿性血様性、鮮血あるいは食渣（フードなど）なのかなどについても観察する。

4) その他

軟口蓋部の過長、腹側への下垂や裂開などの有無、歯石や歯肉、扁桃、粘膜などの炎症の有無（視診ではないが、歯を触診して動揺の有無をみることも重要）などを観察する。咽喉頭内では喉頭蓋、披裂軟骨や喉頭（小）嚢の状態なども観察するべきだが、これらの観察には鎮静や麻酔が必要となることもある。そのほか、両側の鼻から膿性鼻汁を伴わない鮮血がみられる場合には高血圧や凝固異常など鼻以外の原因も考えられるので、皮膚

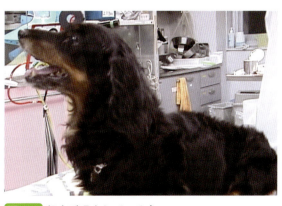

図6-8 努力呼吸をしている犬
頭をやや上方に向けて開口呼吸をしている。少しわかりにくいが、舌色はチアノーゼを呈している

呼吸器系

🐾 **動物種による肺葉の違い**
肺葉の数は馬で最も少なく5葉（左肺：2、右肺：3）、豚・ウサギ・は犬と同じで7葉（左肺：3、右肺：4）、牛などの反芻類は最も多く8葉（左肺：3、右肺：5）ある。ちなみに犬やウサギでは葉間裂が深く、気管支幹近くまで入りこむように存在する。そのため外観的にはバラバラに分離してみえる。

🐾 **パンティング**
人は暑いときは全身から汗をだして体温調節をしているが、犬では汗腺が肉球以外になく、うまく体温調節ができない。そのため、口でハアハアとパンティングすることで舌をだして、熱を放出し体温調節をしている。苦しいわけではないのでパンティングをしながら動き回ることができる点が、病的な呼吸困難時と異なる。

🐾 **動物のいびき**
動物も人と同様にいびきをかく。ただし、その音の原因は外鼻孔が狭い、鼻腔が狭い、または軟口蓋の震える音など、さまざまである。もちろん、鼻腔にポリープや腫瘍などの病的な原因があり、いびきをかくこともある。

や粘膜の点状出血などがないかについても観察する。

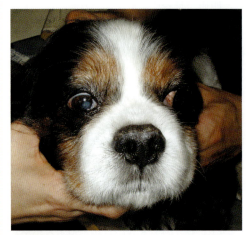

図 6-9 鼻鏡（鼻の表面）の乾燥

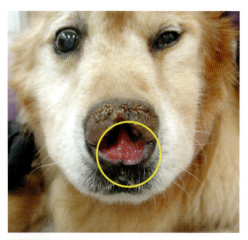

図 6-10 乾燥化をおこし，潰瘍化した鼻鏡

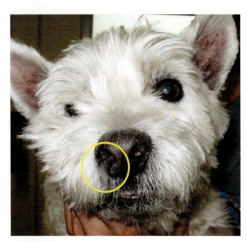

図 6-11 片側性の鼻汁

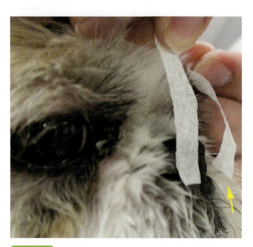

図 6-12 吸気時，鼻孔に吸い寄せられない様子（矢印）

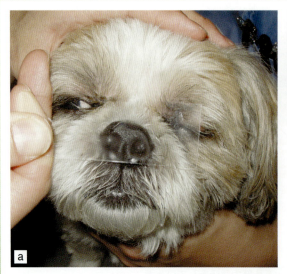
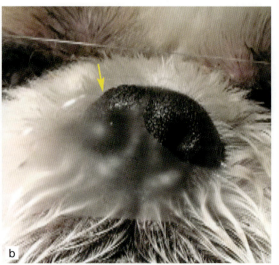

図 6-13 呼気時，動物からみて右側だけがくもっている（b：拡大写真）
　　　　くもっている方に，鼻の通気性がある

● 聴診

聴診器を用いるだけでなく，自分の耳で聞くことも重要である。

1) いびき音（いびき様音も含む）

いびき（様）音は，おもに吸気時に聞こえる音であり，この音の源を突きとめることは診断にしばしば有用となる。

この音を聞く前には動物が開口しているのか否かを確認しておく。開口しているなら，音源は喉（咽喉頭部）あるいは頚部気管である。開口していない場合の音源は鼻，喉であることが多い。鼻や喉から発せられるいびき（様）音は聴診器を用いると胸部でも聴取されるので，聴診器を動かしてどの部位が最強音なのかを確認する。鼻以外の喉（図6-14）あるいは頚部気管（図6-15）に音源があれば，その部位に聴診器を当てると最強音として聞くことができる。

2) 呼吸音

吸気時に音が発せられるのか，呼気時に音が発せられているのか，あるいは吸気と呼気時の両方で音が発せられているのかを観察する。

● 問診

1) 鼻汁

両側性鼻汁がみられる動物が来院したら，最初から両側性であったのか，最初は片側からであったが経過とともに反対側からも鼻汁がみられるようになったのかを忘れずに飼い主に聞く。なぜなら最初は片側性鼻汁なのか，最初から両側性鼻汁なのかによって鼻疾患をある程度ふりわけることができるからである。また両側性の水様性鼻汁がみられる動物が来院したら，どのくらいの期間，水溶性鼻汁が続いているのかを聞く。この場合，期間が長いほどアレルギー性鼻炎の可能性が高くなる。

2) 咳

咳は鼻汁とともにきわめて一般的な呼吸器症状であり，問診をしっかりと行うことで，ある程度まで疾患を絞りこむことができる（p.92「動物看護師のおしごと」参照）。咳の問診で重要なことは，飼い主が訴える「咳」症状を必ず目の前で再現し，飼い主に確認してもらうことである。病院内で症状が再現できない場合，あらかじめ「咳」症状の様子を撮影したものを持参してもらい確認する。これは若齢のチワワやキャバリアなどの逆くしゃみの好発犬種では，しばしば犬伝染性気管気管支炎（ケンネル・コフ）との鑑別に役立つ。

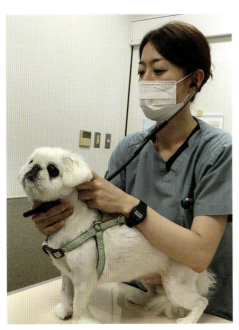

図6-14 喉頭部の聴診

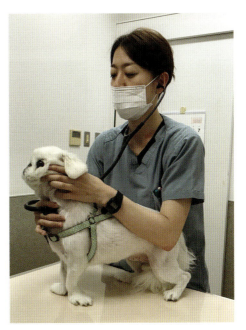

図6-15 頚部気管の聴診

X線検査

胸腔内の評価については通常，最大吸気時に背腹または腹背方向と左右どちらかの側方向の2方向2撮影が一般的だが，咳が主訴の場合はさらに最大呼気時の側方向撮影を加えた2方向3撮影が，そして腫瘍の肺転移の有無を評価する際には左右両方向の撮影を加えた3方向3撮影が必要である。

● X線検査

　非麻酔下における画像診断の中では，一番使用頻度の高い検査項目である。鼻，咽喉頭，気管・気管支，肺，縦隔や胸腔内などの評価に有用。しかし鼻腔内はおもに骨成分に囲まれているため，診断精度はやや低い。また咽喉頭部内の動的評価についての診断精度も低い（図6-16）。

● 内視鏡検査

　鼻腔内の観察や咽喉頭部内の動的評価，そして気管および一部気管支内の観察に優れている（図6-17）。ただし，内視鏡検査には全身麻酔が必要である。さらに気管および気管支内の観察には呼吸管理に注意が必要である。

● CT検査

　鼻から胸腔内にかけての画像診断として非常に優れた検査である（図6-18）。しかし，内視鏡検査と同様に検査には全身麻酔が必要である。

● MRI検査

　CT検査よりも軟部組織をみわけるのに優れており，現段階では鼻腔内の画像診断として最も優れた検査である（図6-19）。そのほか，咽喉頭や気管，肺，胸腔内の観察も可能だが，CT検査よりも撮像時間が長いため，肺や心臓などの動きによって鮮明な画像が得られにくいなどの問題がある。今のところ，胸腔内についてはCT検査で評価することが一般的である。検査に際しては全身麻酔が必要である。

● 超音波検査

　肺内には空気が存在していることから，鮮明な画像描出は困難であるため，呼吸器疾患で超音波検査を用いる機会は少なく，前縦隔

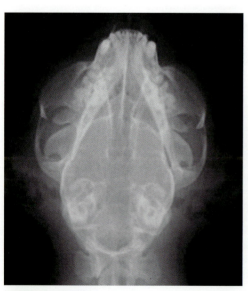

図6-16　X線画像
慢性鼻炎の症例であるが画像上の異常はほとんどみられない

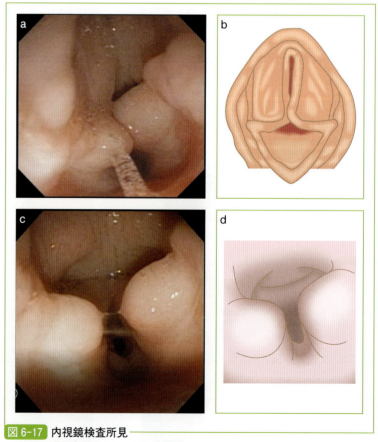

図6-17　内視鏡検査所見
喉頭虚脱をおこしている症例
a，b：吸気時に左右の披裂軟骨が重なっている
c，d：呼気時では重なっていた披裂軟骨は元の位置に戻る。健常動物とは逆の動きをしている

部の検査や胸水貯留時（きょうすい）の胸腔内検査，肺葉病変が胸壁に接している場合のみ用いられてきた。しかし近年，超音波検査による肺炎，肺水腫，肺腫瘍，気胸などの診断もできるようになった。

●その他

鼻汁検査，培養検査（ばいよう）（気道内に滅菌（めっきん）生理食塩水を注入し，その回収液を使用），気管支肺胞洗浄検査（細胞診検査が可能となる），経皮的肺生検検査などがある。

呼吸器系

CT検査とは

X線検査とは動物に対して1方向からX線ビームを照射するため，得られた画像は1枚のみで，かつ平面像である。したがって，背腹や側方向の画像が必要な場合，2回撮影しなければならない。それに対してCT検査は，動物のさまざまな方向からX線ビームを照射し，それぞれの画像情報から得られたデータを画像化しているので，1度撮影すれば背腹や側方向からの画像など任意方向の画像が得られる。

気管支肺胞洗浄検査でわかること

気管支肺胞洗浄検査を行うことで，気道や肺胞内の細胞を回収できる。回収した細胞から，細菌性，アレルギー性，寄生虫性，腫瘍性などのさまざまな原因を確定できる可能性がある。

経皮的肺生検検査

超音波装置を用いて経皮的に肺生検することで，病変の原因を確定できる可能性がある。

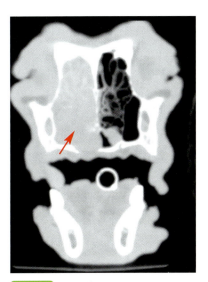

図6-18 CT画像
鼻腔内腫瘍の症例

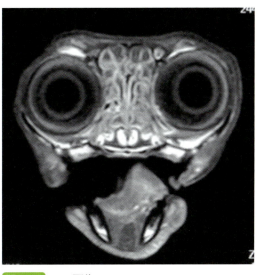

図6-19 MRI画像
図6-16と同一症例。巻紙構造の鼻甲介のすき間に鼻汁がみられる。これは造影剤を血管内に投与して鼻甲介部を白く描出した画像である

コラム

「逆くしゃみ」って普通のくしゃみとどう違うの？

普通のくしゃみは，鼻に入った異物を体外に排出するための呼気性の生体防御反射である。それに対して逆くしゃみとは吸気性の呼吸困難発作である。飲水時や興奮時，さらには嗅覚行動時など，強い力で鼻から空気を吸いこむことにより，多くは喉頭開口部（こうとうかいこうぶ）への喉頭蓋（こうとうがい）の嵌入（かんにゅう）（入り込むこと）や軟口蓋（なんこうがい）のふるえなどが原因で発せられる音である。閉塞が不完全な場合はいびき音として聞かれるが，完全閉塞の場合では時折，咳の音に似ていることから飼い主が咳と誤認することもある。非病的の逆くしゃみは，通常1歳未満から発症し，チワワやキャバリアが好発犬種である。1歳以降に発現する逆くしゃみは，鼻咽頭部（びいんとうぶ）に閉塞性疾患などの病気が存在する可能性がある。

逆くしゃみの場合，喉を軽くマッサージし，嚥下反射（えんげはんしゃ）を促すことで症状は治まる。咳との鑑別のひとつは開口の有無である。咳では通常開口していることが一般的であるが，逆くしゃみでは通常開口していない。犬ではこの鑑別方法は有用だが，猫ではしばしば開口せずに咳をするのであまり有用ではない。

鼻が濡れているのはなぜ？

鼻が濡れているのは，嗅覚の精度をより高めるためである。湿った鼻は空気中のニオイの分子を分解しやすくするといわれており，そのために鼻先に毛が生えず，湿っている。また，鼻が黒いのも嗅覚の機能を高めるためと考えられている。

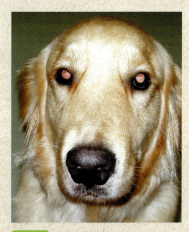

写真1 健常犬の鼻

代表的な疾患

● 鼻腔内腫瘍

鼻腔や副鼻腔内に発生する腫瘍のことである（図6-20）。

リンパ節や肺への転移よりも，局所での進行が著しく（図6-20a, b），最終的には元気や食欲が低下して衰弱死するか，あるいは脳内に腫瘍が浸潤して，痙攣などの神経症状が止まらず，やむなく安楽死を選択せざるを得ない場合が多い。発生頻度は低いが，発症したら根治が困難な恐ろしい病気である。長く延命させるためには早期発見が重要となる。好発犬種にはバセット・ハウンドやスコティッシュ・テリアなどの中頭種，コリーやシェットランド・シープドッグなどの長頭種がある。好発年齢は犬，猫ともに10歳と老齢に多い。

一般的な臨床症状は，片側性の膿性鼻汁を伴う鼻出血である。老齢（筆者の経験では6歳以上）で片側性の膿性鼻汁を伴う鼻出血がみられる犬および猫が来院したら，本疾患を思い浮かべてほしい。大事な点は，これらの膿性鼻汁や鼻出血は抗菌薬や消炎剤で一時的に緩和あるいは消失することがある。したがって，一時的に鼻症状が消失しても休薬後あるいは治療中に再び症状があらわれた際には，本疾患が強く疑われる。飼い主には，このような状態がみられたらX線検査（図6-20c）やMRI検査（図6-20d）などの精密検査を受けるよう勧めるべきである。

治療は少しでも生活の質を良好に保ちつつ行っていく。

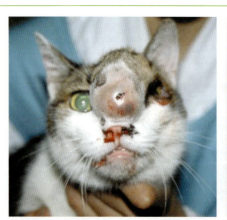
a：正面からの外貌

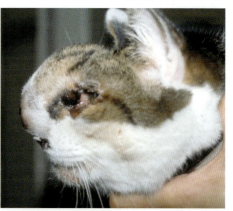
b：aの症例の側面からの外貌

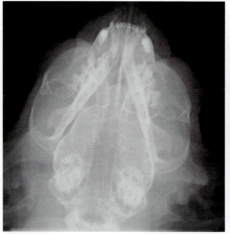
c：X線画像（a・b，dとは別の症例）

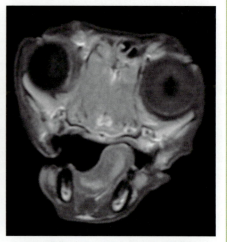
d：MRI画像（a・b，cとは別の症例）

図6-20 鼻腔内腫瘍の症例

呼吸器系

●猫喘息

突然はじまる咳や呼気性の呼吸困難発作のことで，人の喘息に類似した病態である。

2〜8歳に好発する。症状は軽度の咳から重度で開口呼吸（図6-21）をおこし生命を脅かすものまでさまざまである。3歳くらいまでに発症する喘息では，しばしば重度となることが多い。突然発作性の咳や呼吸困難がはじまり，終わるとケロッとしていることが一般的である。シャム猫あるいはシャムの血が混じった猫に好発するといわれているが，ほかの品種でもよく発症する。疑われるアレルゲンにはタバコの煙，香水，ダニ・ノミ・カビなどのハウスダスト，そしてブタクサ・スギなどの多くの花粉が示唆されている。

発作をおこした状態で来院した場合は，すぐに酸素を吸入させて獣医師をよぶべきである。そして飼い主に対しては，喘息を放置しておくと場合によっては重症化することがあるので，治療が必要となる程度の喘息であるのか否かを獣医師に判断してもらうよう指導するべきである。そして猫喘息は治る病気，というよりは喘息発作がでないようにコントロールしていく病気であることも理解してもらう。

●短頭種気道（閉塞）症候群

犬の短頭種には解剖学的および形態的な異常が呼吸器官にみられることがあり，これを総称して短頭種気道（閉塞）症候群とよぶ（図6-22）。

短頭種にはチワワ，ブルドッグ（図6-22b），キャバリア・キング・チャールズ・スパニエル，パグ，ボストン・テリア，ペキニーズ，ミニチュア・ピンシャー，シー・ズー，ヨークシャー・テリアおよびボクサーが含まれる。呼吸器官でみられる異常とは外鼻孔の狭窄（図6-22a，b），軟口蓋の過長（図6-22c），扁桃の拡張，喉頭小嚢の外反，声門裂の狭窄，喉頭虚脱そして気管の虚脱である。これらが単一でまたは複数合併してみられる。

症状の程度はさまざまだが，いずれも上部

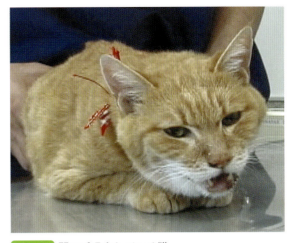

図6-21　開口呼吸をしている猫

気道の内腔を狭めるため，多くの場合で吸気努力を呈する。重度になると暑い季節や興奮，運動時に酸欠がおこり，ときに失神する。また高体温状態のこともあるため，来院時には①舌色をチェックし，紫色あるいはそれに近い色を示している場合はすぐに酸素を吸入させる，②体温を測定し高い場合は部屋を涼しくする，または冷たいタオルを動物の体にあてて体温を下げるようにする，③舌色が紫色でなくても酸素不足傾向となっていることが多いので，採血やX線撮影時の保定などの際には動物の状態を十分に観察し，緊急時にそなえてあらかじめ部屋を涼しくしておく，④酸素をいつでも吸入させる準備をしておくことなどを心がけるとよい。

飼い主へのアドバイスとして，暑い時間帯の散歩を避けることや散歩時には常に水を携帯し，いつでも動物の体を冷やしたり，動物に水を飲ませることができるようにしておくこと，さらには動物が過ごす部屋は常に涼しくしておくことなどを伝えるとよいだろう。

●喉頭麻痺

おもに喉頭の動きを担っている筋肉（背側輪状披裂筋）の動きを調節している神経（喉頭反回神経）に異常がおこり，喉頭の動きが正しく働かず呼吸困難（吸気性呼吸困難が特徴的）を引きおこす病気である（図6-23）。

原因には先天性（遺伝性の病気）と後天性がある。先天性はブービエ・デ・フランダー

ス，シベリアン・ハスキー，レオンベルガー，ダルメシアン，ロットワイラーなどの若齢の大型犬でみられる。後天性はラブラドール・レトリーバー，セント・バーナード，アイリッシュ・セッター，アフガン・ハウンドなどの9歳以上の老齢犬で好発する。筆者の経験では，その約9割が老齢のラブラドール・レトリーバーである。

後天性の原因はほとんどが慢性かつ進行性の末梢神経疾患で，老齢にさしかかったころから少しずつ呼吸が荒くなっていく。症状が重度になると生命を脅かすこともある。この病気に罹患した動物は吸気努力がみられるため，短頭種気道（閉塞）症候群と同じように接し方に十分注意する。

また後天性の好発犬種を理解し，普段から飼い主に対して「最近，呼吸が荒くなったような感じがしていないか？」などについて問いかけることが望ましい。それを感じている飼い主に対しては本疾患の存在を伝え，上述した注意点を伝えるとともに必要であれば一度，麻酔下での内視鏡検査を勧める（図6-23）。

進行性の末梢神経疾患のため，やがて全身の神経症状を発症して死んでしまう可能性が高い。呼吸を楽にする手術は一時的な緩和治療と考えておく必要がある。

●気管虚脱

気管軟骨が軟化し，呼吸運動に伴って虚脱する（変形する）疾患である（図6-24）。

チワワ，トイ・プードル，ポメラニアン，ヨークシャー・テリアなどのトイ犬や小型犬での発生が多く，そのほかマルチーズ，ペキニーズ，シー・ズー，パグなどでもみられる。発症年齢は6～7歳ころが最も多いとされている。

症状は荒く，乾いた慢性的な咳が特徴的で，しばしば「ガチョウの鳴くような咳」と表現されている。この咳は運動時や興奮時，

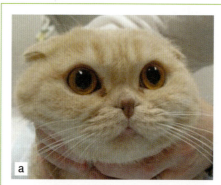
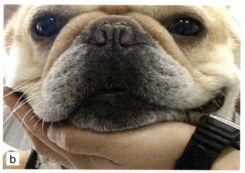

a，b：外鼻孔狭窄のあるスコティッシュ・フォールド（a）とブルドッグ（b）。またこの病気はペルシャ，ヒマラヤンなどの猫においてもみられることがある

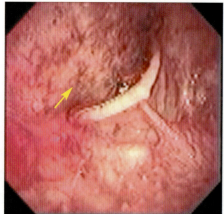
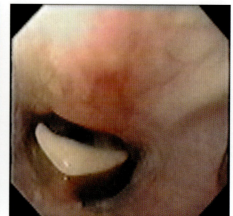

c：内視鏡検査所見　軟口蓋過長を認める

d：内視鏡検査所見　正常な軟口蓋

図6-22　短頭種気道（閉塞）症候群の症例

または明け方に多くみられる。この疾患に罹患した動物は気道が過敏状態になっていることが多く，ちょっとした気道刺激で咳発作がおきたり，体温が高めであったり酸素不足傾向にある。そのため，①むやみに首輪を引っ張らない，②体温が高い場合は部屋を涼しくする，③いつでも酸素を吸入できるように準備をしておく，といった点に留意する。

内科療法は鎮咳剤や消炎剤などを用いて咳を鎮めたり，鎮静剤を用いて興奮を抑えるなどの緩和的な目的で行われる。外科療法は呼吸運動に伴って虚脱している気管軟骨部位を，内腔側あるいは外側から拡張させるなどの根治的な治療を目的として行われるが，問題点も指摘されている。したがって現在のところ外科療法は，内科療法でコントロールが困難な症例に対して行うべきであるとの意見が多い。

●肺水腫

肺の中をとおる血管内の液体成分が肺の間質や肺胞に漏出した病態をいう。心原性肺水腫と非心原性肺水腫の2つにわけられる。

心原性肺水腫は，おもに左心不全（犬の僧帽弁閉鎖不全症や拡張型心筋症，猫の肥大型心筋症や心内膜心筋炎など）または循環血液の容量負荷（過剰な輸液など）によって引きおこされる。肺血管内の液体が容量負荷になり，血管外である肺の間質に漏出する。そこでは肺の間質内にあるリンパ管が漏出した液体を吸収するが，リンパ管も容量負荷になると，間質内に液体が貯留する（間質性肺水腫）。さらに進行すると肺胞腔に液体が漏出し，貯留する（肺胞性肺水腫）。僧帽弁閉鎖不全症に罹患した犬では，病状の悪化とともにピンク色の泡沫状の液体が気道内にみられるが，肺血管が断裂していることを示している。

このように，心原性肺水腫は心疾患によって引きおこされることが多いので，動物看護師が気をつける点は聴診器で心雑音がないかを確認することである。幼齢時から来院している動物では，日常的な心音の確認が本疾患を早期に発見することにつながり，よりよいコントロールをもたらすこととなる。そのほか，本疾患発症時は咳の発現や運動量の低下などが一般的にみられるので，それらについての問診も重要である。

この疾患は治る病気ではなく，生涯，薬を用いてコントロールしていく病気である。体調が改善すると日々の投薬が面倒になり，休薬をしたがる飼い主もでてくるが，そのようなときは，薬を与え続ける重要性をしっかりと伝えることが必要であろう。

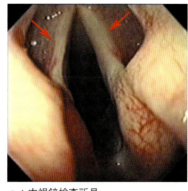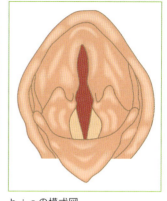

a：内視鏡検査所見 正常な披裂軟骨 　　b：aの模式図

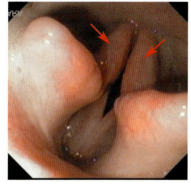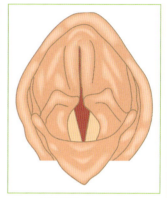

c：内視鏡検査所見 喉頭麻痺をおこしている状態 　　d：cの模式図

図6-23 喉頭麻痺
この疾患の定義は吸気時に披裂軟骨が外側に拡がらないことである。しかし，経過とともに内側にくっつく（虚脱）ようになることもある。bでは呼気時に披裂軟骨がくっついている。aの声門の開き具合と披裂軟骨の厚みをくらべてみるとわかりやすい

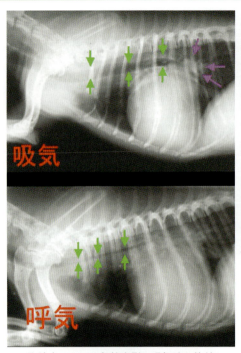
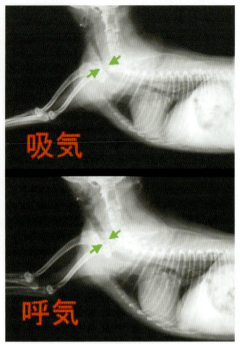

a：胸腔内における気管虚脱。吸気時と比較して呼気時に気管が著しく虚脱している

b：頚部における気管虚脱。吸気時に気管が狭くなり，呼気時ではやや拡張傾向である

図6-24 気管虚脱のX線画像

動物看護師のおしごと

呼吸器疾患の診断には視診，聴診そして問診といった基本的な五感が重要であり，その中で緊急性を判断していく必要がある。

■吸気努力を呈した動物に注意

動物が①大きく開口して吸気努力をしている，②大きく開口して吸気努力と呼気努力をしている，③舌色（図6-25a）が紫色（チアノーゼ）を呈している（図6-25b）場合は，直ちに酸素を吸入させるべきである（図6-26）。酸素マスクを顔にかぶせると嫌がり，暴れる動物に対しては少し口元から離れたところにマスクを固定して酸素を吸入させるか，または酸素室に入れる。嫌がり，暴れるとさらに酸素不足が悪化し，生命を脅かす危険性が高まる。

また，①および②の状態にある動物は極度の呼吸困難と興奮により，高体温状態であることが多いため，体温測定を行う。放置したまま採血を行ったり，X線撮影時の保定などのストレスをかけるとさらに体温が上昇し，熱中症をおこす危険性がある。高体温が確認できた時点で動物のいる部屋を涼しくするか，濡れたタオルをかけて体を冷やすなどをして体温を上昇させないように注意する。また，採血やX線撮影についても動物を休ませながら行うことが必要である。

■「呼吸」から疑わしい病変部位を絞りこむ

これで100%というわけではないが，筆者は以下のポイントに注目し，呼吸器系疾患の病変部位をある程度絞

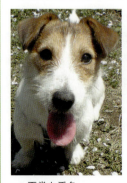
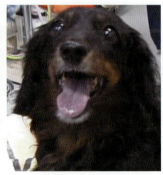

a：正常な舌色　　b：チアノーゼをおこしているダックスフンドの舌

図6-25 舌色の確認

呼吸器系

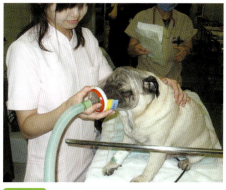

図6-26 酸素マスクで酸素を吸入しているパグ

りこむようにしている。その上でX線検査や内視鏡検査を実施し，仮に異常がみつからなかった場合は，呼吸器系以外の疾患（たとえば筋肉系や神経系疾患）の可能性を考える。

1) 吸気時間が呼気時間よりも顕著に長い場合：疑われる病変部位はおもに鼻，咽喉頭そして頸部気管にある。吸気時に気流が障害され，呼気時では障害されない。
2) 吸気時間も呼気時間も健常とくらべて長い場合：疑われる病変部位はおもに咽喉頭と気管である。1) と異なり，吸気時だけではなく，呼気時の場合でも気流が障害される。
3) 呼気時に努力して吐きだす場合：疑われる病変部位はおもに気管支である。ただし気管支に病変がある場合，吸気時と呼気時の両呼吸時において腹式呼吸をすることもある。
4) 吸気時間も呼気時間も健常動物と比較して顕著に短い場合：疑われる病変部位はおもに肺や胸腔内である。

「咳」から疑わしい病気を絞りこむ

たかが咳，されど咳！ 咳という症状だけでも原因を絞りこむ有益な情報になる。咳を主訴として来院した飼い主に対し，筆者は咳の出方について以下の質問をしている（犬または猫の品種や年齢などをあわせて確認することも重要）。ある程度疑わしい病気を絞りこむ過程となるので，覚えておくとよいだろう。

1) 咳に気づいてから病院に来院するまで，どのくらいの日にちが経っていますか？
2) 朝方，寝る前，日中など，どの時間帯に咳が多くみられますか？ または時間帯に関係なく咳がみられますか？
3) 飼い主が帰宅したときなどの興奮時あるいは元気に遊んでいるなどの運動時になると咳がみられますか？ のんびりしているときには咳はみられませんか？
4) 春先，台風が発生する時期，低気圧時など，季節や天候などで咳の出方に違いがありますか？
5) 家の中あるいは散歩中など場所によって，咳の出方に違いがみられますか？
6) 痰が絡んで吐きだしたそうな咳をしていますか？
7) 咳がみられてから病院に来るまで，何の薬も飲んでいないと思いますが，その間，咳の頻度や苦しさに変化を感じますか？ それともあまり変わらないですか？
8) この病院に来る前に，ほかの病院で咳の治療を受けていましたか？ その際，どんな薬を飲んでいましたか？ さらにその薬を飲んで少しはよくなりましたか？ 逆に悪くなりましたか？ あるいはまったく変わらないですか？

コラム

パグやブルドッグはいつもガーガーと口で呼吸しているけどそれが正常なの？

この様子は正常ではなく，彼らもほかの犬と同じように鼻で呼吸をしたがっている。鼻は嗅覚行動，空調機能，浄化機能など生きていくためにとても重要なはたらきを担っている。しかし，彼らのような短頭種はしばしば軟口蓋がとても厚く，鼻咽頭内がせまくなっていて，鼻から空気をとりこむためにはかなり強い吸気努力が必要となる。結果として鼻腔内の粘膜が虚脱し，さらにせまくなり十分な酸素をとりこむことが困難となってしまう。そのため，やむなく口で呼吸をしている（写真1）。

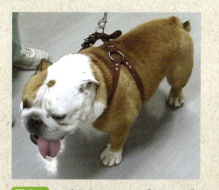

写真1 口呼吸をしているブルドッグ

第1章-7-1
―上部消化器系（口腔・咽頭，唾液腺）―

しくみとはたらき

口腔の構造
口腔を構成しているのは，上顎歯列，口蓋，下顎歯列，舌，口腔底であり，口腔は口腔粘膜によっておおわれている。この粘膜は重層扁平上皮で，その下の粘膜固有層からなっている。口腔粘膜は咀嚼粘膜（咀嚼時に食物が触れる丈夫な粘膜で歯肉や口蓋の粘膜），特殊粘膜（舌の粘膜など味蕾をもつ粘膜），被覆粘膜（その他の粘膜）からなっている。

人の唾液との違い
人の唾液には，消化作用，潤滑作用，保護作用，緩衝作用，清掃作用，抗菌作用，歯の抗溶解作用，触媒作用などたくさんの機能があり，成人で1日約1〜1.5Lが分泌されるともいわれている。人では澱粉を分解するアミラーゼを含んでおり消化に関与しているが，食肉目の犬や猫では含まれていない。

下顎腺
下顎腺は人では顎下腺と呼ばれている（人以外の脊椎動物では下顎腺とよばれている）。

●口腔・咽頭

口腔は消化器系，呼吸器系，免疫系の入り口で，口腔から咽頭を経て食道に，また，口腔から喉頭，気管へつながっている。口腔には歯，舌，口腔粘膜，唾液腺の開口部などがある。口腔の鼻腔側は硬口蓋といい，犬では凹凸があり硬い口蓋ヒダを形成している。硬口蓋の奥の方にある咽頭に続く部分はやわらかい膜のようになっており，軟口蓋という（図7-1〜4）。また，口腔の奥の左右には口蓋扁桃がある。

口腔内では，1）食物を歯で飲みこめる大きさに切断し，2）唾液腺からの唾液の分泌，3）食物を簡単に咀嚼した後，4）舌を使用して飲みこむ，という機能をつかさどっている。また，口蓋扁桃にはリンパ節が存在する。このほかにも口腔から咽頭にかけてリンパ組織が存在するところがあり，外界から入る異物を認識する免疫機構をもっている。舌は消化運動や嚥下運動のほか，発声，味覚に関与し，また熱を放散する体温調整の役目も果たしている。

●唾液腺

口腔に開口する唾液腺には大唾液腺と小唾液腺がある（図7-5）。大唾液腺は唾液をつくる腺体から導管を経て，唾液を口腔内に分泌する。このような大唾液腺には耳下腺（上顎第4前臼歯上方の粘膜に開口），頬骨腺（上顎第1後臼歯上方の粘膜に開口），下顎腺（舌の下：舌小帯の付着部の舌下小丘あたりに開口）や舌下腺（舌の下の舌下小丘あたりに開口：下顎腺との開口部と同じ場所に開口する場合もある）がある。導管をもたない小唾液腺には口唇腺，頬腺，臼歯腺，舌腺，口蓋腺などがあり，口腔内に存在している。

唾液には消化液としてのはたらきと，口腔環境を維持するはたらきがある。おもな機能として化学的消化作用，咀嚼，嚥下の補助作用，洗浄作用，抗菌作用，口腔内の湿潤を保ち発声を円滑にする作用などがある。

●歯の構造やはたらき

p.101，上部消化器系（歯）の項目でくわしく述べる。

おもな検査

口腔内のおもな検査には，1）臨床的に行う検査，2）歯の検査，3）歯周病評価のための検査，4）歯科X線検査，5）細菌検査，6）病理組織学的検査，7）CT検査などがある。ここでは臨床的に行う検査，細菌検査，病理組織学的検査，CT検査について説明し，歯の検査，歯周病評価のための検査，歯科X線検査については，p.101，上部消化器系（歯）の項目で説明する。

●視診・触診・打診・臭診

口腔内の疾患を診断する際，視診，触診，打診，臭診は基本検査である。口腔内の発赤，腫脹，炎症などの症状を早期に発見するために，視診，触診，打診を行うことは最も基本的なことであり，視診だけで診断のつく

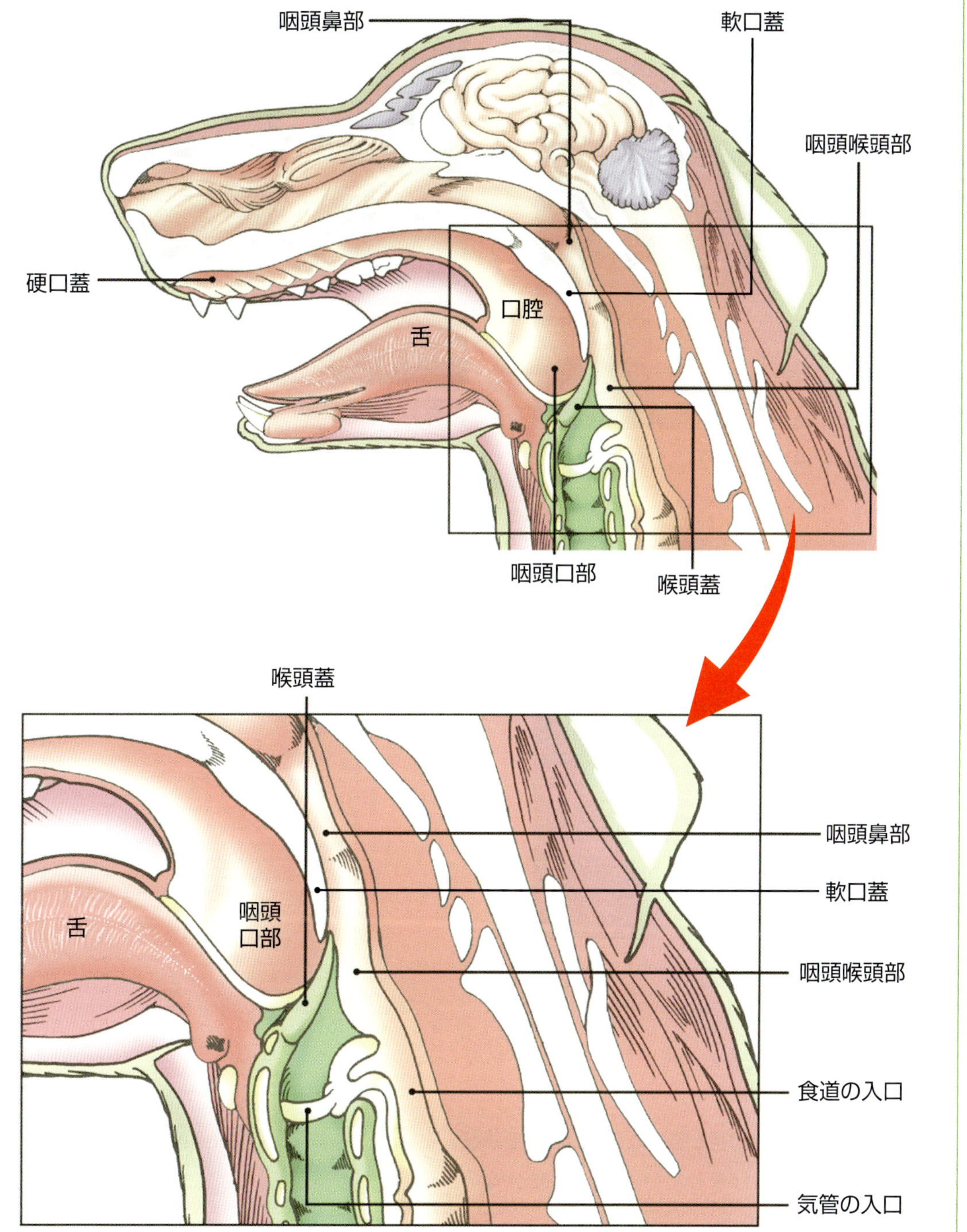

上部消化器系

図 7-1 口腔・咽頭の構造と咽頭部の拡大図

疾患も多い。このほか，いたみがあるかどうかをしらべるため，皮膚の上から歯や骨の上を軽くたたいて検査する打診や触診も重要な検査法である。また，口臭の程度をしらべることも検査法のひとつである。これら口腔内に異常を示すときにみられる症状は動物看護師の役割にも大きくかかわるので，下記にくわしく示す。以下の項目（視診，触診，打診，臭診）に示したような症状がみられるときは，口腔内になんらかの疾患があることが推察される。

視診

外貌：顔が左右不対称に腫れている，上下顎の大きさに不対称がある，口唇が腫れている，片側性に鼻出血や鼻汁がみられる，口角や口唇がよごれている，顔の皮膚や顎の皮膚に傷ができ排膿している。歯の病気の症状が目の下や頬の皮膚に現れる（眼窩下膿瘍，眼

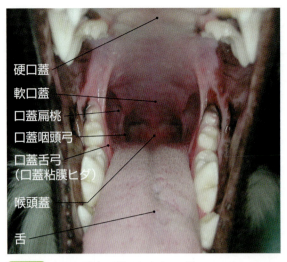

図7-2 犬の口腔内（開口したところ）

（ラベル：硬口蓋／軟口蓋／口蓋扁桃／口蓋咽頭弓／口蓋舌弓（口蓋粘膜ヒダ）／喉頭蓋／舌）

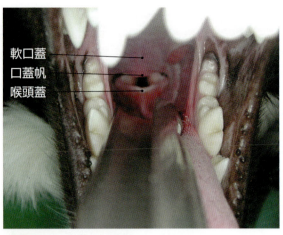

図7-3 犬の口腔内（麻酔下で舌根部を喉頭鏡で押さえたところ。喉頭の入口がみえる）

（ラベル：軟口蓋／口蓋帆／喉頭蓋）

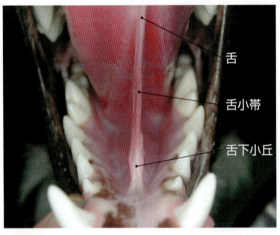

図7-4 犬の口腔内（舌をもち上げたところ）

（ラベル：舌／舌小帯／舌下小丘）

口臭

口臭とは口腔をとおってくる気体が不快なニオイをもっていることである。口腔内細菌が蛋白質を分解することで発生する揮発性硫黄化物がニオイのおもな原因とされている。したがって口臭をおこす疾患のほとんどが口腔内疾患で，犬や猫では歯周病が一番の原因である。そのほか口内炎，歯の破折，不正咬合による口腔内のよごれなどでも口臭が発生する。また，消化器疾患や腎不全など全身疾患が口臭の原因になっていることもある。

口外法とは

一般に歯科X線検査は口内法で撮影されるが，小動物用X線装置とカセテとフィルムで歯列全体を大まかにスクリーニングとして撮影する方法があり口外法という。また，歯科用フィルムを口腔外に設置し撮影する場合も口外法である。

窩下瘻）ことがあるので，とくに注意が必要である。

口腔内の観察（口唇を軽くめくり口腔内を観察する）：歯石が付着している，歯の形が異常である（破折など），歯並びがおかしい（不正咬合），出血がみられる（炎症や潰瘍など），粘膜が赤くなっている（炎症），腫瘤がある（腫瘍など）。

食事のときにみられる症状：涎が多い，右か左側のどちらか一方で食べる，食物をこぼすようになる，食べている途中や水を飲むときに急に奇声を上げる，異常に前肢で口の周りをぬぐう。

触診

口の周りを触られるのを極端に嫌がる，口を開けさせない，口の周りを触っていると急に奇声を上げる，下顎のリンパ節や唾液腺が大きくなっている。

打診

皮膚の上から歯や顎骨の上あたりを軽くたたくと嫌がる。

臭診

近くに寄っただけで口臭がする，口腔の診察時に口臭がする，口唇を触った手に異常なニオイが付着する。

●歯科X線検査

口腔内における表面からみえない深い部分，すなわち歯根や顎骨におこる病巣の広がりや状態を把握するための検査法としてX線検査がある。検査は通常の装置やカセテを使用して撮影する口外法と，歯根や歯槽骨のくわしい状態を評価するための口内法がある。＊口腔内検査で最も重要な検査のひとつ

上部消化器系

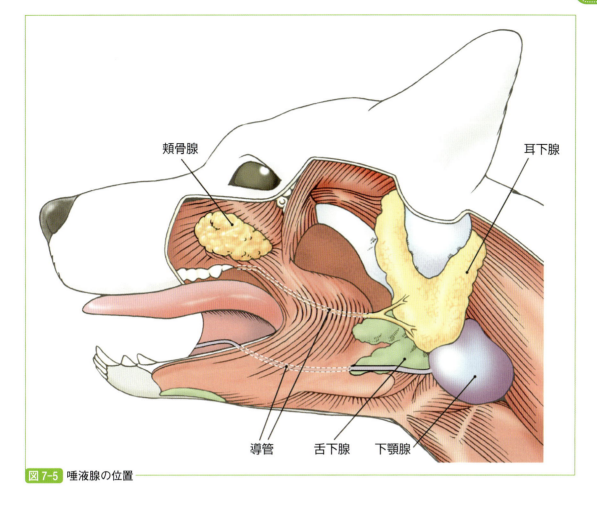

図7-5 唾液腺の位置

であり，上部消化器系（歯）の項目（p.106）でくわしく説明する。

● 病理組織学的検査

慢性の炎症，潰瘍，腫瘍などの症例では，診断名の確定や病変の状態を確認するために検査を行うことがある。病変の表面から採取した細胞の塗抹標本の観察や，腫瘤病変では穿刺針で針吸引した後，細胞診を行うことがある。この方法で確定診断がつかず，さらにくわしい情報が必要になる場合は，生検用の器具を使用して深層部の組織を採取したり，表層から組織を一部切除したりして病理組織学的検査を行う。

● 細菌検査

長期にわたる感染症や深層部の感染病巣の治療には，原因菌の確定のために細菌の培養同定検査，抗菌薬の感受性検査を行うことがある。ただし，ほかの部分の細菌検査と異な

り，口腔内には多くの常在菌が生息しており，採材のしかたによっては必ずしも病巣の感染状態を反映していないことが多い。そのため，臨床症状，細菌の塗抹標本，培養同定検査の結果をあわせて総合的に判断する必要がある。

● CT検査

腫瘍や嚢胞病変の広がりの確認や，手術方法の検討を行うときにCT検査を実施することがある。とくに病変が上顎骨，舌根部，咽頭や喉頭部，鼻腔に及ぶ場合はCT検査が有用である。

🐾 口内法とは
口腔内に専用の歯科用フィルムを挿入し，撮影する方法のこと。口内法には平行法，二等分面法，咬合法などがある。

🐾 生検（バイオプシー）の方法
細胞診や組織検を行うために腫瘍のできている場所や種類により，さまざまな生検の方法が選択される。
掻爬：患部の表面をこそぎとった細胞の検査
針生検（FNB）：針だけを刺して中に入った細胞を検査
針吸引（FNA）：注射筒に針をつけ刺して吸引し，針に入った細胞を検査
グラブ生検：アリゲーター鉗子などでつかみとった組織を検査
コアー生検：器具を差しこみ組織を塊状に採取して検査
パンチ生検：皮膚の下などにある深部組織をくりぬいて組織を採取して検査
切開生検：メスで楔状に切開した組織を検査
切除生検：切除した組織を検査

代表的な疾患

　口腔内には顎の長さの異常，口唇裂，口蓋裂，歯の奇形など遺伝的な疾患，乳歯の残存により発生する発育期の疾患，歯周病，口内炎など炎症に伴う疾患，歯の破折など外傷による疾患，嚢胞を形成する疾患，腫瘍などいろいろな病気がある。しかし，これらの病気は口腔内をみないと気づかれない場合が多く，動物看護師や獣医師が口腔内の観察をしたときにはじめて異常を発見されることがある。したがって，身体検査時に口腔内の観察もあわせて行うことがきわめて大切である。口腔内疾患のうち，ここでは歯に関連するもの以外の病気をいくつか紹介する。

●口腔内腫瘍

　口腔内にできる腫瘍のことである（図7-6）。犬や猫では，良性のものではエプリス（歯肉腫，歯肉腫は口腔内の腫瘤物の中で最も多くみられるもので，これまでは炎症性エプリス〈線維性エプリス〉と腫瘍性エプリス〈線維腫性エプリス，骨形成性エプリス，棘細胞性エナメル上皮腫〉に分類されていたが，2016年から新しい分類が報告され炎症性エプリスは歯肉過形成に，腫瘍性の線維腫性エプリス，骨形成性エプリスはいずれも周辺性歯原性線維腫に，腫瘍性の棘細胞性エナメル上皮腫は変更なしでそのままというふうに提唱された）が多く，悪性のものでは扁平

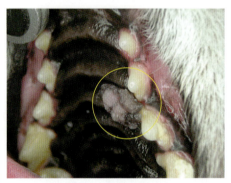

a：左上顎の第2,3前臼歯の口蓋側に腫瘤が認められた

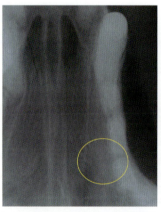

b：X線検査（口内法）では顎骨や口蓋骨に異常はみられなかった。○印は腫瘍のある部分

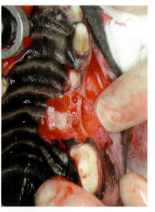

c：切除生検で線維肉腫と判明。顎骨の一部とともに摘出手術を行い，第2,3前臼歯を抜歯した

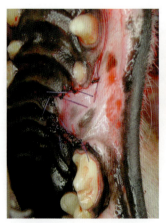

d：作成したフラップ（粘膜弁）を覆いかぶせて縫合し，手術を終了した

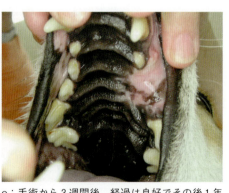

e：手術から3週間後。経過は良好でその後1年が経過したが，その後も定期的に観察することが必要である

図7-6　口腔内腫瘍の症例。11歳齢，雑種，去勢雄

上皮癌，線維肉腫，悪性黒色腫などが代表的である。肉眼所見（図7-6a）では良性か悪性かは判断がつかないので，肉眼所見のほか，X線検査（図7-6b），生検（針吸引，塗抹標本，病理組織学的検査〈図7-6c〉）などを行い鑑別診断する。一般に，扁平上皮癌は下顎吻側部歯肉や口腔軟部組織から発生することが多く，猫では舌や舌根部に発生することが多い。また局所浸潤性が高い。線維肉腫の好発部位は上顎・下顎の歯肉，口蓋で，遠隔転移をおこしにくいが，局所の浸潤は強く，再発しやすい性質をもつ。悪性黒色腫の好発部位は頬粘膜，口唇，歯肉で，浸潤性も転移性も高い。治療は外科療法（図7-6d, e），放射線療法，化学療法などがあり腫瘍の種類や発生部位・状態により治療法を決定する。いずれにしても早期発見・早期治療が術後の経過に大きく影響するため，日常での口腔内検査が重要である。

● 歯肉口内炎

口腔後部（尾側）の粘膜を中心に発赤，腫脹，潰瘍，増殖病変などがおこり，激しいいたみを伴う疾患である（図7-7）。

原因は確定していないが，口腔内細菌や細菌のだす毒素に過剰に反応しておこるのではないかと推察されている。最近ではウイルスや細菌の関与も推察されているが確定されていない。治療として口腔内の清掃や，抗菌薬，抗炎症剤などさまざまな内科療法が試みられるが，完治しないことが多い。現在，全臼歯抜歯もしくは全顎抜歯が最も効果的で，完治を望める可能性のある治療法とされている（図7-7b）。

猫の歯肉口内炎は難治性口内炎，リンパ球性プラズマ細胞性歯肉口内炎，口峡炎などとよばれていたが，最近では口腔後部（尾側）口内炎と表現されるようになった。

● 口蓋裂

口蓋裂の分類には，臨床的に口唇裂，口蓋裂，軟口蓋列などがあり，これらが複雑に合併して発症する場合がある。

口蓋裂は先天的な原因で発生する病気（口蓋の奇形）で，口蓋や口唇に穴が開いたり，切れこみができるなどの異常がみられる疾患である（図7-8）。

口蓋裂には，切歯乳頭（切歯孔，切歯管）より前方の切歯部，口唇部に現れる一次口蓋裂（口唇裂）と，切歯乳頭から後方に現れる二次口蓋裂（口蓋裂，軟口蓋裂）があり，後者の方が症状が重度である。

口唇裂をおこしていれば生まれてすぐに異常に気づくが，口蓋裂の場合はミルクが鼻からでてしまったり，離乳期になって食事がとれなかったりなど，成長が悪いことで発見されることが多い（図7-8a）。いずれにしても生後すぐに口腔内の検査を行えば発見できる。

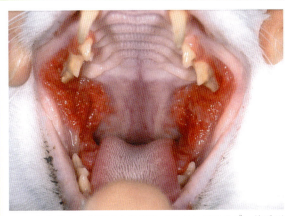
a：いたみのため食事を十分に食べることができず，体重が減少していた。口角はよごれており，口を触られることを極端に嫌がるなどの症状がみられた

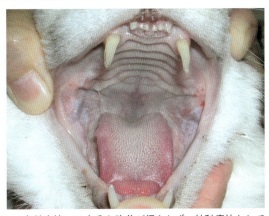
b：内科療法では十分な改善が得られず，外科療法として全臼歯抜歯を行った。その後少しずつ改善がみられ，手術後約1年で内科療法の必要性はほとんどなくなった

図7-7 重度の歯肉口内炎の症例。9歳齢，日本猫

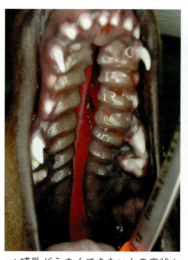 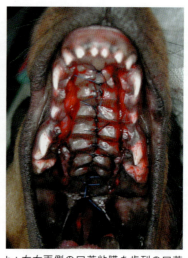 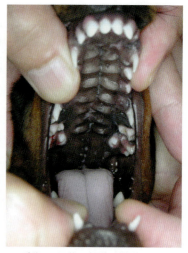

a：哺乳がうまくできないとの症状から，生後早期に口蓋裂が発見された。生後3カ月まで成長を待ち，手術を行った

b：左右両側の口蓋粘膜を歯列の口蓋側で切開して口蓋フラップ（弁）を作成し，口蓋裂を閉じるように縫合した

c：手術40日後。経過は順調である

図7-8　重度口蓋裂の症例。3カ月齢，ダックスフンド，雌

手術が可能な症例では，生後数カ月まで看護しながら成長を待ち，麻酔や手術に耐えられるような状態になってから手術を行うのが一般的である。また，口蓋裂は先天的な病気なので，複合的な先天的疾患がほかにないかどうかを，注意深く観察しなければならない。

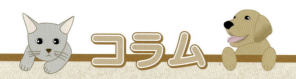

虫歯

　虫歯は齲蝕ともいい，原因となる口腔内細菌（最も重要な菌としてストレプトコッカス・ミュータンスがある）が産生する有機酸によって歯質の崩壊をおこす疾患である。犬での発生率は0.7〜5.4％と少ない。人にくらべ発生率が低いことは，歯の形態，食事，唾液のpHの違いなどが関係していると推察されている。犬での好発部位は上顎第1後臼歯なので，発見が遅れやすい難点がある。早期に発見すると保存治療が可能であるが，進行してから発見した場合は抜歯しなければならないことが多い。

食事と歯石の関係

　犬も猫も，ドライフードを主食にしている場合で歯石の付着率が最も低い。逆に，缶詰や水分量が多いなどのやわらかいタイプの食事を与えていると歯石の付着率が高い。現在は歯石が付着しにくいドライフードも市販されている。歯石は，年齢とともに付着程度が増加することが知られている。

プラークコントロールと歯周病の予防

　歯垢（プラーク）を除去するとともに，沈着と形成を予防することをプラークコントロールといい，口腔衛生を行う上での最も大切な考えかたとなっている。歯石は歯垢が石灰化したものなので，歯石が沈着しないようブラッシングなどでプラークコントロールを確実に行う必要がある。歯ブラシによる機械的なブラッシングが一番効果的であり，そのほかいろいろな口腔内ケアグッズがプラークコントロールに役立っている。

　歯みがきで歯面をきれいにしても数時間で蛋白の膜ペリクルが歯面に形成され，3〜24時間以内に歯垢が沈着する。歯垢は放置すると数日で石灰化がはじまり次第に歯石となることが知られている。週3回の歯みがきで歯垢の沈着を防ぐことができるとの報告もみられるが，確実にプラークコントロールができた場合であり，一般には毎日の歯みがきが推奨されている。

　また，歯周病の原因は歯垢中に含まれる細菌とされていることから，歯垢や歯石の除去を行った後，プラークコントロールを行うことが，一番の歯周病の予防法となる。

第1章-7-1
―上部消化器系（歯）―

しくみとはたらき

● 歯

歯の構造は，外見的には口腔内にみえている歯冠と顎骨内にある歯根とその境目になる歯頸部からなる（図7-9）。内部の構造としては，歯冠の表面から内部に向けてエナメル質，象牙質，歯髄，歯根の表面からセメント質，象牙質，歯髄となっている。歯根の先端部分を根尖といい，犬や猫では根尖三角（アピカルデルタ）を形成し，数多くの小さな穴が開いている。そこから血管や神経が歯髄に向けて入りこんでいる。また，歯と歯槽骨の間には歯根膜腔というすき間があり，歯周靭帯が歯と歯槽骨を結びつけている。

エナメル質は歯冠をおおっており，体内で最も硬い組織である。内部の象牙質や歯髄を保護し，知覚はない。エナメル質は顎骨内で歯が萌出するまでに形成されるため，萌出した後，破折しても修復力はない。

> 🐾 犬・猫とウサギの歯の違い
> 犬や猫の歯は有根歯といって歯冠が萌出した後，歯根が次第にのびて根尖は閉鎖し歯根を形成する。永久歯はぬけたら生え替わることはない。これに対して，ウサギの歯は常生歯（無根歯）といって，歯根の根尖が大きく開いたままで歯は一生のび続ける。歯冠の形態は食物を噛むときに咬合し，歯が摩耗することで正常な歯冠や歯列を保っている。

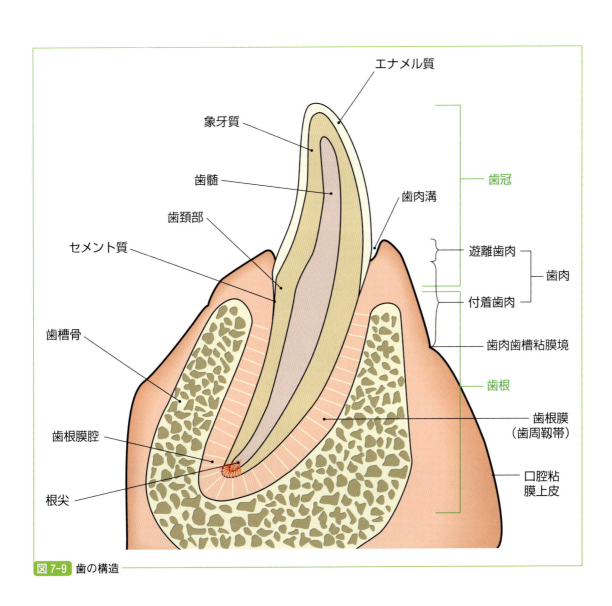

図7-9 歯の構造

象牙質は歯髄をおおう組織である。象牙細管をもち，象牙質の内壁（歯髄腔）に存在する象牙芽細胞からのびる突起が分布している。これは象牙質の損傷に対していたみを感じ，歯髄腔側に新しい象牙質をつくる修復機能をそなえる。また，年齢とともに象牙質が形成され，歯髄腔は次第にせまくなる。

歯髄は血管や神経，リンパ管を含む組織である。

セメント質は歯根の象牙質をおおう組織で，歯根膜腔に面している。歯を歯槽骨にとどめる歯周靱帯が入りこむ。加齢や歯周病の刺激で厚みを増す。

歯根膜腔は歯槽骨と歯根とのすき間のことで，コラーゲンの線維で歯周靱帯を形成し，一方は歯槽骨に，もう一方はセメント質に入りこむ。ショックアブソーバーとしても機能する。加齢とともにすき間はせまくなる。

それぞれの歯のもつ機能としては，切歯はものをつかんだり（捕捉），かじったりする。犬歯はものを捕捉したり，引き裂いたりする。前臼歯はものを切断したり捕捉したりする。後臼歯はものをすりつぶすなどである。とくに犬や猫では上顎第4前臼歯と下顎第1後臼歯をあわせて裂肉歯とよぶ（食肉類のみがもつ）。裂肉歯はものを切り裂くための強い剪断力をもっており，食物を飲みこむ大きさに剪断するための大きな役目を果たしている。歯の形態からみて，ものをすりつぶす機能は，犬では後臼歯の部分でごくわずかしかなく，猫ではまったくみられない。

● 歯の構成

犬や猫の歯は切歯（第1〜3），犬歯，前臼歯（犬：第1〜4），後臼歯（犬：第1〜3）から構成されており，トライアダンのナンバーリングシステムで表示すると便利である（図7-10, 11）。犬も猫も右上顎が100番台，左上顎が200番台，左下顎が300番台，右下顎が400番台で，それぞれ第1切歯から1, 2, 3……と順番に数値化されている。ただし，猫では解剖学的に欠如している前臼歯があり，番号が飛んでいるので注意が必要である。

犬も猫も上下顎の歯は歯冠がとがった形態をしており，おもにはさみ状の咬合をしているのが特徴である。下顎犬歯が上顎の第3切歯と犬歯の間に咬合し，前臼歯は上顎と下顎が互い違いに咬合する。図7-12, 13では，上顎第4前臼歯（108）と下顎第1後臼歯（409）が鋏状咬合になっていることがよくわかる。犬では後臼歯の一部が咬合面をもっているが，猫ではまったくみられない。

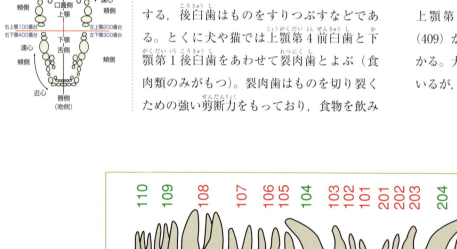

口腔内の方向の表示法

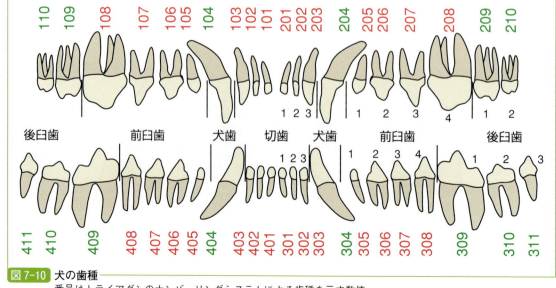

図7-10 犬の歯種
番号はトライアダンのナンバーリングシステムによる歯種を示す数値

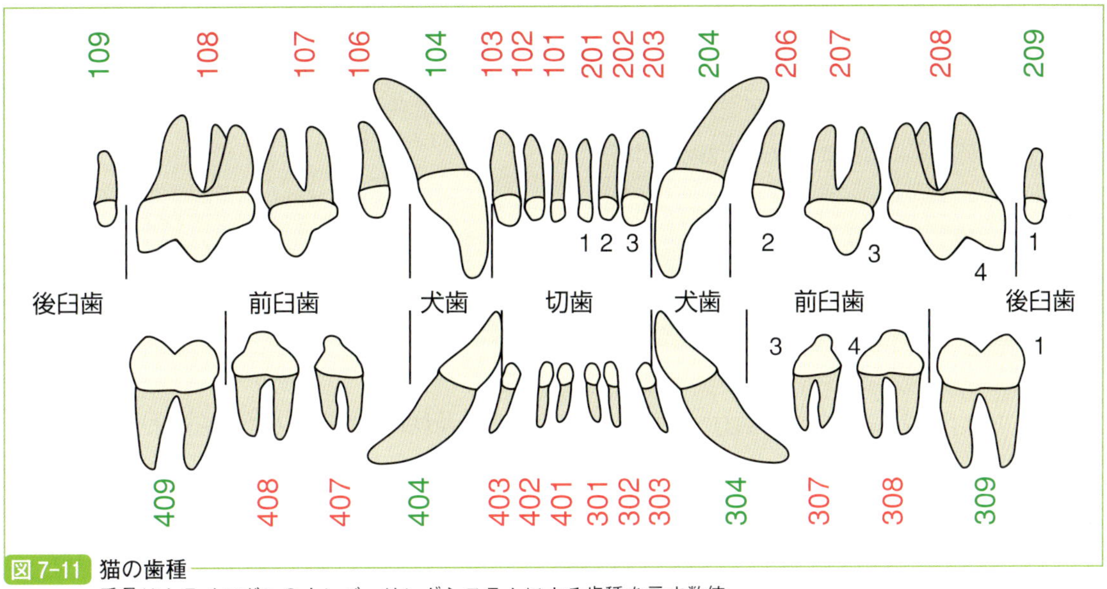

上部消化器系

図7-11 猫の歯種
番号はトライアダンのナンバーリングシステムによる歯種を示す数値

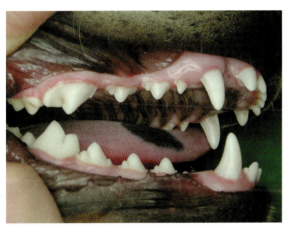

図7-12 犬の歯の咬合（口を少し開いたところ）

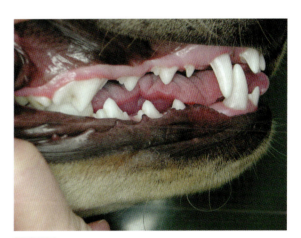

図7-13 犬の歯の咬合（口を閉じたところ）

● 乳犬歯と永久犬歯の交換時期

　切歯と臼歯における乳歯と永久歯の交換は，永久歯が乳歯の真下あるいはやや舌側に萌出するため，永久歯の萌出に伴い乳歯の歯根が吸収され，乳歯と永久歯がならんで萌出することはほとんどないのが普通である。しかし，犬歯では萌出の様式が異なり，下顎の永久犬歯は乳犬歯の内側（舌側）に萌出をはじめ，乳犬歯の脱落とともに，乳犬歯のあった外側（頬側）の場所に移動しながら萌出する。上顎では乳犬歯の前方（近心）に萌出をはじめ，乳犬歯の脱落とともに後方（遠心）の乳犬歯があった場所に移動しながら萌出する（図7-14）。したがって，乳犬歯の脱落がおこらないと永久犬歯の萌出方向に異常を来し，不正咬合の原因となる。晩期残存している乳歯（脱落する時期になっても脱落しない乳歯）は早期に発見して抜歯すべきである。

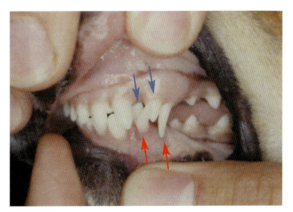

図7-14 左上下顎の乳犬歯（赤矢印）と永久犬歯（青矢印）

切歯と臼歯の乳歯は，永久歯が萌出しはじめると数日以内に乳歯が脱落するのが普通であり，それ以上は晩期残存（乳歯遺残）の可能性がある。犬歯では永久犬歯の萌出がはじまってから，下顎では1～2週間，上顎が2～3週間以上乳犬歯が残存すると，晩期残存（乳歯遺残）の可能性がある。

おもな検査

　口腔内の検査に必要な項目について，前項に臨床的に行う検査，細菌検査，病理組織学的検査，CT検査について示した（p.97）。ここではその他の検査として，歯の検査，歯周病評価のための検査，歯科X線検査について説明する。

●歯の検査

　歯の検査では1）歯数の検査，2）歯・歯冠の形態の検査，3）歯列の検査を行う。まず歯数の検査は欠歯，過剰歯，乳歯の晩期残存（乳歯遺残），埋伏歯がないかなどについて観察する。正常な歯数とくらべるため，図7-10，11に示した模式図を参考にするとわかりやすい。次に歯冠の形態の検査は，破折，歯質の欠損などがないかどうか，破折や欠損があれば露髄の有無，また歯冠の色の変化を観察する。もしも歯冠の変色がみられたら歯髄の疾患があることを意味している。最後に歯列の検査は，歯の転位，捻転，傾斜，叢生，不正咬合などをみる。不正咬合を大きく分けると，顎の長さは正常で歯列の中のいくつかの歯の不正咬合がみられる場合と，顎の長さの異常による不正咬合とに分類され，不正咬合のため歯や粘膜に損傷を起こす場合は治療が必要である。顎の長さの異常でおこる骨格性の不正咬合の分類は図7-15に示すように分類される。歯の検査はデンタルミラー，エキスプローラ，歯周プローブなどの器具を使用して行い，場合によっては麻酔下で行う必要がある。

●歯周病評価のための検査法

　歯周病評価のための検査には，1）歯垢（プラーク）指数（PI），2）歯石指数（CI），3）歯肉歯数（GI），4）歯の動揺度（Mo），

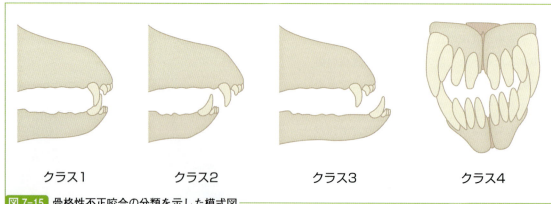

図7-15　骨格性不正咬合の分類を示した模式図
　　　　顎の長さを中心とした不正咬合の分類は骨格誠の異常とされ，次の5つに分類される
　　　　0：咬合は正常
　　　　1：顎の長さの異常はないが，歯列の中の数歯に不正咬合がみられる場合
　　　　2：上顎が下顎より相対的に長い場合（上顎が長い，または下顎が短い）。俗にオーバーショットといわれるもの
　　　　3：下顎が上顎よりも相対的に長い場合（上顎が短い，または下顎が長い）。俗にアンダーショットといわれるもの
　　　　4：歯列の左右でゆがみがある場合

5）根分岐部病変（FL），6）歯周ポケットの深さ，7）歯瘻（内歯瘻，外歯瘻）などがある。次にそれぞれについて説明し代表的なものは模式図を示した。ただし，これらの分類はひとつの方法を示したもので，ほかの分類法も報告されている。動揺度，根分岐部病変，歯周ポケットの深さ測定の検査などでは麻酔下で行うことが多い。

歯垢（プラーク）指数（PI）

歯垢の沈着程度をしらべるもので歯の表面についた歯垢の量で，次のように分類される。

0：歯冠部に歯垢の沈着がみられない。
1：歯冠表面にわずかな歯垢の沈着がみられる。
2：歯冠表面がやや黄色みを帯びている。
3：歯冠表面に肉眼でわかるほど厚く歯垢が沈着している。

歯石指数（CI）

歯の表面に沈着している歯石の量を示したもので，図7-16のように分類される。また，分類を模式図に示した（図7-16）。

歯肉指数（GI）

歯肉の炎症の程度を示すもので，次のように分類される。歯肉炎がみられる場合は初期の歯周病ということになる。

0：炎症がなく健康なピンク色の歯肉である。
1：歯肉がやや赤く腫れている。
2：プローブを挿入すると出血する。
3：自然に出血する。

歯の動揺度（Mo）

歯の動揺度を示したもので，図7-17のように分類される。また，分類を模式図に示した（図7-17）。

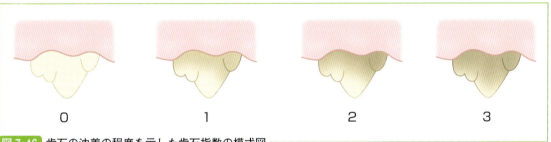

図 7-16 歯石の沈着の程度を示した歯石指数の模式図
　0：歯冠部に歯石の沈着がみられない
　1：歯冠表面の1/3以内の沈着がみられる
　2：歯冠表面の1/3〜2/3程度の歯石の沈着がみられる
　3：歯冠表面の2/3以上に歯石が沈着している

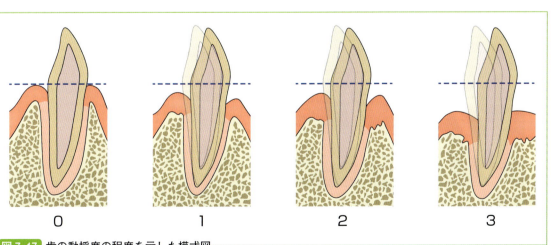

図 7-17 歯の動揺度の程度を示した模式図
　0：動揺が認められない
　1：歯を強く押すと1mm程度ぐらつく
　2：歯を押すと2mm程度動く
　3：歯を軽く押すか触るだけでも3mm程度動く

根分岐部病変（FI）

多根歯の歯根の分岐部の歯槽骨の吸収程度を示したもので図7-18のように分類される。また，分類を模式図に示した（図7-18）。

歯周ポケットの深さ

歯肉溝や歯周ポケットの深さを測る検査で，歯周病により歯槽骨が吸収し歯と歯肉の付着がはがれると歯周ポケットを形成するようになる。歯周病の程度が進行するほど歯周ポケットが深くなることから，ポケット底までの深さを測ることで歯周病の程度が推察できる大切な検査項目である。分類を模式図に示した（図7-19）。

歯瘻（内歯瘻，外歯瘻）の検査

口腔内検査の時，外貌の検査時に顔面や顎の皮膚に傷ができていないか，また口腔粘膜の検査時に歯肉や口腔粘膜に傷ができていないかをしらべる。排膿箇所や傷がみられる場合はほかの検査や歯科X線検査を行い根尖周囲病巣がないか確認が必要となる。

● X線検査

歯の治療を行うには病気の程度や進行度，歯槽骨との関係も把握しなければならないのでX線検査が不可欠である。歯のX線検査は通常のX線装置やカセッテを使用して撮影する方法と，歯科用X線装置で撮影する

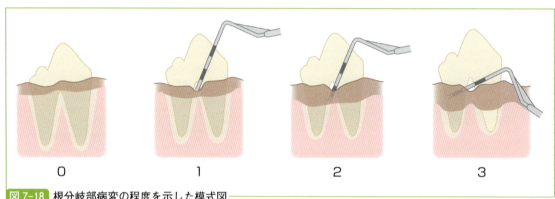

図7-18 根分岐部病変の程度を示した模式図
0：プローブの先が根分岐部に入らない
1：プローブの先が根分岐部に入る
2：プローブの先が根分岐部に深く入る
3：プローブの先が根分岐部を貫く

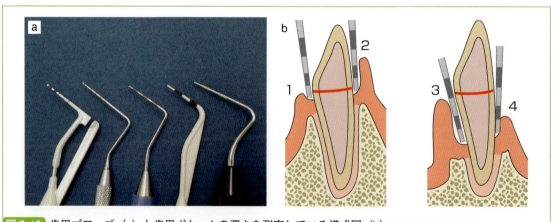

図7-19 歯周プローブ（a）と歯周ポケットの深さを測定している模式図（b）
いろいろな歯周プローブ（a）があるが，動物では目盛りが3 mmになっている右から2つの歯周プローブが使いやすい。bは歯周プローブを歯肉溝に挿入し，歯肉溝や歯周ポケットの深さを測定しているところ。1．正常な歯肉溝，2．歯肉炎の状態で歯肉の腫れのためにポケットが深くなっているが，歯周炎とは異なるので仮性ポケットという。3．歯周ポケットが深くなった状態（歯肉炎から歯周炎になった状態）。4．歯周ポケットは深くないが，歯根の露出がみられるので，歯頸部から歯肉までの距離と歯周ポケットの距離をプラスした値がアタッチメントレベル（歯頸部から歯肉が歯根についている部分までの距離のこと）として評価され，数値が大きいほど歯周病（歯肉炎と歯周炎）が重度であることを示す。赤のラインは歯頸部を示す

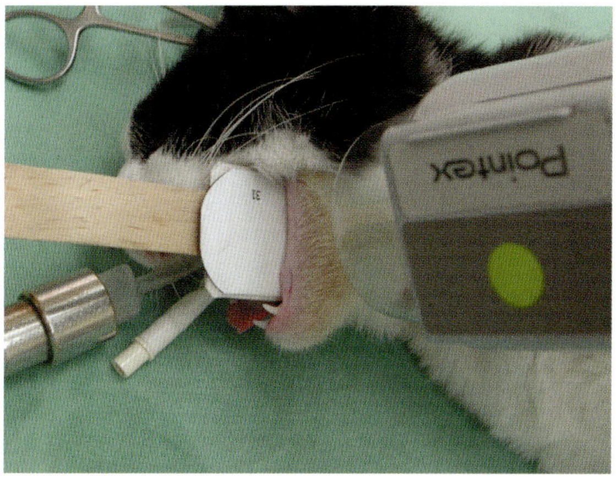

上部消化器系

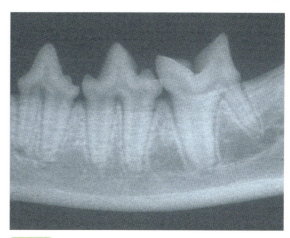

図 7-20 口内法（平行法）で猫の左下顎臼歯を撮影しているところ

図 7-21 口内法（平行法）の撮影で得られた X 線画像

方法とがある。撮影法にはフィルムを口の中に入れて撮影する口内法と口の外に置いて撮影する口外法がある。図 7-20, 21 は標準型の歯科用フィルムを口腔内に設置し撮影する方法で，口内法のうち平行法で撮影したものである。平行法はフィルムと歯の軸が平行になるので，最も鮮明な画像を得ることができる。この方法では，下顎臼歯部分しか応用できないため，そのほかの部分は二等分（面）法という特殊な方法で撮影する（図 7-22）。

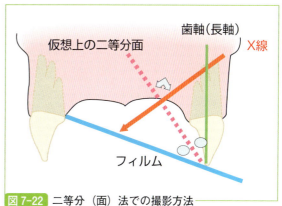

図 7-22 二等分（面）法での撮影方法
口腔内にフィルムを挿入し，フィルムと撮影する歯の歯軸でできる角度を二等分する仮想上の面に対して，垂直に X 線を照射して撮影する方法。フィルムと歯が離れていても，等長の画像として描写することができる

代表的な疾患

口腔内の疾患には咽頭，喉頭，舌，口腔粘膜，唾液腺，歯に関係するいろいろな疾患があるが，ここでは歯の周囲におこる疾患をいくつか紹介する。歯の病気は，飼い主が動物の行動上の異常から気づく場合もあるが，診察で来院されたときに，動物看護師や獣医師が気づくことが多い。犬や猫に触れる際に，口の中もみることで病気を発見できることがある。

以下に紹介する症例は，外からみても疾患の有無はわからないものの，食事の食べかたの異常や口腔内検査で発見された症例，また外からみただけで歯の疾患が疑われた症例である。

●乳歯の晩期残存（乳歯遺残）に伴う不正咬合

乳歯残存とは永久歯と乳歯の交換の時期を過ぎても乳歯がなお歯列の中に留まっている状態のことをいう（図 7-23）。

乳歯残存に対する永久歯の不正咬合（咬合異常）の治療は，発見の時期や程度によって治療法が異なる。最も発生頻度の多い犬歯に限ってみると，永久犬歯の萌出初期に発見される乳犬歯の残存の場合は，残存乳犬歯の抜歯を行い，永久犬歯の萌出途中で発見された場合は，乳犬歯の抜歯とともに永久犬歯の外科的矯正（ただし，永久犬歯の歯根が未完成の時期に限る）を行う。永久犬歯の萌出が終

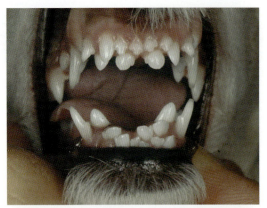

a：乳切歯や乳犬歯の残存と，永久歯の萌出位置の異常がみられた症例。永久歯の萌出方向の異常を防ぐには，早期に対処する必要がある

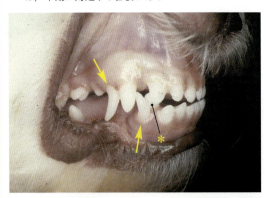

b：乳犬歯の晩期残存（矢印）により，不正咬合（下顎犬歯の舌側転位：＊）をおこした症例。乳犬歯の抜歯のみで咬合の正常化が期待できない場合は，永久犬歯の外科的矯正も行う

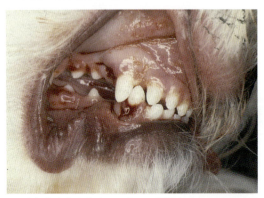

c：残存乳犬歯を抜歯した後，下顎永久犬歯の外科的矯正を行った症例。ただしこの処置は，永久歯が萌出を完了する前までに実施する

図 7-23 乳歯の晩期残存（乳歯遺残）の症例

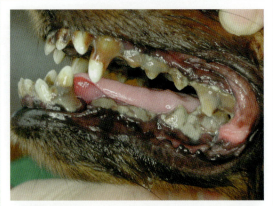

a：口臭がひどく，ときどき出血するとのこと。重度に歯石が沈着し，歯冠がみえない。著しいいたみを伴っていた

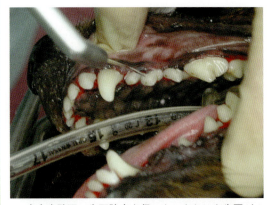

b：全身麻酔下で歯石除去を行った。きれいな歯冠がみえる。歯周ポケットが深く動揺のある歯は抜歯し，ルートプレーニング，歯冠の研磨，術後は歯みがき指導を行った

図 7-24 重度の歯周病の症例。7歳齢，ミニチュア・ダックスフンド，雄

●歯周病

歯周病は，歯と歯肉の間の歯肉溝周囲からはじまる炎症である（図 7-24）。

歯垢中の細菌が原因となり，歯周組織における細菌感染とこれを防御する宿主の免疫反応が複雑に絡みあった結果おこるものである。初期には歯肉炎をおこし，歯肉の腫れや触ると出血がみられるが，この時期では治療により，もとの状態に回復可能である。しかし，放置してさらに炎症がひどくなり，歯肉溝の破壊がおこり歯周ポケットが形成されるようになると，炎症はさらに深い部分まで進行し，歯槽骨の破壊もおこるようになる。この時期に異常が発見された場合，それ以上の進行を食い止めることはできるが，破壊された歯周組織をもとの状態に戻すことはできない。したがって，少しでも早く発見して治療

わっている時期に発見され不正咬合がおこっている場合は，永久犬歯の歯冠短縮術（ほかの歯や軟部組織に接触しないように，歯冠を切断し短くする処置を行うこと）や矯正（矯正装置を装着し，時間をかけて少しずつ歯を移動させて咬合異常の治療をすること）などの方法で不正咬合に対する治療を行う。

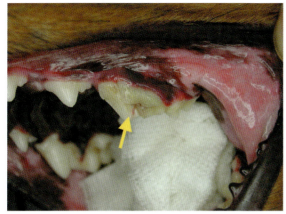
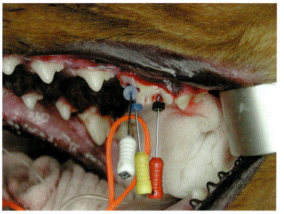
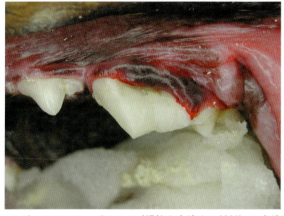
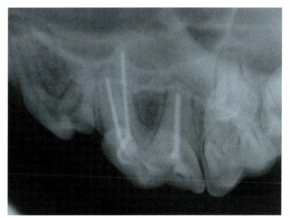

a：左上顎第4前臼歯を破折してから18日後。感染をおこした歯髄の除去後，根管充填剤を充填し修復した

b：根管をきれいにするための穴を歯冠に開け，ファイル（サイズを太いものに替えながら根管を清掃拡大する器具）を用いて根管を拡大形成した

c：ガッタパーチャポイント（根管を充填する材料）で充填用セメントなどとともにすき間を充填し，グラスアイオノマーセメントでおおいをした。最後にコンポジットレジンで歯冠を修復した。このあと段差がないように研磨する

d：手術終了後のX線検査で，根管充填剤が歯根の先まで充填されていることを確認した

図7-25　破折の症例。2歳3カ月齢，ミニチュア・ダックスフンド，避妊雌

することが大切である。歯石は歯周病の直接の原因ではないが，歯垢が付着しやすくなるなど歯周病を助長する大きな因子になる。歯垢や歯石の付着をさせないことが歯周病の予防となり，歯石が付着している場合には除去（図7-24b）を行うことが歯周病の治療・進行防止に必要である。

●破折

破折とはなんらかの原因で歯が割れたり折れてしまった状態のことである（図7-25）。

破折の治療として，一般に露髄（歯髄が外界にみえている状態）していない場合はコンポジットレジンなどの修復材を用いて歯冠修復を行う（図7-25c）。露髄している，つまり歯髄が外界にみえてしまっている場合は年齢や受傷してからの時間の経過により，断髄法（露髄した部分の一部歯髄を切断し，断面の歯髄保護を行い修復する方法）や抜髄法（歯髄をとりのぞき，根管充填剤を充填して修復する方法）で修復する。断髄法の適応は，状況により異なるが一般に1〜2歳齢までの若い動物で，破折後1〜2日以内，かつ手術後に定期的な検査ができるという厳しい条件を満たす場合である。それ以外の症例では抜髄法が選択されることが多い。これらの修復が不可能な場合は抜歯が適応となる。歯の治療を行った場合は，それで終わりということではなく治療した歯がある限り定期的な観察や診療が必要である。

●歯瘻

歯瘻（図7-26）とは歯の根尖部（歯根の先端の部分）にできた根尖周囲病巣（物理的損傷，破折，齲蝕（虫歯），歯周病が原因でおこる）から口腔粘膜や皮膚に交通路（とおり道）が形成され，分泌物が出る状態のことをいう。

この交通路が顔面などの口腔外の皮膚に形成された場合を外歯瘻（図7-26a）といい，体の外からみて歯の病気が推定できる代表的な病気である。また，口腔内の粘膜や歯肉に開口部ができた場合を内歯瘻（図7-26a）という。病巣から皮膚や粘膜の表面の開口部までを瘻管，開口部を瘻孔という。

治療は原因となる歯の治療を行うことが大切で，歯内療法により歯を保存する場合と抜歯しなければならない場合とがある。傷口の対症治療だけでは通常は完治しない。犬では上顎第4前臼歯の根尖病巣から顔面の眼の下あたりの皮膚に症状がでることが多い（図7-26b）。歯が原因の病気であることに気づかないまま，症状は数カ月でも，数年でも続く場合がある。

●歯頸部吸収病巣

破歯細胞が歯質を吸収する状態のことである。破歯細胞性吸収病巣ともよばれていたが，最近はただ単に吸収病巣とよばれる（図7-27）。

この疾患は，猫に高頻度にみられる原因不明の歯科疾患である（犬にもみられるが，発生頻度は猫にくらべてきわめて少ない）。4歳以上の猫の50〜70％での発生がみられるとの報告もある。

はじめは歯頸部付近から吸収がおこり，次第に象牙質まで吸収が進行し，歯根や歯冠部の象牙質に吸収が拡大する。歯肉下で病気がはじまるため，発見が遅れる要因になっている。吸収された部分は歯冠部では肉芽組織でおおわれ，歯根部では多くの場合が顎骨に改造（つくりなおすこと）される。歯根が広範囲に吸収されると歯冠が脱落する。吸収がはじまるといたみを生じるが，注意深く観察しないと見逃すことが多い。

治療は発見されたときの症状によって異なり，初期のものでは欠損部の修復処置を行う

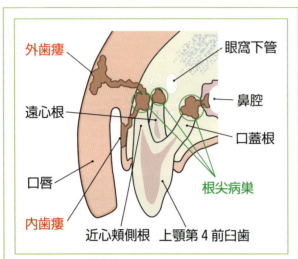

a：歯瘻を示した模式図
右上顎第4前臼歯の部位を前方からみたところで，根尖周囲病巣からいろいろな部位に外歯瘻や内歯瘻ができる様子を示している

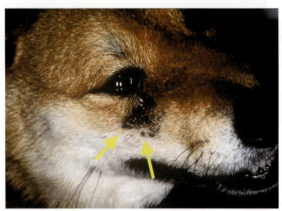

b：1年前に，他院にて第4前臼歯の根尖病巣による眼窩下膿瘍と診断された。飼い主は抜歯を望まず，定期的に内科療法を続けていたが，排膿（矢印）が続くとのことで来院

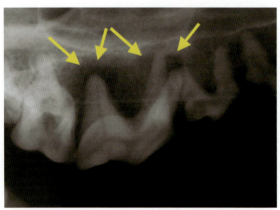

c：X線検査の結果，第4前臼歯の歯根の先端部周囲に歯槽骨の吸収がみられ，根尖周囲病巣（矢印）が明らかであった。糖尿病の治療中であったため，治療として抜歯を実施。皮膚症状は術後約4日で軽快し8日で完治した

図7-26 外歯瘻（眼窩下膿瘍）の症例。5歳齢，雑種犬

ことがあるが，進行したものの場合は，抜歯や歯冠切除を行う。治療を行っても再発することがあるので，修復は犬歯などの最後まで残したい歯に限ることが多い。治療にあたっては，X線検査で歯根の評価を行う必要がある。タイプ1とタイプ2があり治療法が異なる。

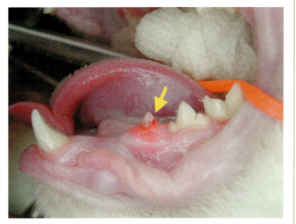

a：歯の周りが赤いとのことで来院。口腔内検査で左下顎第3前臼歯の歯冠の形態異常と，歯肉の発赤腫脹がみられ（矢印），打診で著明ないたみがあった

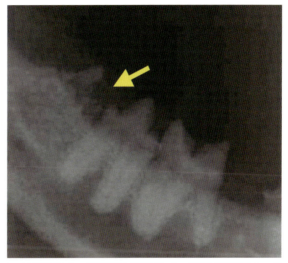

b：X線検査で，歯質の吸収が著しく，歯根は明確でないことから病巣がかなり進行していることがわかる。歯冠の一部は肉芽組織に置換していると考えられる（矢印）

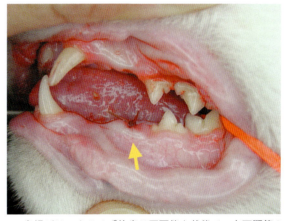

c：歯根がはっきりせず抜歯は不可能な状態で，左下顎第3前臼歯の歯冠と歯根と思われる部分を切除し，歯肉を縫合した（矢印）

図7-27 歯頸部吸収病巣の症例。10歳齢，日本猫

動物看護師のおしごと

　口腔内の疾患は，動物をただ漫然とみているだけでは気づかないことが多い。注意深く動物の外貌や食事中のしぐさ，さらには口の中を観察することで，隠れた口腔内疾患を発見することができる。このような観点で，動物看護師の観察力は口腔内疾患の診断や経過観察の把握に，大変重要な意義を示すことになる。また，動物看護師は飼い主へ口腔内衛生の指導を行ったり，治療に際して基本的な歯科処置用の器具の準備ができることが望ましい。

　日本とは違い海外では，獣医歯科の専門医制度が確立している国があり，専門医が診察する病院の動物看護師は関連する解剖，生理，X線検査法，各疾患の原因や症状，治療法，また歯冠修復，断髄法，抜髄法，抜歯術などに関する知識を勉強している。より専門的な知識を身につけるためには，機会をみつけて積極的に勉強する必要がある。

■歯周疾患のチェックポイント

- 食事中の様子：途中で食事をやめたり，いたがったりしていないか
- 歯石，口臭：歯石の沈着や口臭の程度を観察する
- 歯並び：咬合異常の有無はないか　＊p.102 図 7-10，p.103 図 7-11 を参照
- 残存乳歯：永久歯の萌出時に，スムーズな交換がおこっているか。残存乳歯の有無　＊p.103「乳犬歯と永久犬歯の交換時期」の項を参照
- 歯の形：捻転，破折などの異常の有無
- 口腔粘膜：発赤，腫脹，潰瘍，肉芽増生，腫瘍などの異常の有無

■歯みがきの指導

　いきなり歯みがきといっても，なかなか急にはできないことが多い。いろいろ工夫された手法があるが，ここではその1例を示す。

　歯みがきの習慣はなるべく早い時期からはじめるのが望ましく，また，少しずつ慣れさせていくことが大切である。

1) 吻部（鼻のあたり）をつかんで軽く口の中を触る練習をする
2) 口角から指を入れ，臼歯部を触ってみる
3) 指にガーゼを巻き，歯と歯肉をなでる（第3章-2 p.250参照）
4) 歯磨剤をガーゼにつけ，歯と歯肉をなでる
5) やわらかい歯ブラシに歯磨剤をつけ，軽くブラッシングしてみる（上顎犬歯と臼歯）
6) 上顎頬側面（歯の外側の面）でブラッシングがうまくできたら，切歯部をみがいてみる
7) 頬側面ができたら，口を開けて舌側面（歯の内側の面）をブラッシングする
8) 動物が抵抗するなど，5)〜7)のステップがうまく進められない場合でも，焦らずに，まずは上顎の犬歯と第4前臼歯を優先し少しずつ慣らしていくことが重要である

■歯周病治療に必要な基本的な器具（図 7-28〜30）

- 歯周プローブ（図 7-28）：歯周ポケットの深さを測る器具
- エキスプローラー（歯科用探針，図 7-28）：歯冠の異常をしらべる器具
- デンタルミラー（図 7-28）：歯の裏側をみるために口の中に入れる小さな鏡
- 超音波スケーラー（図 7-29）：歯石除去を効率的に行う器械
- デンタルユニット（図 7-29）：歯石除去や歯の治療などを行うための器具を装備した器械
- スケーラー（図 7-30）：歯肉縁上にある歯石除去を行う器具
- キュレット（図 7-30）：おもに歯肉縁下にかくれている深い部分の歯石やよごれを除去する器具
- 歯科用フィルム：歯など口腔内のX線を撮るためのフィルム
- 抜歯鉗子：歯を抜くための器具（回転，頬舌的作用，牽引作用を利用する）
- エレベーター：歯を抜くための器具（楔・回転・テコ

の作用を利用する)
・ラクゼーター：抜歯のときに歯周靱帯を切断する器具

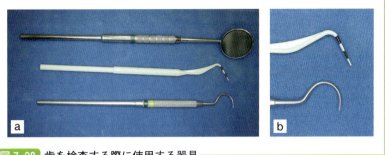

図7-28 歯を検査する際に使用する器具
aは上からデンタルミラー，歯周プローブ，エキスプローラを示している。bは歯周プローブとエキスプローラの先の部位分を拡大したところ。歯周プローブには目盛りが着いており，歯周ポケットの深さを測るのに利用される。写真の歯周プローブには3mmの目盛りがついているが，いろいろな種類のものが市販されている。歯肉溝や歯周ポケットに挿入するので，先端は鈍になっている。エキスプローラは歯冠の検査に用いる器具で先端はとがっている。いろいろな形のものがある

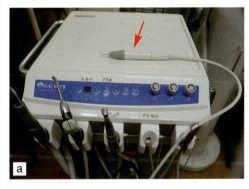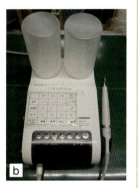

図7-29 超音波スケーラー
歯石除去の作業で最も多く使用する器械である。ハンドピースの中で電気エネルギーを振動に変え，毎秒25,000～40,000回の微振動をチップに伝え超音波振動で歯石を破壊する。デンタルユニットに搭載された超音波スケーラーと超音波スケーラー単体の器械とがある。aはデンタルユニットに搭載された超音波スケーラー（矢印），bは超音波スケーラー（スケーラー以外の機能も有している）。ほかにも多くの種類がある

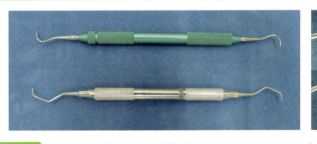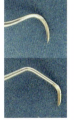

図7-30 用手で歯石除去を行う器具（スケーラーとキュレット）
用手で歯石除去を行う際に使用する代表的な器具で，上がスケーラー，下がキュレット。歯石除去鉗子で大まかな歯石除去を行い，続いて超音波スケーラーでほとんどの歯石除去を行い，それでとれにくい部分はハンドスケーラーやキュレットで歯石除去の作業を行う。スケーラーの先端はとがっており，歯肉よりも上の歯冠に着いた歯肉縁上歯石の除去を行う，キュレットは先端が鈍になっており，歯肉の下に隠れている歯肉縁下歯石の除去やその後のルートプレーニングに使用する。いろいろな形のものがある

第1章-7-2
―下部消化器系（食道，胃，小腸・大腸）―

しくみとはたらき

●食道

食道は咽頭に続いており，胸部では気管支，大動脈弓の背側をとおり，横隔膜（横隔膜食道裂孔）を突き抜けて胃の噴門部とつながっている（図7-31，32）。蠕動運動により食物を胃に運ぶはたらきをもつ。

食道の表面は口で咀嚼した食物が通過することで傷がつかないように，力学的に強い重層扁平上皮で構成されている。粘膜下組織には多数の食道腺があり，粘液を分泌することで食物のとおりをよくするはたらきがある。筋層はほかの消化器官と異なり，上部食道は横紋筋で構成され，下部食道はほかの消化器官と同様に平滑筋で構成される。しかし，犬では食道全域が横紋筋で構成される。猫では下部食道の1/3～1/2が平滑筋で構成される。「喉もと過ぎれば，熱さ忘れる」といわれるように，食道粘膜の感覚はあまり鋭敏ではない。

●胃

胃の入り口は噴門部とよばれ，そこから胃底部，胃体部，幽門部につながり，十二指腸へと続く（図7-33）。

噴門部には括約筋が存在し，普段は胃液や胃に入った消化物が逆流しないために閉じている。食道から食物が流れてくると噴門部は開口し，食物が胃内に入るしくみになっており，胃内に入った食物は胃液により消化される。胃液には塩酸，ペプシノーゲン，粘液などが含まれる。胃体部・胃底部には塩酸と胃内因子を分泌する壁細胞，ペプシノーゲンを分泌する主細胞が存在する。塩酸はpH1～2の強酸性であり，食物に付着する微生物を殺菌する作用がある。ペプシノーゲンは塩酸と反応してペプシンへ分解され，蛋白質の消化作用を示す。ただし，ペプシンは蛋白質を吸収可能な大きさまで分解できないため，その後は膵液のはたらきにより吸収可能な大きさまで蛋白質が分解される。また，強酸性である塩酸およびペプシンから胃粘膜を守るため，濃厚で粘稠性の高い粘液が副細胞（頚粘液細胞）から分泌され，とくに噴門部および幽門部付近で多く分泌されている。ストレスの負荷などにより粘液の分泌が減少すると，胃粘膜を保護できず，胃潰瘍に陥る。

幽門部にはガストリンというホルモンを分泌するG細胞が存在する。ガストリンは塩酸やペプシノーゲンの産出・分泌を促進する。塩酸の産出・分泌を促進させる刺激には「食物のニオイをかいだ刺激」「食物をみた刺激」「食物のことを考えた刺激」「食物を口に入れた刺激」「食物が胃に入った刺激」「食物

> **犬の胃の大きさ**
> 犬の胃は人にくらべると容積が大きい。人の場合は胃と腸の割合が3：7に対して，犬の場合は6：4にもなる。これは肉類の方が野菜類よりも消化される時間が早いからである。つまり，犬は人よりも肉食性が強いことをあらわしている。

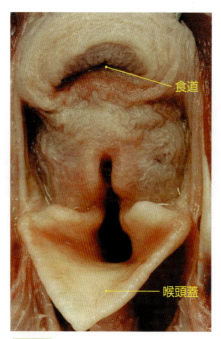

図7-31　食道と喉頭

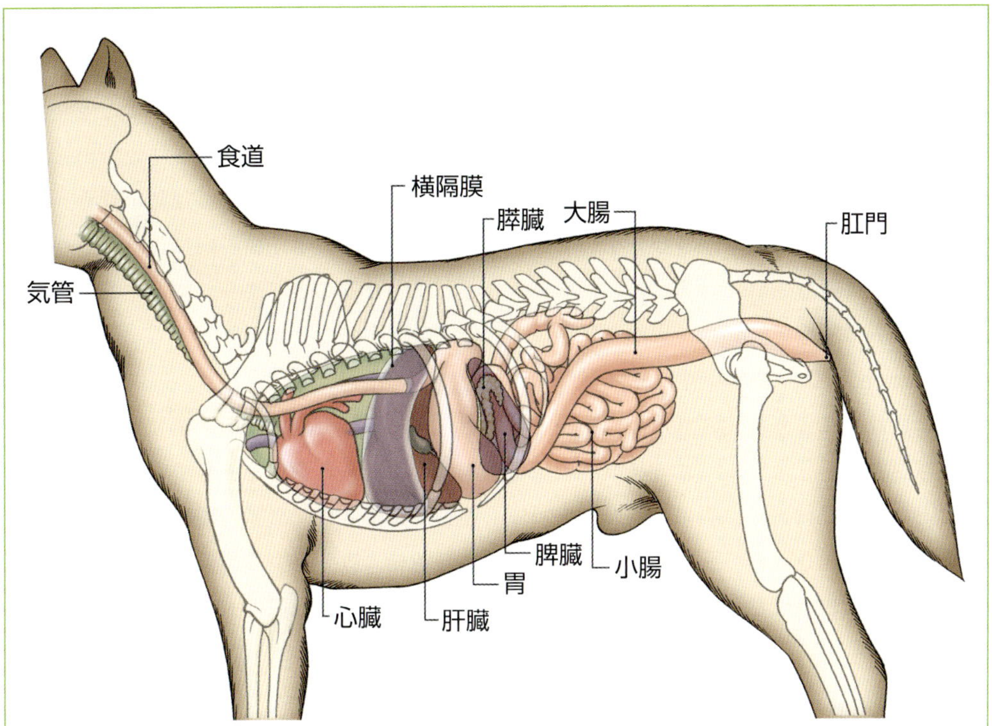

下部消化器系

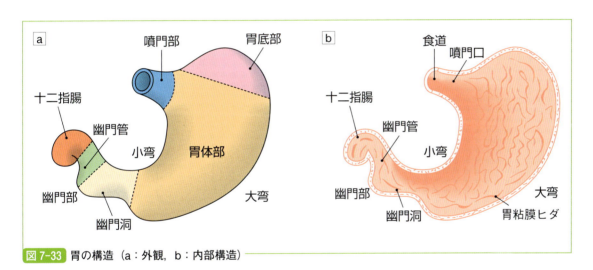

図 7-32 食道から肛門までの全体像

図 7-33 胃の構造（a：外観，b：内部構造）

が十二指腸に入った刺激」などが挙げられる。

●小腸・大腸

　腸は胃幽門部に続く臓器で，十二指腸から肛門までの部分のことをいう（図 7-34）。その構造と機能の面から，大きく大腸と小腸にわけられる。小腸は腹腔の大部分の面積を占め，食物の消化と吸収の多くが行われる。大腸は小腸に続いて存在し，小腸と比較して直径が大きく，水分の吸収・固形の老廃物の排泄が行われる場所である。

　小腸は上部から十二指腸，空腸，回腸にわけられる。十二指腸には膵臓が隣接して存在しており，膵管および副膵管の開口部および胆管の開口部が存在する。十二指腸に続いて空腸，回腸，そして大腸へと続く。腸管の部位による本質的な相違はなく，単に外部からの特定の腸間膜，そのほかの間膜をもとに区別されているだけである。

　小腸の粘膜は絨毛とよばれる小さな粘膜の突起（長さ約 1 mm）によりおおわれている（図 7-34, 35）。絨毛の中には小さなリンパ管や毛細血管が多数存在し，絨毛の付け根には腸腺が開口し，ここから消化酵素が分泌さ

🐾犬と猫の腸管の比較
腸管の長さと体長の割合は，犬で 6：1，猫で 4：1 である。体長を同じと仮定した場合，犬の腸管は猫より 1.5 倍長いことになる。これは，犬は雑食性，猫は肉食性である特徴をあらわしている。

加齢と消化率の低下
高齢になると消化酵素活性や消化液の分泌量が低下し、消化率の低下がおこる。また結腸や直腸が大きくなり内容物を送りだすのが遅くなるために、老齢では便秘がおきやすくなる。

中性脂肪
体についたぶよぶよとしたぜい肉（皮下脂肪）の大部分を占めるところである。役割としては、①エネルギーの貯蔵、②断熱材、③クッション材のような作用がある。

れる。さらに、絨毛を構成する上皮細胞の表面には非常に小さな微絨毛（長さ約1～1.5 μm）が存在しており、栄養素はこの小さな部位から吸収される。したがって、栄養素は大きな構造の分子では通過することができないので、十分な消化により小さな分子にまで分解された後、吸収されている。

消化の大部分は小腸で行われ、胃から送られてきた未消化物は、3つの消化酵素（膵液、腸液、胆汁）により消化された後、小腸壁から吸収される。ミネラル、アミノ酸、炭水化物などの水溶性物質は、腸の静脈血管を介して肝臓へと輸送される。脂肪の多くは小腸壁で中性脂肪に再合成された後、リンパ管に入る。

大腸は上部から盲腸、結腸、直腸にわけられる。

盲腸は小腸と大腸の境目に存在する袋状の臓器で、虫垂と回盲弁により食物が小腸から大腸へと送られるのを調節し、また老廃物が大腸から小腸へ逆流するのを防いでいる。

結腸は蠕動運動と逆蠕動運動を行う。逆蠕動運動をすることで結腸内に長時間消化物をとどまらせることにより、水分や電解質を十分に吸収することが可能となる。

直腸の出口は肛門であり、肛門括約筋のはたらきにより普段は肛門を閉じている。糞塊が直腸まで送られてくる刺激で直腸壁の蠕動運動が開始され、直腸の蠕動運動と肛門括約筋の弛緩、腹圧により排便が行われる。

なお、水分の吸収の大部分は大腸で行われるため、大腸での水分吸収が阻害されると下痢をおこすことがある。

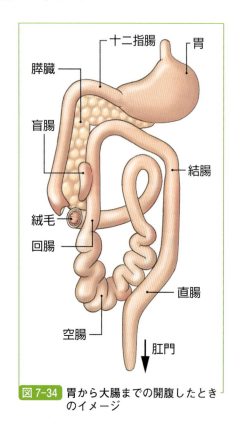

図7-34 胃から大腸までの開腹したときのイメージ

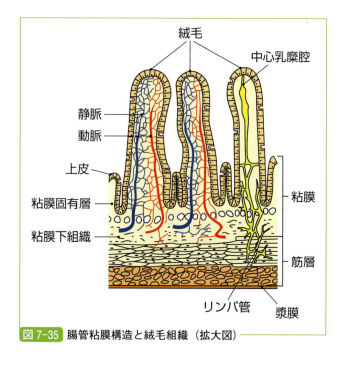

図7-35 腸管粘膜構造と絨毛組織（拡大図）

おもな検査

●糞便検査
ウイルス感染の有無をしらべる方法のひとつである。とくにパルボウイルス感染症への感染がないかを検査することが多い。また、消化管内寄生虫検査においては、原虫、回虫、条虫などの検出を行う。

●直腸検査

直腸ポリープや会陰ヘルニアなどの診断に有用である。

●内視鏡検査

食道，胃，十二指腸，結腸，直腸の内容物，粘膜面の観察・記録（画像データ）を行うことができる。また，観察される部位の生検や洗浄，手術にも利用される（図7-36）。

●X線造影検査

造影剤を消化管へ注入し，停滞させることにより，流出障害あるいは運動機能低下などの消化器系疾患の診断をより確実に行う方法である。とくに異物の有無の確認に用いられることが多い。

●超音波検査

粘膜の厚さ，消化管の運動機能，腹水などの評価に有用である（図7-37）。

> **X線造影検査の活用**
> X線検査では布やひもなどの異物の有無，腸の狭窄や閉塞を診断するのは困難である。このような場合は消化管造影法により，腸管内の異物周囲が陽性造影剤で囲まれた充填欠損像として観察されたり，腸の狭窄部，閉塞の有無が明瞭になる。そのほか血管や各管腔に造影剤を注入することで，泌尿器系・循環器系・神経系の疾患領域でも利用される。

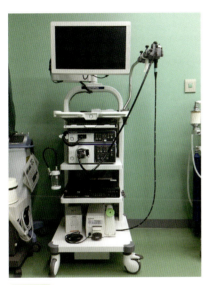

図7-36 内視鏡検査装置

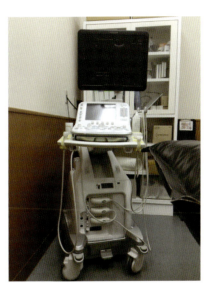

図7-37 超音波画像診断装置

代表的な疾患

●食道炎

食道を保護している防御機能の崩壊により炎症がおこる病態のことである（図7-38）。食道粘膜における炎症は，その下層の粘膜下織や筋層にまで及ぶこともある。原因としては異物や刺激物質（強酸および強塩基溶液，防腐剤，熱い食物など）の摂取，慢性的な胃内容物の食道への逆流などがある。

臨床症状は，吐出，嚥下困難，頻回嚥下，流涎，食欲不振などである。ただし，軽度の食道炎であれば，このような症状が認められないこともある。診断は内視鏡検査により，食道粘膜全域あるいは一部に粘膜の紅斑，出血，びらんもしくは潰瘍などの異常が認められる。

治療は原疾患に対する。胃酸の逆流に伴うものであれば制酸剤や制吐剤を用いる。重篤な場合は，食道を休ませる目的で胃造瘻術を行うこともある。軽度〜中等度の食道炎の予後は良好であるが，穿孔などを伴う重篤な食道炎の予後には注意が必要である。

●食道内異物

食道内に食物や異物が持続的に詰まった状態のことである（図7-39）。胸郭の入口，心基底部付近，胃食道接合部近位は生理的に狭窄している（せまくなっている）ため，食物や異物が詰まりやすい。食道内異物の原因と

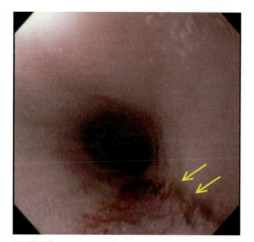
図 7-38 粘膜の一部が出血している

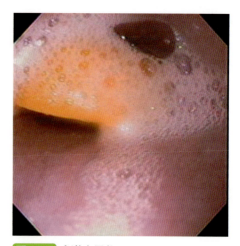
図 7-39 食道内異物

してがんが最も多く，ほかに骨と釣り針などもみられる。

臨床症状はときに急性であり，流涎と吐出が一般的に認められる。そのほか，嚥下痛，嚥下困難，激しい嘔気，元気消失，食欲不振，落ち着きがないなどの症状が認められることがある。頸部〜胸部における X 線検査あるいは X 線造影検査により診断が可能なことが多い。異物が頸部にある場合は触知できることもある。

診断がついたら早急に異物を除去する必要がある。異物除去には内視鏡を用いることが多いが，穿孔などを伴う重篤な場合は，外科療法が必要である。食道への障害が軽度であれば，異物除去後の予後は通常，良好である。

●巨大食道症

食道が拡張し，食物が胃に送りこまれなくなる病態のことである。食道筋の変性が関連しており，それにより食道が弛緩している状態である。先天性と後天性にわけられる。多くは原因不明（特発性）であるが，先天性巨大食道症は迷走神経の異常が関連していると考えられている。後天性巨大食道症は，ほかの疾患に続発しておこる場合がある。それには神経—筋疾患（重症筋無力症，全身性エリテマトーデス，多発性筋炎など），食道閉塞性疾患（食道腫瘍，右大動脈弓遺残など），中毒（鉛中毒など）などが挙げられる。

食道内に唾液や食物が貯留し，食物摂取後数分〜数時間後に吐出が認められる。二次的な症状としては体重減少，多食，脱水，発咳などが認められる。これら臨床症状と X 線検査により診断を行う（図 7-40）。原因の追求には血液検査などのさらなる検査が必要である。

治療は原因疾患の治療とともに，対症療法として立位での給餌および食後もしばらくの間，立位状態にすることで重力により食物が胃内に入るのを助けるようにする。合併症として誤嚥性肺炎や食道炎がおこることが多く，最終的に誤嚥性肺炎で死亡する症例が多い。

●胃拡張（胃拡張捻転症候群）

食物，液体およびガスを飲みこんだり（呑気），ガスの発酵により急激に胃が拡張した病態のことである。ときに拡張した胃が捻転する（ねじれて向きが変わる）こともある。突発性に劇的な症状を示す致死的な胃の疾患である。

胃拡張の原因は不明で，食後の運動，胃の運動が異常に活発になった状態が危険因子になり得るといわれている。アイリッシュ・セッターなど，大型で胸隔の深い犬種で多く発症する傾向がある。進行性の腹部の鼓脹，空嘔吐（ゲップ），流涎などの臨床症状を示す。X 線検査により重度な胃の鼓脹が認められる（図 7-41a）。

治療としては胃チューブを挿入し，胃の減圧および胃の洗浄を行い，同時に輸液療法などでショックに対する治療を行う。胃捻転を

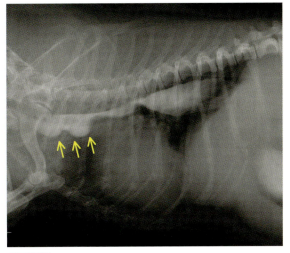

図 7-40 X線検査により食道が拡張している様子がわかる

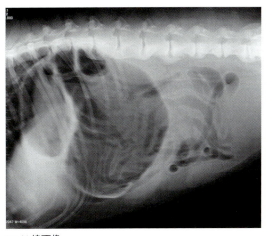

a：X線画像

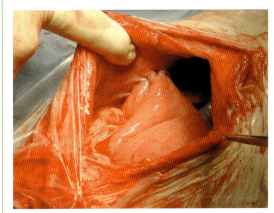

b：手術にて，胃を腹壁に固定した

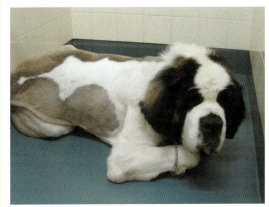

c：術後の症例の様子

図 7-41 急性胃拡張捻転症候群

おこしている場合，胃チューブの挿入が困難であるため，外科療法による胃の捻転の整復および胃の減圧が必要なこともある。胃腹壁固定術により再発を予防することができる（図 7-41b，c）。

● 胃内異物

骨や石，布などの異物が，食道を通過して胃内に停滞している状態のことである。嘔吐，食欲不振および食欲廃絶などの症状を示す。先端が鋭くとがったような鋭利な異物であれば胃壁を穿孔する（孔があく）こともあり，腹痛や腹膜炎をおこす場合もある。飼い主が誤食を確認した場合以外は，単に食欲不振と嘔吐を主訴に来院する場合が多い。X線検査においてX線不透過性の異物は確認できる（映しだされる）が，X線透過性の異物では確認できない（映しだされない）ことが多い。この場合，X線造影検査や内視鏡検査により診断を行う。

治療法は，内視鏡あるいは開腹手術による胃切開により，異物をとりのぞくことである（図 7-42）。

● 胃の腫瘍

胃原発の腫瘍には腺腫，腺癌，平滑筋腫，平滑筋肉腫，線維肉腫，リンパ腫などがある。犬では腺癌，猫ではリンパ腫が最も多い胃の腫瘍である。中～高齢の個体での発生が多い。

症状としては進行性の慢性嘔吐，食欲不振および食欲廃絶，体重減少などが認められる。X線検査，超音波検査において胃壁の肥厚（図 7-43）などの腫瘍を疑う画像が認められた場合，内視鏡あるいは開腹手術により生検を行い確定診断する。

腫瘍の種類によっては抗がん剤治療が有効な場合がある。しかし，ほとんどの腫瘍の場

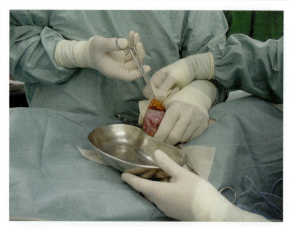

a：開腹手術でゴムボールを摘出する様子

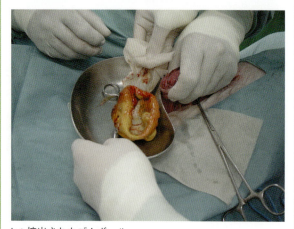

b：摘出されたゴムボール

図 7-42 胃内異物があった症例

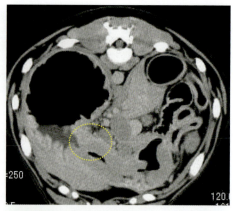

図 7-43 幽門部における胃癌
CT検査で胃壁の肥厚（がん）が確認できる

合で，病態はかなり進行しており，動物が来院したときにはリンパ節やほかの臓器に転移していることが多いため，治療は非常に困難である。

● 腸重積

腸管の一部がそれに続く腸管の中に入りこんでいる状態のことである。ウイルス感染や寄生虫感染，腸管内異物，腫瘍などのあらゆる腸炎に続発しておこる可能性があり，腸閉塞の原因にもなり得る。

嘔吐，食欲不振，腹痛などの臨床症状を示す。重積部分が腫瘤として触知できることもある。超音波検査で重なりあった特徴的な腸管が認められる。

脱水，ショックに対する治療（輸液療法など）を行いながら，外科療法により重積部分を整復あるいは切除する（図7-44）。

● 蛋白漏出性腸症

腸管から蛋白質が漏れるため，低蛋白血症に陥る状態である。原因として，リンパ球—プラズマ細胞性腸炎や好酸球性腸炎，リンパ管拡張症，リンパ腫（図7-45）などの腸疾患が挙げられる。一般的には慢性的な下痢が認められるが，下痢をおこさない症例もある。低蛋白血症の程度に伴い，腹水による腹囲膨満，胸水による呼吸困難が認められる。血液検査により低蛋白血症（低アルブミン，低グロブリン）が認められる。肝および腎疾患との鑑別が重要である。原因の追求には，内視鏡あるいは開腹手術により腸組織の生検を行う必要がある。

診断後は，原因の疾患に伴った治療を行う。

● 巨大結腸症

結腸が異常に拡張している状態のことである。結腸に糞便が長期間停滞すると，水分が吸収され糞便がより硬くなる。このような糞便が多量に結腸内に貯留することで結腸が長期間のびた状態となり，結腸の蠕動運動ができなくなり，便秘の状態が続くことになる。猫では原因不明なことも多く，特発性巨大結腸症とよばれる。骨盤骨折，脊髄疾患などによる機械的または機能的障害によってもおこる。

便秘やしぶり（排便の姿勢をするが排便できない），食欲不振，嘔吐などの臨床症状が認められる。大きな糞塊が触知でき，X線

下部消化器系

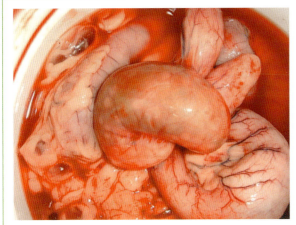

a：とりだされた腸管　　　　　b：開腹手術の様子

図7-44 腸重積

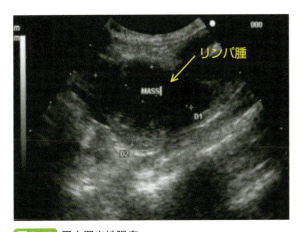

図7-45 蛋白漏出性腸症
原因のひとつに消化管型リンパ腫がある

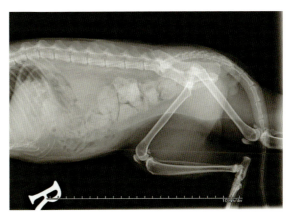

図7-46 巨大結腸症のX線画像

検査により多量の糞塊と拡張した結腸が認められる（図7-46）。

原因が明らかな場合は，その治療を行う。便秘の治療として便軟化剤の投与や浣腸を行う。内科療法により改善が認められない場合，拡張した結腸の外科的切除が選択される。

第1章-7-2
下部消化器系（肝臓，胆嚢，膵臓）

しくみとはたらき

●肝臓

犬，猫の肝臓は外側右葉，内側右葉，外側左葉，内側左葉，方形葉，尾状葉の6つに区分される（図7-47）。肝臓を構成する最小構成単位は肝小葉とよばれる。

肝小葉の中心を貫通する中心静脈を中心に，放射状に肝細胞板（数～数十個が1列にならんだ構造）が配列されており，各板はさらに小枝をだして網目状に連絡する。肝細胞板の間はかなり大きなすき間で隔てられており，門脈や肝動脈から分岐した血管により洞様毛細血管（類洞）を形成している。洞様毛細血管の多くにはすき間が存在し，血漿成分（糖，アミノ酸など）が自由に洞様毛細血管壁を通過し，肝細胞に接することができる。このような構造は物質の交換が盛んな肝細胞にとって都合がよい。また，洞様毛細血管内には星細胞が存在し，洞様毛細血管内に侵入する異物および古くなった赤血球を貪食するはたらきをもつ。

肝臓はほかの臓器と異なり，機能血管（門脈循環系：門脈→小葉間静脈→洞様毛細血管→中心静脈→〈肝静脈〉→後大静脈）と，栄養血管（一般の循環系：肝動脈→小葉間動脈→洞様毛細血管→門脈系に合流）の2つの血管系の分布を受ける。

> **貪食とは**
> 体内にある細胞の作用のひとつで，微生物や非自己（異物），老廃物を認識してとりこみ，消化・破壊すること。好中球やマクロファージは貪食を行う代表的な細胞であり，これらを貪食細胞とよぶ。

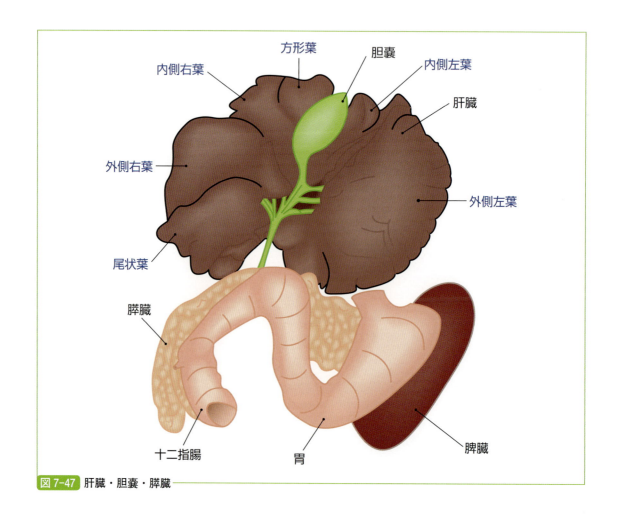

図7-47 肝臓・胆嚢・膵臓

肝臓のおもなはたらきは,「栄養素の代謝」「物質の不活化」「生体防御作用」「胆汁の産生・分泌」「血漿蛋白質合成」である。食物は胃,腸で消化吸収され,体の維持・成長に必要な栄養素や体に不要・有害な物質は,門脈によって肝臓へ運ばれている。体のエネルギー源となる糖分の大部分は,肝臓から静脈を経て心臓へ,そして心臓から動脈を経て体のすべての細胞に供給される。糖分の一部は肝臓でグリコーゲンに変換され,貯蔵される。一方,消化の過程で発生・吸収されたアンモニアなどの有害物質は,肝臓で処理され,腎臓に送られて体外へと排泄される。また,肝臓は体内に入った薬や毒物などを分解・解毒する作用をもつ。肝臓で産生・分泌された胆汁は,十二指腸に送られ,腸内において脂肪を消化吸収するはたらきをもつ。血液凝固因子などの蛋白質が肝臓内でつくられている。

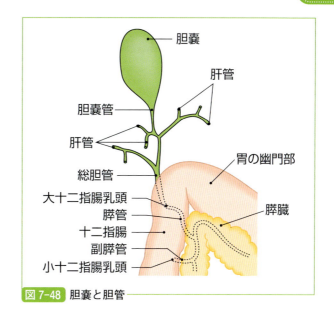

図 7-48 胆嚢と胆管

● 胆嚢

胆嚢は肝臓の方形葉と内側右葉の間にある胆嚢窩とよばれる位置に存在する囊状の構造物である(図7-48)。肝臓で産生・分泌される胆汁を一時的に貯蔵するはたらきをもつ。

胆汁は胆汁酸,リン脂質,コレステロール,胆汁色素などを含んでおり,「小腸での脂質の消化・吸収」「代謝産物である脂溶性物質の排泄」「小腸内でのpH調節」にかかわっている。胆汁は肝臓からでて胆嚢管までのびる肝管,胆嚢に続く胆嚢管,胆嚢管から十二指腸へ続く総胆管をとおり,肝臓から胆嚢,十二指腸内へ分泌される。胆汁に含まれる胆汁酸は脂質の消化に利用され,その後回腸において吸収され,再び肝臓へ戻ってくる(腸肝循環)。十二指腸への開口部をとり囲むようにOddi括約筋が存在しており,胆嚢壁の収縮・弛緩に加えて,Oddi括約筋が収縮・弛緩することにより十二指腸への胆汁分泌が調節されている。脂質を多く含んだ食物が十二指腸に流れてくると,コレシストキニンというホルモンが分泌される。コレシストキニンは胆嚢の収縮およびOddi括約筋の弛緩を引きおこす。小腸内の脂質を含んだ食物が消化・分解されると,コレシストキニンの分泌が抑えられ,Oddi括約筋が収縮し,肝臓から分泌された胆汁は胆嚢へと貯蔵される。

● 膵臓

膵臓は胃から十二指腸に隣接して存在し(図7-47, 48),右葉・左葉・膵体部の3つに区分される。膵臓からは膵管・副膵管とよばれる管が十二指腸に開口しており,その開口部はそれぞれ大十二指腸乳頭,小十二指腸乳頭とよばれている。膵臓は独立した臓器であるが,肝臓や腎臓と比較し,X線検査や超音波検査で検出することは困難である。

膵臓は異なる2つの腺組織から構成されている。ひとつは腺房細胞という腺細胞において10種類以上の消化酵素と重炭酸塩(胃酸中和作用)を産生し,膵管あるいは副膵管を介して十二指腸に分泌している。これは食物の消化に関与する外分泌腺であり,膵臓の大部分を占めている。もうひとつはインスリン,グルカゴンなどのホルモンを膵臓血液内に分泌し,生体の恒常性に関与する内分泌腺であり,膵臓実質内に小さな島状に散在している。

🐾 膵臓の内分泌器官としての役割

膵臓の内分泌器官としてのはたらきは,内分泌系の項でとり上げる(p.149を参照)。

おもな検査

●肝臓，胆嚢

超音波検査

腫瘍，腹水，胆汁の状態を評価する際に有用である。

血液検査

肝障害のマーカーと考えられている以下の物質を検査することで，病変の存在を知ることが可能である。ただしこれらの検査は，その病変が限局性（ある一部に限るもの）なのか，あるいはび漫性（広がりのびているもの）なのか，などの全体的な肝臓機能の状態を知ることはできないので，注意が必要である。

肝細胞性／逸脱酵素：ALT，AST
胆管系／胆汁うっ滞のマーカー酵素：ALP，GGT，血清蛋白およびアルブミン，ビリルビン，総胆汁酸など

肝生検

細胞診や腹腔鏡，開腹術により肝臓組織の生検を行う。肝細胞の状態，腫瘍の確定診断に必要である。

●膵臓

血液検査

トリプシン様免疫活性物質（膵外分泌不全時に上昇する），膵特異的リパーゼ（膵炎をおこしたときに上昇する），血清インスリン（インスリノーマ時に上昇）などにおいて，膵疾患特有の検査値の変化を捉えることができる。

超音波検査

腫瘍，膵炎の診断に有用な場合がある。

> 🐾 **血液検査項目**
> 検査項目の詳細は p.292 の血液検査項目一覧を参照。
>
> 🐾 **肝障害のマーカー略語**
> ALT：アラニントランスアミナーゼ
> AST：アスパラギン酸アミノ基転移酵素
> ALP：アルカリフォスファターゼ
> GGT：γ-グルタミントランスペプチダーゼ

代表的な疾患

●肝腫瘍

原発性および転移性腫瘍がある（図7-49a）。原発性腫瘍には血管肉腫，肝細胞癌，リンパ腫などがある。転移性腫瘍は原発性腫瘍と比較して2倍の発生率であるといわれている。

臨床症状は非特異的であり，進行性の食欲不振，体重減少，嘔吐，腹囲膨満，黄疸などが認められる。血液検査による肝酵素値の上昇および超音波検査により発見されることが

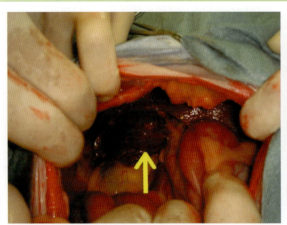

a：腫瘍を確認できる

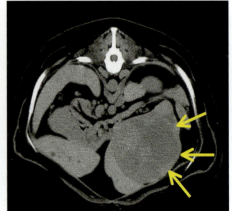

b：CT検査で腫瘍を確認できる

図7-49 肝腫瘍

多い。診断には組織検査が必要であり，超音波ガイド下あるいは開腹手術により生検を行う。

単一の肝小葉に腫瘍が限られている場合は外科的切除を行う。腫瘍の存在部位を評価するために，CT検査を行うことも有用である。腫瘍の由来によっては化学療法を行う場合もある（図7-49b）。

● 肝リピドーシス

肝臓に脂肪が過剰に蓄積する病態である。猫で最も多い肝疾患である。原因は薬物中毒や栄養障害，低酸素，ホルモンや代謝異常などが挙げられるが，ほとんどの場合で特定することが困難であり，原因不明なことが多い。

元気消失，食欲不振，嘔吐，下痢，黄疸などの臨床症状が認められる。肝酵素値の上昇，超音波検査で異常が疑われた場合，超音波ガイド下での針吸引生検による細胞診あるいは腹腔鏡，開腹手術による生検により診断が可能である。

治療には，輸液療法と栄養管理が必要である。食物の脂肪をエネルギーにして，体内組織の脂肪を使わせないようにするため，食事を与えることが重要である。給餌が困難な状態では，胃瘻チューブを設置する必要がある。

● 先天性門脈体循環シャント

門脈血管系の先天性の奇形である。食物の消化の際に発生する有害物質やアンモニアが，肝臓を介さない（この状態をシャントという）ために解毒されないまま体内に運ばれる状態となる。

症状がまったく認められない例もあれば，脳へのさまざまな意識障害や神経症状をおこすことがある。臨床症状に加え，肝酵素値の上昇，血清胆汁酸およびアンモニア値の上昇，超音波検査・X線検査により肝臓の萎縮が認められることが多い。また，超音波検査やCT検査（図7-50a）によりシャント血管の存在が確認できる。

根治治療には外科的にシャント血管を結紮（血管をしばり血行を止めること）しなければならない（図7-50b）。

● 胆石

胆道に形成される結石のことで，しばしば無症状である。超音波検査（図7-51）やX線検査時に偶然みつかることが多い。高齢犬，小型犬（とくにミニチュア・シュナウザー），高脂血症の犬で多いとされる。

犬はムチンやビリルビンを主成分とした胆石が多く，これはX線透過性である（確認できない）ことが多い。詳細な発生機序は不

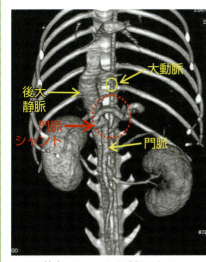
a：CT検査でシャントを確認できる

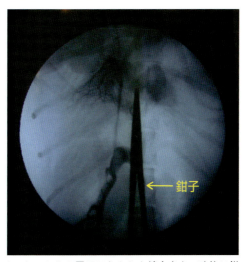
b：シャントの周りにとおした縫合糸を一時的に鉗子で止め，血流の様子をみる。シャントであると確認できたら結紮を行う

図7-50　門脈体循環シャント

明だが，胆汁うっ滞，細菌感染などが関与しているといわれている。

臨床上の問題がなければ，積極的な治療は行わない場合が多い。まれに胆管閉塞へとつながる場合があるため注意が必要である。

●胆嚢粘液囊腫

胆嚢内に粘稠性の高い寒天状あるいはゼリー状の凝塊（ひと塊に固まること）が形成され，それに伴い胆嚢の機能障害や胆管閉塞などの障害をおこす病態のことである。高齢犬や高脂血症の犬，甲状腺機能低下症の犬に多いといわれている。

障害の程度により症状は異なるが，嘔吐，食欲不振，多飲・多尿，黄疸が認められることがある。一般的に血液検査において肝酵素値の上昇が認められ，超音波検査において拡張した胆嚢内に可動性のない構造物が認められる。超音波検査における典型的な像としては，星状，縞状，キウイフルーツ状などがみられることがある（図7-52a）。

内科療法では改善が認められない場合も多く，ときに外科的に胆嚢を切除する必要がある（図7-52b）。

●胆汁性腹膜炎

事故などによる強い外傷，あるいは腫瘍や感染などによる胆管系の破裂により胆汁が腹腔内に漏れ，重篤な炎症反応がおこる病態のことである。

腹痛，食欲不振，発熱，黄疸，腹水に伴う腹囲膨満などの臨床症状が認められる。臨床症状に加え，X線検査，超音波検査（図7-53）および腹腔穿刺により診断が可能である。腹腔穿刺では黄緑色の滲出液が認められ，腹水塗沫では胆汁色素を含んだ白血球が認められる。

診断がついたら直ちに開腹手術を行い，胆汁の漏れている位置を確認して修復する必要がある。

●膵炎

膵臓自身が産生する消化酵素により，組織融解（変化）をおこす病態のことである。その原因は定かではないが，中高齢の肥満動物で発生しやすい傾向がある。また，高脂肪食により膵臓における消化酵素の分泌が促進され，これが膵炎誘発の素因になるといわれて

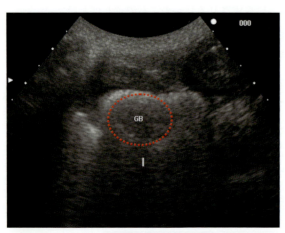

図7-51　超音波検査で胆石を確認できる

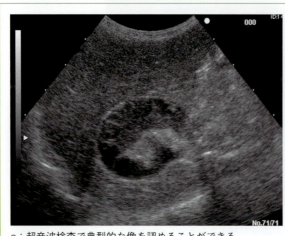
a：超音波検査で典型的な像を認めることができる

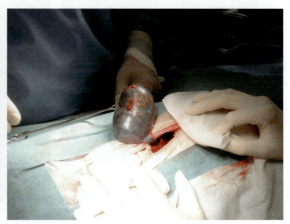
b：外科的に胆嚢を切除しているところ

図7-52　胆嚢粘液囊腫

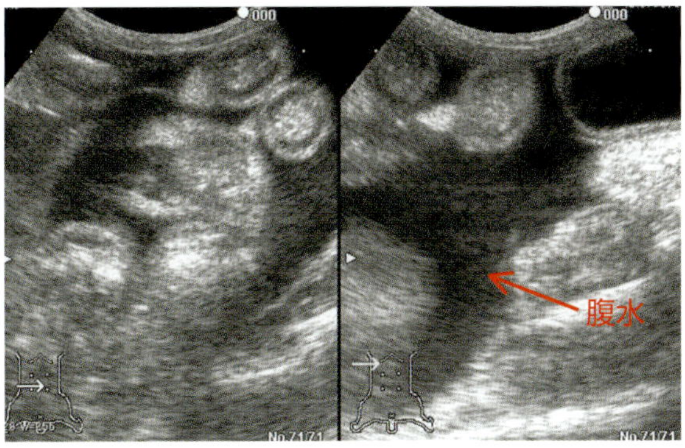

下部消化器系

図 7-53 超音波検査で腹腔臓器間に腹水貯留を認める

いる。食欲不振，元気消失および嘔吐，下痢などの消化器症状が認められる。ときに腹部触診にて疼痛を示す。症状に加え，血中膵臓酵素の逸脱を測定することにより診断が可能である。腹部超音波検査において膵炎が示唆されることもある。

治療は食事療法，輸液療法を行い，予防的に抗菌薬を投与することも多い。また，食事療法として臨床症状を観察しながら徐々に低脂肪食を与える。症状の改善があっても再発の可能性はあり，膵炎に続発して糖尿病，胆管閉塞などをおこすこともあるため，経過観察が必要である。

● インスリノーマ

インスリンを産生する膵臓のランゲルハンス島にあるβ細胞が腫瘍化した病態のことである。過剰なインスリンの産生により低血糖状態に陥る。

糖は脳における唯一のエネルギー源であり，低血糖状態は脳に重大な障害をおこし，痙攣発作，行動異常，沈うつ症状などのさまざまな神経症状を示す。低血糖状態が持続すると致命的となる。血糖値の測定，血中インスリン値の測定により診断できる。

膵臓に結節性病変（小さい隆起状の変化）が認められる場合は，腫瘍の完全切除が根本治療となるが，腫瘍が摘出可能である早期に診断されることは少ない。また，その術後の再発および転移も少なくない。

● 膵外分泌不全

膵臓から産生される消化酵素が不足し，消化吸収不全をおこす病態のことである。腺組織の萎縮によりおこり，特発性あるいは免疫介在性であることが示されている。

多食にもかかわらず消化吸収不全のため軟便〜下痢が続き，削痩（痩せこけた状態のこと）している場合が多い。脂肪分解障害のため脂肪便を排泄することが特徴である。臨床症状に加え，血中逸脱酵素（トリプシノーゲン）の測定により診断することができる。

治療は，消化を助けるために膵酵素の経口的投与および消化効率の高い低脂肪・低繊維食による食事療法がある。腺組織の萎縮は非可逆的変化であるため，生涯にわたって治療が必要であることを飼い主に説明する必要がある。

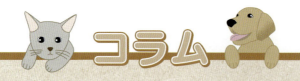

コラム

麻酔と絶食の関係

　外科手術やCT検査など，さまざまな場面で全身麻酔を必要とする機会は多い。麻酔前の食事は，麻酔導入時（全身麻酔を入れるとき）や麻酔覚醒時（麻酔から覚めるとき）に嘔吐を引きおこしてしまう危険性を増大させる。そのため，ほとんどの症例において麻酔前は8〜12時間の絶食時間が必要とされている。

　ただし，低血糖状態になりやすい幼若齢の動物では注意を要する。低血糖を予防するためには，静脈点滴などによるグルコースの投与が必要となることがある。

嘔吐・吐出・喀出とは

　嘔吐は胃・腸からの物質の排出であり，吐出は口・咽頭・食道からの物質の排出，そして喀出は気道からの物質の排出をいう。

　嘔吐と吐出は既往病歴から鑑別できることもあるが，往々にしてこの2つをみわけることは難しい。わかりやすい指標として挙げるとすれば，嘔吐の前には吐き気がみられることが多い。もしもすでに吐きだされているものをみつけた場合は，尿検査用試験紙でpHを測ってみるとよい。pHが5以下ならば，それは胃に由来するものであり，嘔吐と推理することができる。吐物の保管状態により検査結果が左右されることもあるので，検査まで衛生的に，そしてシーツや布などに吸収されないように保管する。しかしpHが高い場合は嘔吐と吐出の両方の可能性を否定できない。残る喀出は，咳と連動しているので比較的ほか2つとはみわけがつきやすいだろう。

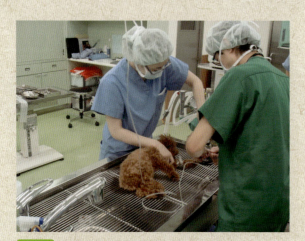

写真1　麻酔導入を行っているところ

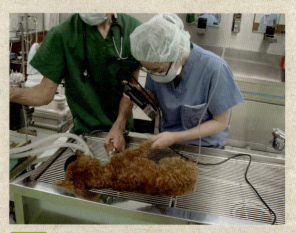

写真2　手術前には毛刈りを行う

下部消化器系

動物看護師のおしごと

近年，各種専門学校や大学を卒業して全国の動物病院に勤務する動物看護師が増加している。動物看護師とは獣医師のしごとをスムーズに進行させるしごとの助手であり，はたらく上では獣医師法に則ったしごと内容がさまざまある。現場では，動物看護師が活躍できる多くのしごとがあるので，いろいろな知識を修得しておくとよいだろう（図7-54）。

動物看護師は幅広い知識が必要となる大変なしごとである一方，やりがいのあるしごとでもある。初心を忘れず日々の努力を怠らず，飼い主をはじめ獣医師にも頼られる動物看護師を目指して頑張ってほしい。

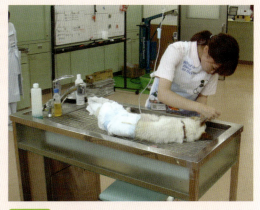
図7-54 入院患者のケア

■飼い主とのコミュニケーション

飼い主との接客は動物看護師のしごとのひとつといえる。来院した飼い主から話を聞く場合や，食事指導，薬の与えかたを伝える場合などにおいては，話しかた（対話術）も重要なポイントとなる。また，たとえば食事指導に際しては，必ず栄養管理についての知識が必須であるほか，食事の種類や内容（特徴），給餌量などさまざまな知識を事前に知っておかなければならない（p.220 第3章-1「栄養学」を参照）。

■問診とは

問診とは，診断および治療に必要な事項を飼い主から聞きとることで，基本情報として動物の性別・年齢・種類・予防接種などの経歴，既往病歴など，現病状として発病状況・経過・現在までの処置などについての項目が挙げられる。診察の際には，飼い主から動物についての稟告を聞きとり（図7-55），その内容をカルテに記載する必要がある。

■検査助手の役割

各種検査の助手をするためには，各臓器の特徴や器官名を覚えておく必要がある。たとえば血液検査，造影検査，X線検査や超音波画像診断検査など，検査方法は多種にわたり，必要な知識も異なってくる（図7-56）。また，糞便検査の際には内部寄生虫検査を塗沫法で行うのか，浮遊法で検査するのかなど，現場の状況と検査目的から判断する必要性がでてくる。消化機能検査においては，フイルムテストやズダン染色検査，ルゴール染色検査など，各種の検査方法が異なるので，事前にしっかり覚えておく必要がある。

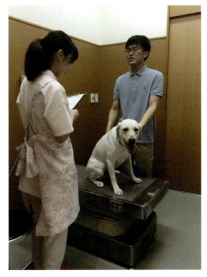
図7-55 問診をしている様子

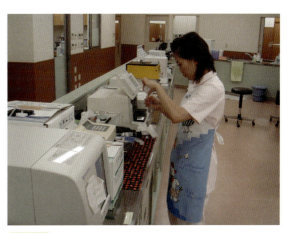
図7-56 血液検査に必要な材料を準備しているところ

■ **外科手術の準備**

手術の際には，動物看護師が器具機材の準備をすることが役割のひとつとなる（図7-57）。そのため，事前に使用する器具機材（図7-58）の名称や使用方法を覚えておくことが大切である。

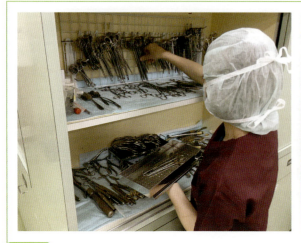
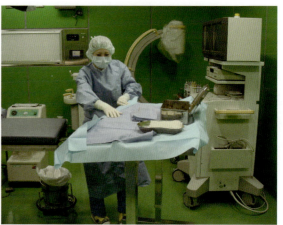

図7-57　手術前に器具の準備をしているところ

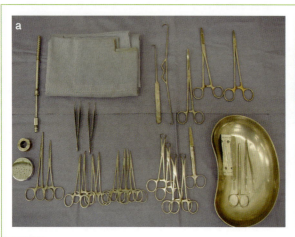
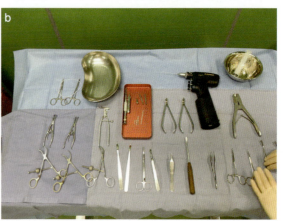

図7-58　不妊・去勢手術用器具（a）と整形外科手術用器具（b）

第1章-8 泌尿器系（腎臓）

しくみとはたらき

●腎臓

腎臓は第1～4腰椎あたりの脊柱の左右に各1個あり，腰部腹腔背側にゆるく固定されている（図8-1）。犬や猫では右腎の方が左腎よりもやや頭側に位置しており，これは左腎の頭側にある胃が腎臓を尾側へと押しているためである。

犬・猫の腎臓は人と同じそら豆型の単腎とよばれる形態をとっており，表面はなめらかで光沢のあるこげ茶色をしている（図

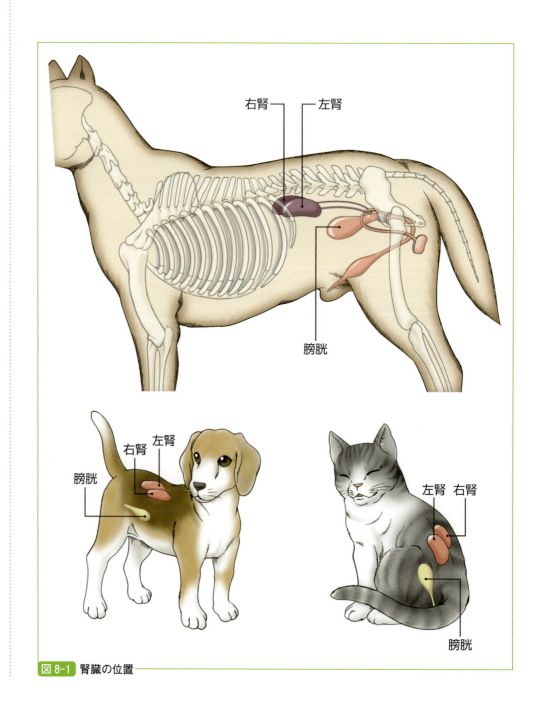

図8-1 腎臓の位置

8-2）。左右の腎臓にはそれぞれの中央内側部の腎門とよばれるところから，太い腎動脈と腎静脈が出入りしており，さらにそこからは腎臓でつくった尿を輸送するための尿管がでている。腎臓内部の実質部分は，皮質（外側）と髄質（内側）にわかれており，赤褐色の皮質と暗褐色—灰褐色の2層構造の髄質とは肉眼的にも区別が可能となっている。

腎臓の皮質領域には糸球体とボウマン嚢からなる腎小体（図8-3）が無数に配置されており，この腎小体で輸入細動脈から糸球体に入った血液の血漿成分（血球と蛋白質をのぞいたほぼすべて）が濾過されて，原尿とよばれるはじめの尿がつくられる。原尿は近位尿細管をとおって運ばれ，ヘンレわなを経て遠位尿細管へと移動する。このとき近位尿細管では約2/3の水分と，ほとんどの栄養分（糖分，アミノ酸，ビタミン，塩類・鉱物など）

泌尿器系

尿素とは
尿の素と書く尿素は代表的な尿中老廃物であり，毒性のあるアンモニアや尿酸が毒性のない形へと肝臓で解毒されたもので，その血中蓄積は腎不全の指標ともなる。

腎臓の形
哺乳類全般をみてみると，そら豆型の単腎という形以外に，分葉腎（「小腎」とよばれる小さい腎臓が複数集まってひとつの腎臓を形成している）をもつ動物がいる。たとえばウシでは約30個，ゾウでは8個，クジラは約3,000個の小腎をもつといわれ，排泄能力の強化をはかるためと理解されている。

ボウマン嚢の名称の由来
「ボウマン」とは17世紀にこの組織学的構造を発見したイギリスの外科医・解剖学者のウィリアム・ボウマンにちなんでつけられた名称である。

ヘンレわなとは
「わな」とは紐や糸で輪をつくるという意味をもち，すなわち尿細管がループを形成していることを意味する。別名「ヘンレループ」または「ヘンレ係蹄」などとよばれる。「ヘンレ」という名称は，17世紀にこの組織学的構造を発見したドイツ人医師のフリードリヒ・グスタフ・ヤコブ・ヘンレに由来している。

人の腎臓でつくられる尿量
人では，健康な成人の平均はおよそ1分間に1mLといわれている。

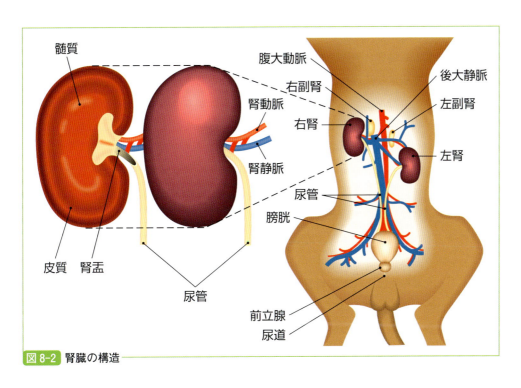

図8-2 腎臓の構造

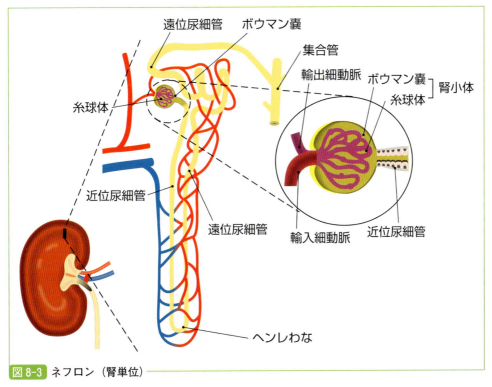

図8-3 ネフロン（腎単位）

が再吸収されて血液中に戻される。さらにヘンレわなから遠位尿細管にかけても水分吸収による濃縮をさらに受けて，最終的にできあがった尿は集合管へと集められていく。すべての集合管は腎盂へとつながり，導かれた尿は腎盂から尿管へと腎臓外へ送りだされていく。髄質が皮質と異なった色調にあるのは，そこに腎小体が含まれておらず尿細管（直線的な近位尿細管，ヘンレわな，および直線的な遠位尿細管）と集合管でのみ構成されているからである。

このような皮質から髄質にかけて存在し，原尿を最終尿へと生成する糸球体から尿細管終末までをネフロン（腎単位）とよんでいる（図8-3）。また，糸球体をつくる輸入細動脈と輸出細動脈の部分（血管極）に遠位尿細管が戻ってきているのには理由がある。ここでは尿の濃縮具合の情報を感知できるようになっており，その情報から輸入細動脈の血流量を変化させて糸球体濾過量を調節するようはたらいている（糸球体傍装置，図8-3）。

体内の不要な代謝産物または有害物質を体外に排除するはたらきを排泄といい，腎臓は最も重要な排泄器官といえる。腎臓でつくられる尿の量は体重1kgあたり1時間に，犬では1.0～1.7mL，猫では0.9～1.3mLとされている。これは，腎動脈から腎臓に入ってくる血液量と腎静脈で腎臓からでていく血液量との差でもある。そして，左右両方の腎臓をあわせると，心臓で全身へと拍出された血液量の1/4～1/5が常に腎臓で処理されていることになる。

また，腎臓でいったん血液から原尿へと濾過されても，体内に必要なものは再び体内に戻すといった選別の役割を果たしているとともに，腎臓は尿をつくる過程で得られるさまざまな体内データを感知して，それらの正常化をはかるためにはたらくという役割も担っている。このように腎臓には多くの機能があり，体内不要物質の排泄という機能のほかに，体内水分量の調節機能，電解質の調節機能，血圧の調節機能，酸塩基平衡の調節機能，さらには造血量の調節機能，カルシウム（Ca）・リン（P）の代謝調節およびビタミンDの活性化機能などが挙げられる。したがって，腎機能不全（腎不全）という状況はこれらすべての機能が障害されるということを意味するのである。

おもな検査

●身体検査

腎臓に異常があるかどうかに関連する身体検査所見については多種多様である。進行する急性腎不全や末期の慢性腎不全で来院した動物では，まず意識がしっかりしているかどうかの確認が重要であり，体温，呼吸数，心拍数に代表されるバイタルサインに異常徴候がみられることが多い。一般的には，聴診により心音や呼吸音を確認し，同時に視診にて呼吸様式や体表の状態，さらには可視粘膜の色調などを評価する。触診では体表リンパ節をすべてチェックして，股動脈の脈圧を触知し，脱水や浮腫にかかわる皮膚の状態を判定する。また腹部を触診して腎臓や膀胱など，腹腔内臓器の状態を精査する必要がある。

発熱は重度な感染や炎症との関連性が強く，腎臓との因果関係もときに考慮される。

呼吸や心拍の異常はときに腎疾患と密接な関係をもっており，腎臓のもつ水分調節機能，電解質調節機能，そして酸塩基平衡調節機能などの異常と関連することがある。脱水があると，つまんだ皮膚はテント形成傾向（テンティング）を認め（図8-4a），循環血液量の減少から心臓への負担が考慮される。一方，浮腫（むくみ）が生じている場合には，指で押した圧迫痕の凹み形成傾向（ピッティング）を認め（図8-4b），血液中水分量の増加による心肺系への水分負荷が考慮され

発熱と急性腎不全の関係
熱中症によりショック症状を呈している場合は，急性腎不全の徴候を考慮しなくてはならない。低体温は環境因子（寒冷刺激）が作用していない限りは，死への徴候と考えるべきで，病態把握を急ぎ適切に対応する必要性に迫られていることを意味する。

脱水状態の評価
p.229の表1-10を参照。

る。カリウム（K）の異常は心拍動に異常を来し，高K血症では頻脈傾向を，低K血症では徐脈傾向を示す。そして，水分異常や心拍動異常およびアシドーシス徴候は呼吸数の増加をまねくことにもなる。

腹部触診にて腎臓が触知できたなら，大きさ，形状，そして表面の状態などが評価可能となる。水腎症では腎臓は大きく腫大しているのがわかり，慢性腎不全では多くの場合，腎臓は正常より小さく萎縮傾向にあり，表面の凸凹が触知される。

以上の身体検査所見に基づいて，尿検査，血液検査，画像検査（X線検査，超音波検査）といった基本的臨床検査を行い，さらに必要に応じて造影検査，機能検査などの特殊検査を行っていく。

●尿検査

採尿された尿の検査では，屈折計を用いた比重測定（図8-5），尿スティック（尿検査試験紙，図8-6）によるpH，蛋白量，潜血のチェック，そして遠心分離して得られた尿沈渣の顕微鏡観察（図8-7）が行われる。また，尿中に細菌が存在するか否かを明らかにする必要がある場合，尿サンプルを尿培養検査に供して，細菌の同定およびその感受性などを検査する。さらに慢性腎臓病の病期判定などの目的で，尿中の蛋白・クレアチニン比（UPC）を検査することもある。

●血液検査

血液検査は，一般血液検査と血液生化学検査が実施される。腎臓の疾患と関連して発現している血球異常，すなわち貧血（ヘマトクリット値の低下）や感染・炎症（白血球数の上昇）などもみおとしてはならない項目である。そのほか腎機能の異常を捉えるという目的では，生化学検査による血中尿素窒素やクレアチニンの血漿濃度が重要となる。これら腎指標が異常値を示した場合，さらにナトリウム，カリウム，クロールといった電解質，血液pH，カルシウムやリンについて検査し，詳細な血清データの情報を得るようにしなくてはならない。

血液検査項目
検査項目の詳細はp.292の血液検査項目一覧を参照。

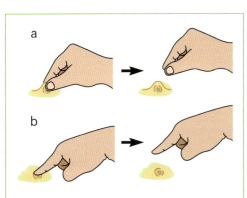

図8-4 皮膚のつまみ試験（a）と指圧試験（b）

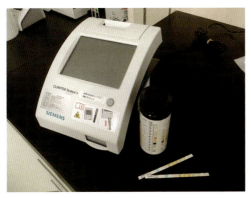

図8-6 尿スティック検査

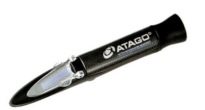

図8-5 尿比重測定用屈折計

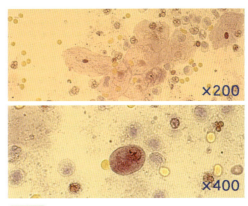

図8-7 顕微鏡による尿沈渣の観察
写真の沈渣所見においては，赤血球や白血球のほかに移行上皮細胞群（上段：200倍）や尿細管由来の円形細胞（下段：400倍）などが観察される

● X線検査

X線検査では，腹部を2方向（側方および腹背方）で撮影し，腎臓陰影の位置関係や大きさ，また表面の形状などを観察することができる。同時に腹部全体にわたって腎臓周囲の状態を把握でき，尿管や膀胱の尿路領域にX線透過性異常が存在すれば，それらと腎臓との関連性も評価できる。X線不透過性の結石の存在は評価可能であるが（図8-8），X線透過性の結石については描出不能であるため単純に評価することはできない（造影法を併用して描出することは可能）。

● 超音波検査

超音波検査では，腹壁からプローブをあてて直接腎臓を断層画像としてみることができる。どのように腎臓を切るかによって断層像は変化するが，腎臓内部の状態を評価することが可能で，腎臓の大きさや形状に加えて，内部の結石（図8-9），囊胞（図8-10），および腫瘍などの存在も観察が可能である。また，装置の機能によっては，ドップラー解析画像をみることもでき，腎臓内の血流状況をみることが可能である。

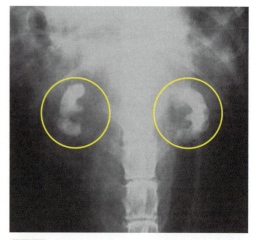

図8-8 X線検査で明らかなX線不透過性の腎結石（左右の腎臓に結石が認められる）

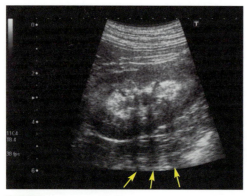

図8-9 腎臓の超音波画像
腎臓内に音響密度の強い結石があり後方に影をひく（音響陰影）

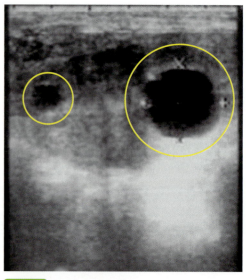

図8-10 腎臓の超音波画像
大小2つの低エコー（黒く映る）囊胞

> **超音波画像でのみえかたの違い**
> 超音波画像において，結石はほとんどの超音波を跳ね返してしまい，音響陰影という影をひくことになる。一方，囊胞では内部の液体がほとんどの超音波を通過させるため跳ね返りのほとんどない内部像（黒く映る低エコー像）と奥の壁からの比較的強い跳ね返り現象像をみる。

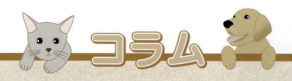

コラム

尿の採取方法

採尿方法には，1) 自然排尿された尿を容器で受ける方法，または 2) 膀胱を圧迫するなどして強制排尿させて容器で受けるなど尿道口の外で尿を採取する方法と，3) 尿道カテーテルを挿入したり，注射針で外から穿刺して膀胱内の尿を採取する方法がある。とくに感染の有無が重要な診断要項となっている場合には，無菌的な尿の採取が必要であり，そのための採尿方法としては膀胱穿刺を行うことが望ましい。

代表的な疾患

●急性腎不全

急性腎不全はその発生のしかたから3つに分類される。1) 心不全や脱水などによって腎臓への血流量が低下しておこるもの（腎前性腎不全）、2) 細菌感染や免疫障害、また薬物などによって腎組織が直接障害されておこるもの（腎性腎不全）、そして3) 尿路結石や腫瘍などによって腎臓からの尿の排泄が障害されておこるもの（腎後性腎不全）がある。たとえ腎前性や腎後性であっても、間接的には腎組織を障害することになる。

急性腎不全が進行性に悪化すると、尿毒症症状が引きおこされ、電解質異常や酸塩基平衡異常が心肺系をも障害して死亡に至ることもある。

急性腎不全の治療には、原因除去と症状軽減をはかるための治療が選択され、そのための輸液療法や種々の薬剤投与療法、および尿路閉塞の解除処置などが行われる。また、ときに急性腎不全の耐過・救命を目的とした透析療法が必要とされる。

●慢性腎不全

慢性腎不全とは急性腎不全の後遺症、または加齢による変化として機能する腎組織（ネフロン）が徐々に減少する病態である。

はっきりとした腎不全症状は、機能性腎組織量が25％以下となってからあらわれてくるが、症状発現やその進行度合いは一般にゆるやかである。急性腎不全でみられるような激しい症状（尿毒症、水分異常、電解質異常、酸塩基平衡異常など）は慢性腎不全に急性増悪が生じた場合か、または慢性腎不全の末期（p.145 コラム参照）に至ってからであり、徐々に進行している慢性腎不全で一般的に治療対象となっている重要な病態は、糸球体硬化病変（蛋白尿）、血圧調節異常（高血圧）や造血異常（貧血）、さらには骨代謝異常（骨異栄養症）などである。

いったん失った腎組織は修復がきかないため、腎不全が根治することはない。したがって、慢性腎不全は早期に発見して、明瞭な腎不全症状をみない時点から食事療法や投薬などにより管理することが重要である。徐々に病期が進行して脱水、血圧、蛋白尿、貧血の所見がみられたり、カルシウム代謝のコントロールが必要となった場合には、輸液療法や薬剤投与療法によって症状の改善と進行の防止をはかり、できるだけ生活の質（QOL）を良好に保つための治療が実施される。しかしながら、腎不全は確実に進行していくものであるため、末期には維持透析（図8-11）または腎移植という治療法しか残されていない。

●水腎症

炎症、結石および腫瘍などが原因となって尿路の通過障害が生じると、尿路の拡張およ

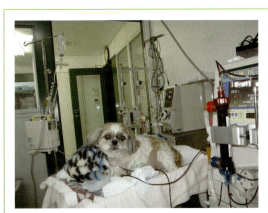
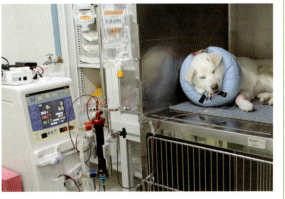

図8-11 血液透析の治療風景

び内圧上昇が腎臓にまで及び，腎盂や尿細管の内圧上昇を来す。これを水腎症という。

腎内圧の上昇が長時間持続すると腎実質は内部から圧迫を受けることになり，腎臓は水腫様に腫大する。同時に，腎の血流低下から糸球体濾過や尿細管再吸収といった腎機能も低下して腎不全を発症する（腎後性急性腎不全）。ただし，片側のみの尿管閉塞では腎機能的には無症状で経過することになり，腎腫大の発見や腎臓痛または頻尿・血尿などの排尿異常に気づかなければ見逃されてしまう場合も多い。反対に，膀胱以下の下部尿路での閉塞病変では，排尿困難や頻尿および尿失禁などの下部尿路徴候（排尿異常症状）とあわ

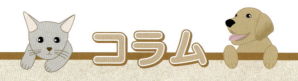

コラム

透析

透析とは，半透膜という膜を介して2つの液体（ここでは体液と透析液）の間溶質（膜を通過可能な物質）を移動交換するものである。つまり，体液中の過剰となった不要物質を透析液側に移し，反対に体液中に不足となった必要物質を透析液側から補給することができる。生体内の半透膜を利用して行うのが腹膜透析であり，人工の半透膜を利用したものが血液透析である。腹膜透析の方法は，腹腔内に透析液を注入し，しばらく時間をおいて透析による物質交換が十分に済んでから腹腔内の液を回収するというもので，この操作を何回か繰り返すことで体液の状態を正常な方向へと改善させる。一方，血液透析の方法はやや複雑で，いったん血液を体外にある透析装置の血液回路まで誘導してから，血液回路内に連結されているダイアライザー（半透膜を介して血液と透析液を接触させる器具）を通過させて血液の透析（浄化）を行った後，浄化血液を再び体内に戻すというもので，数時間の体外循環によって血液の状態を改善させる。

透析液は体液の異常状態に応じて調整する必要があるが，交換したい物質の濃度や調節したい水分量および調整したいpHレベルなどによって種々の透析液が選択可能である。このように，透析療法は，水分，電解質，および酸塩基平衡のバランスを整え，体内に蓄積した不要な老廃物を体外に除去することができるため，尿毒症改善のための治療法のひとつとして用いられている。

尿毒症とは

尿毒症とは重症の腎不全にみられる代表的な症状で，腎臓の排泄障害にもとづいた有害物質（尿毒素）の体内蓄積を生じた状態をあらわしている。尿毒素といわれる物質（尿毒症性物質）は複数存在し，それぞれのもっている生体毒性が同じでないため，尿毒症の症状として，消化器症状（口内炎，嘔吐，下痢など）や神経症状（痙攣など），そのほか血液症状（貧血など）や内分泌症状（上皮小体機能亢進症など）が引きおこされる。このように，尿毒症症状は広く諸器官にわたって複雑に発症してくるため尿毒症症候群ともいわれる。

腎臓は健康のバロメーター

なぜ，腎臓は尿排泄という単純なしごとだけでなく，水分調節，電解質調節，血圧調節，酸塩基平衡調節，そして造血量の調節やカルシウム・リン代謝調節といった多くの重要かつ複雑なしごとを担っているのだろうか。よく使われる比喩に，「ゴミをみれば，その家庭の生活がわかる。個人の人生がわかる。そしてその環境や社会的組織がわかる」というのがある。大量に出入りする血液と濾過されて生じる原尿を細かく感知することで，体調の微妙な変化がわかり，それらを正常な状態に修正するためのはたらきかけができるように，腎臓には種々の機能が合理的にそなわっているのだろう。

猫の生態と腎臓の関係

猫は祖先が砂漠地帯に棲息していたとされることから，または樹上活動をするために体重を低く抑える傾向にあり，元来，飲水量が少ないものの，尿の濃縮率を高めて体内水分を少量で最大限に有効利用できる能力をもっている。そのため腎臓を酷使する傾向があり，ほかの動物とくらべて加齢に伴う慢性腎不全の発症率が非常に高いとされている。

せて，比較的早期に尿毒症徴候（腎不全症状）を認めるようになるため，臨床検査による閉塞原因解明や腎不全状態判定への対応へと進むことが多い。

閉塞解除が第一の治療対応（原因療法）であるが，腎臓の重篤度によっては尿毒症に対する腎不全治療が優先されることになる。水腎症に尿路感染が併発していて，罹患腎臓の機能回復の見込みが望めない場合などでは，全身への感染源を絶つ意味でも罹患腎臓の摘出を考慮することがある。

第1章-8
泌尿器系（尿管，膀胱，尿道）

しくみとはたらき

尿管―膀胱―尿道は，腎臓でつくられた尿を一時的に体内に貯留しておき（蓄尿），排尿によって体外に排泄するための一連の器官である。蓄尿がないと，腎臓でつくられた尿は常にポタポタと外へ排泄されることになってしまう。

●尿管

腎臓でつくられた尿は腎臓の出口（腎盂）に集められ膀胱へと送られるが，この腎臓から膀胱へと尿を送る尿路となっているのが尿管である。尿管は左右それぞれの腎臓の腎門から尾側へのびて大動脈とほぼ平行に走り，膀胱に近づくと腹腔背壁から遊離して，膀胱の背側面頚部（膀胱三角）に入りこむ（図8-12）。尿に接する尿管内腔の粘膜は移行上皮，そのまわりを収縮・弛緩のパルス運動で尿運搬を行うための筋層がおおい，さらに外側は漿膜で形づくられた3層構成の管状構造をとっている。尿管の骨盤内パルス運動によって，尿は尿管口から膀胱内へ噴出・流入されていく。

●膀胱

膀胱は中腔嚢状の尿貯留器官であり，尿管から搬入された尿を一定量まで貯め（膀胱弛緩／頚部―尿道括約筋部収縮），一定量が貯まった段階で尿意にもとづき排尿させる（膀胱収縮／頚部―尿道括約筋部弛緩，図8-12）。膀胱内腔の尿に接する粘膜は移行上皮，その周囲を比較的厚い筋層がおおっているが，膀胱の体部と頚部，さらに尿道移行部では別々の自律神経支配を受けて収縮や弛緩が調節されている（尿貯留と排尿）。また，尿道の括

🐾 下部尿路症状
膀胱以下の尿道からその出口にかけて，排尿行為にかかわる部位を下部尿路という（腎臓以下の尿管までを尿の産生にかかわる部位として上部尿路という）。したがって，排尿行為に関する病的様子は下部尿路症状といわれ，排尿困難（排尿痛，尿閉など），頻尿，血尿，残尿感，失禁などの症状が含まれている。

🐾 頻尿とは
膀胱が満タンになっていないにもかかわらず，尿意を感じて何度もトイレに行ってしまう症状を「頻尿」という。膀胱炎にみられる代表的な症状のひとつである。炎症をおこした結果（細菌感染によらない無菌的な炎症もあるが），膀胱が敏感になり，尿が少し溜まっただけで「膀胱満タン」との信号が脳に送られる。したがって，一回にでる尿の量はとても少ない。症状がひどくなると，1日に十数回以上もトイレに行くことになる。

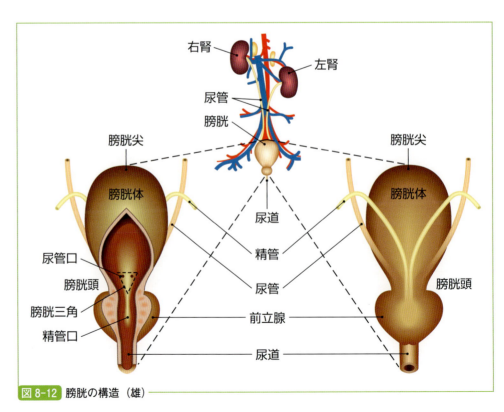

図8-12 膀胱の構造（雄）

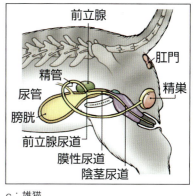

図 8-13　尿道の走行
a：雌犬　　b：雄犬　　c：雄猫

約筋には随意に収縮調節可能な筋群（体性神経支配の横紋筋）もあるため，ある程度の排尿を我慢することもできるようになっている。

●尿道（図 8-13）

膀胱から押しだされた尿を体外へと導く尿路が尿道である。雄では陰茎の先端に，また雌では陰門に近い腟内に尿道口として開口している。雄では尿だけでなく精液の通り道ともなっているため，前立腺や精管とも連絡がある。したがって，雄犬や雄猫では，尿道が3部分に区分けされており，膀胱頸部から移行した尿道は前立腺の中をとおり（前立腺尿道），骨盤腔を走行（膜性尿道）した後，骨盤外からは陰茎内を通過（陰茎尿道）していく。雄犬では陰茎海綿体が長く，会陰部から体表下にそって腹側へ走行し，腹側後腹部の包皮内におさめられた陰茎亀頭部へと続いている。一方，雄猫では陰茎海綿体部は犬にくらべてはるかに短く，そのため包皮および陰茎亀頭部は骨盤後方部の体表に位置している。

このように，尿路（尿管―膀胱―尿道）は単なる尿のとおり道というだけではなく，排尿という行為を調節する器官でもある。尿路の閉塞は排尿障害をまねき，上行性に腎臓にまで悪影響を及ぼすことになるため，尿管や膀胱および尿道の病気はときに命とりになりかねない。

おもな検査

●身体検査

上部尿路の尿管に異常がある場合には，その影響は腎臓にまで及ぶことになるため，腎臓を対象とした身体検査に準ずる（p.134）。

一方，下部尿路（膀胱・尿道）に異常がある場合では，その症状は排尿に関連してくるため，排尿行動をよく観察することが重要である。尿閉が進行した症例では，腎後性腎不全の徴候からバイタルサイン（体温，呼吸数，心拍数）に異常を認めることもあり，その場合には腎臓における項目と同様に注意深い身体検査が必要となってくる。

尿閉で膀胱が過伸展して大きくなっている場合には，腹部の膀胱触診の圧迫による膀胱破裂を引きおこさないように注意する。炎症性膀胱壁や内腔での結石の存在は，触診時に激しい圧痛を示すこともあるため無理な触診は避けるのが望ましい。

身体検査に引き続き，必要に応じて尿検査，血液検査，画像検査（X線検査，超音波検査）を行っていく。

●尿検査

尿からは多くの情報が得られるため，尿路

🐾 多飲性多尿とは
排尿の回数が増加するのは頻尿という原因だけではなく，水分を大量に摂取した場合にも排尿の回数は増加する。これを多飲性多尿といい，下部尿路症状の頻尿とは区別する必要がある。ただし，水分をとってもとっても喉が渇くという場合，たとえば糖尿病や尿崩症などといった病気では，多飲多尿が代表的な症状のひとつである。

🐾 排尿時のいたみ
膀胱炎の代表的な症状のひとつに排尿痛がある。排尿した後にいたみを訴えたり，また排尿の開始時や終了時にいたみを訴えることもある。ときに，症状がひどくなると，いたみを感じるのが嫌で排尿に対して恐怖感を感じ，長く排尿を我慢してしまうこともある。

🐾 残尿感
排尿して膀胱が空になっても，膀胱の炎症によって知覚が過敏になってしまい，まだ尿が残っているように感じる感覚を残尿感という。

🐾 尿意切迫感とは
炎症により膀胱が過敏になり，排尿姿勢をとるまでの時間すら待てなくなる感覚をいう。排尿姿勢に至る前に勝手に膀胱が収縮をはじめてしまい，我慢できずに少量の尿を漏らすことになり，これを切迫性尿失禁という。

尿のニオイがきつくなる

一般の感染にもとづく膀胱炎においては，膀胱に貯留した尿中での細菌繁殖に関連した場合であることが多い。ただし，ニオイだけでは判断できないので，あくまでも補助的な症状としてとらえておく必要がある。

血尿とは

膀胱炎が重症化してくると，膀胱粘膜にある血管が裂けて出血する場合があり，出血血液が排尿の後半に尿と一緒に出てくるものを血尿という。「頻尿」や「残尿感」，「排尿痛」などの下部尿路症状が同時にみられる状況下の血尿であれば，まず膀胱炎の症状として疑うことができる。しかし，腹痛を伴った血尿などでは腎結石や尿管結石など上部尿路の疾患についても考慮する必要がある。

血液検査項目

検査項目の詳細はp.292の血液検査項目一覧を参照。

の異常を検出するための尿検査は必須となっている。おもな項目として，血尿（赤血球尿），膿尿（白血球尿），結晶尿のチェックおよび炎症や感染の有無を検査する。尿石症では尿のpHをみておくことも重要であり，あわせて尿沈渣にみられる結晶成分の種類が尿石の種類推測の助けとなる（図8-14）。感染の有無は尿沈渣での細菌検出によって，また炎症の存在は炎症性細胞（浸潤性白血球）や尿路上皮細胞（脱落上皮）の出現性によって確定的となる。感染尿については，尿サンプル培養による細菌同定および感受性試験などが行われる。

●血液検査

血液検査は，おもに尿路閉塞などに起因した腎機能異常の有無を確認する目的で実施されることが多い。そのほか，尿路出血や重度炎症の場合も血液検査の対象となる。いずれも全身状態を詳細に検討するために行われる。

●X線検査

尿路に対するX線検査では，X線不透過性の尿石検出をのぞいては，せいぜい膀胱の大きさを評価できるぐらいであるが，ときに尿路損傷にもとづく尿腹症の腹腔内尿貯留像，腹膜炎像，また前立腺や子宮・腟の炎症性あるいは腫瘍性疾患にもとづく形態的異常などを検出することができる。腹部全体にわたって観察できるという点では，大きなX線不透過性の膀胱結石検出に付随した，尿管や腎臓または尿道での結石の存在が確認可能である。多くの場合，尿路内腔の形態的異常やX線透過性尿石を描出するために，陽性造影（造影剤），陰性造影（気体），または両者を併用した二重造影が実施される（図8-15）。

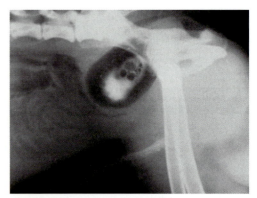

図8-15 膀胱の二重造影でX線透過性の結石を描出する

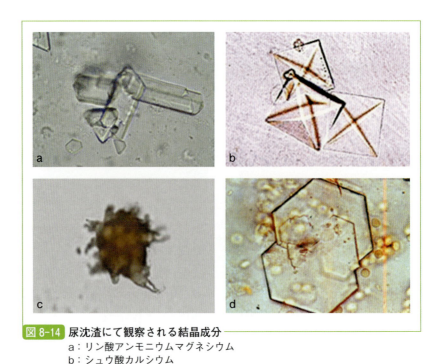

図8-14 尿沈渣にて観察される結晶成分
　　　　a：リン酸アンモニウムマグネシウム
　　　　b：シュウ酸カルシウム
　　　　c：尿酸アンモニウム
　　　　d：シスチン

●超音波検査

超音波検査では正常な尿管は描出しにくいが，結石や腫瘍などの存在を検出できるほか，重度の肥厚や水腫様の変化を生じている尿管は容易に検出できる。また膀胱については，断層像により膀胱壁の状態および膀胱内腔までが観察可能であり，膀胱三角部の尿管開口部や膀胱頸の尿道移行部についても詳細に観察することができる。さらに，前立腺や子宮・腟に大きな異常がある場合には，尿道との関連性も含めて断層解析が可能である。

代表的な疾患

●異所性尿管

異所性尿管とは，尿管が膀胱の正常部位（膀胱三角）に開口せず膀胱頸部や尿道さらには精嚢，精管，子宮，腟などの異常な位置に開口する先天奇形である。尿管走行は膀胱壁を通過するタイプ（壁内性）と膀胱壁の外を走行するタイプ（壁外性）があり，片側の尿管だけに認められる場合や両側の尿管に認められる場合がある。

特定の犬種（シベリアン・ハスキー，ゴールデン・レトリーバーなど）に多く認められるため，遺伝的素因が関連していると考えられている。犬では雄よりも雌での発生が多く，猫でも発生が確認されている。異常位置への尿管開口の結果として，持続的ないし間欠的な尿失禁が一般的な症状とみられるが，一方で異常位置への尿管開口は尿管内尿逆流をまねくことになるため，水尿管症や水腎症および腎盂腎炎を引きおこしていることも多い。

診断はＸ線造影検査（逆行性尿路造影，排泄性尿路造影，または両者の組みあわせ）における尿管の異所性開口の描出によることが一般的である（図8-16a）。また，動物のサイズによっては内視鏡（膀胱鏡）検査による尿管開口部の確認も可能である（図8-16b）。

尿管開口部の位置異常を修正するための治療は，もっぱら外科療法による。

●膀胱破裂

膀胱破裂は膀胱壁に破断を生じた状況を指す。

交通事故や落下などに伴う腹部外傷や骨盤外傷が一般的原因となっているが，そのほかに尿石症や炎症または腫瘍などにもとづく尿路閉塞性疾患により誘発されたり，ときに医原性（カテーテル法，膀胱圧迫触診，膀胱鏡，膀胱穿刺など）に引きおこされることも

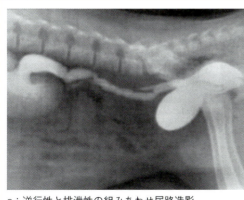
a：逆行性と排泄性の組みあわせ尿路造影
拡張した右尿管は腟前庭部尿道口に開口している。開口する直前で尿管瘤が形成されている

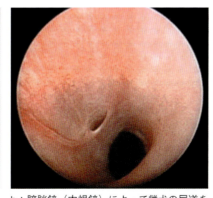
b：膀胱鏡（内視鏡）によって雌犬の尿道を観察し，異所性尿管の開口部をみつけたところ

図8-16　異所性尿管

ある。破断した膀胱壁から尿が腹腔内に漏出することで尿腹症（腹腔内尿貯留）を生じ，腹腔内への尿の貯留量と貯留時間によっては進行性に重度の脱水，高窒素血症，高カリウム血症，代謝性アシドーシスを引きおこし，同時に腹膜炎を併発することになる。動物は脱水，嘔吐，食欲廃絶などの症状を示し，重症の場合ショックに陥ることもある。尿路造影により，造影剤の膀胱から腹腔内への漏出を検出するのが最も確実な診断法といえる（図8-17）。

緊急的な治療として輸液や投薬を行う。破裂の原因究明がなされた場合，必要に応じた原因疾患への対応が必要となるが，最終的には外科療法による膀胱の破断部位の修復と，十分な腹腔洗浄を実施しなければならない。

● 膀胱炎

下部尿路から上行性に細菌感染が生じたり，非感染性に膀胱内に炎症を生じることで発症する。発症からの経過によって，急性膀胱炎と慢性膀胱炎に区別される。

急性膀胱炎の原因は細菌感染がほとんどであるのに対し，慢性膀胱炎の原因には細菌感染に加えて尿石症や腫瘍あるいは薬物などの複雑な病的要因を含んでいることが多い。

膀胱炎の症状としては，血尿（赤色尿）や膿尿（混濁尿）がみられたり，排尿痛（声をあげる）を認めるなどのほかに，残尿感があるために頻繁にトイレに行って排尿姿勢をとる（頻尿傾向）といった傾向がみられる。尿検査によって炎症の存在が明らかになるが，細菌感染については尿の培養検査が推奨される。さらに膀胱壁の状態や尿石・腫瘍などの存在についてを詳細に検証するためには，X線検査または超音波検査などの画像検査が必要となってくる。

犬では細菌性の膀胱炎が比較的多く，治療には細菌感受性の抗菌薬投与が行われる。一方，猫では原因不明のいわゆる特発性膀胱炎が多く，治療法としては飲水量増加のための食事療法や環境改善療法が行われる。良好な効果がみられない場合には種々の薬剤投与を試行するなど，治療に苦慮することもある。

● 尿石症

尿路のどこに結石が存在するかによって，腎臓（腎盂）結石，尿管結石，膀胱結石，尿道結石などといわれる。結石の種類としては，ストルバイト（リン酸アンモニウムマグネシウム）結石，シュウ酸カルシウム結石，尿酸結石などさまざまで，ときに2種類以上の成分からなる複合結石がみられることもある。

結石の形成原因は結石成分の種類によって異なっており，食事内容の影響や疾患などによる代謝異常がその原因となる。いずれの場合も結石の成分物質が尿中に過飽和の状態となることにもとづいている。そのため，尿石症の診断および治療や予防に関する考え方は，結石の種類によって多少異なってくることになる。結石の存在は尿路粘膜を刺激することになり，細菌感染に起因した結石形成では結石自体が感染源となり得る。また，尿路を閉塞してしまうと排尿に影響するばかりでなく腎臓まで障害することにもなる。

したがって，尿石症の症状は結石の存在する尿路部位や閉塞性の有無などによって多種多様であるが，尿閉や排尿異常に対応した画像検査によって確認されることがほとんどである。

食事療法や投薬によって溶解可能な結石であれば内科療法の対象となるが，結石が溶解不能であったり，また結石の存在が病状を悪化させているような状況では外科的な結石摘出を考慮する必要がある（図8-18）。近年，内視鏡下での結石破砕処置なども試行されるようになってきている。

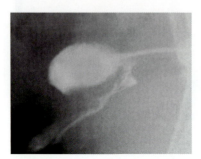

図8-17 膀胱から造影剤が腹腔内に漏れている

泌尿器系

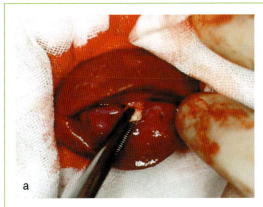
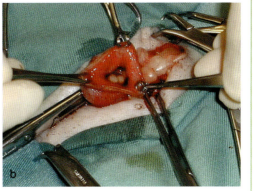

図 8-18 腎臓（a）および膀胱（b）から結石を摘出しているところ

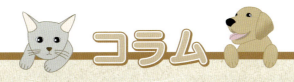

慢性腎臓病（CKD）

慢性腎臓病（chronic kidney disease, CKD）とは，米国腎臓財団が提唱した人の疾患概念で，3カ月以上持続する腎臓障害と定義されている。CKDは末期の腎不全を引きおこす大きな要因のひとつであることから，人医療では非常に重要視されている。この概念は獣医療にもとり入れられており，末期腎不全に進行しないよう管理・治療する必要性がある。犬と猫のCKDは，2009年に国際獣医腎臓病研究グループ（international renal interest society, IRIS）によって以下の4ステージによる分類が発表され，ステージごとに推奨される治療法が提唱されている。

ステージ	残っている腎臓の機能	犬のCre値	猫のCre値	推奨される治療
ステージ1	100～33%	1.4 mg/mL 未満	1.6 mg/mL 未満	症状がみられるとき，輸液による脱水管理や，食事によるナトリウム制限，投薬による血圧の安定化など
ステージ2	33～25%	1.4～2.0 mg/mL	1.6～2.8 mg/mL	1の治療に加えて食事療法によるリン摂取制限や，輸液によるアシドーシスの是正
ステージ3	25～10%	2.1～5.0 mg/mL	2.9～5.0 mg/mL	1，2に加えて吸着剤，ビタミンDの投与，貧血の治療など
ステージ4	10%未満	5.0 mg/mL 以上	5.0 mg/mL 以上	1，2，3に加えて透析療法や腎臓移植を考慮する必要性もある

Cre：クレアチニン

動物看護師のおしごと

腎臓に疾患をもった患者が来院した際には、一般状態が悪化しバイタルが低下している場合もある。動物看護師はこれにいち早く気づいて直ちに獣医師に報告し、動物への早急な対応をとってもらう必要がある。そのため、常に動物や飼い主には十分に気を配っておくことが大切である。

■排尿異常を示した動物とその飼い主への配慮

排尿異常により尿の淋滴（少しずつ漏らすこと）がみられる動物などであれば、ペットシーツやオシメなどの必要性についてを飼い主に確認することが望ましい。また、尿で体がぬれて汚れているような動物に対しては、清潔性を保つようにする必要性がある（図8-19）。ときに、飼い主から排尿に関する相談や質問を受ける場合などもあるため、正常な排尿の生理や排尿行動についての知識を十分もっておかなくてはならない。そして、排尿の時間、回数、尿の状態、さらには排尿痛の有無を観察することの重要性などについて説明できることが望ましい。

■泌尿器疾患の検査と処置時の補助

泌尿器疾患の検査を進めていく上では、身体検査、採尿、採血、そして画像検査と動物を保定して獣医師の検査操作を適切に補助することが重要である。正確な検査結果を早くだすためには動物看護師の協力が必要である。また、腎臓や尿路に疼痛をもつ患者で、腹部圧痛を認めるような場合では、強く保持することで動物は興奮したり暴れたりする場合も多い。そのため無鎮静でこれを実施する際には、動物の不安をできるだけとりのぞくよう優しく接してあげるとよい。一方で、保定時の扱い方ひとつで動物から攻撃を受け、ケガをしてしまうこともあるので十分注意する。

尿道閉塞において、早急に尿道カテーテルを挿入して閉塞解除の処置が必要な場合、動物は麻酔や鎮静をかけられることが多い。そのような動物では、全身状態を注意深く観察することが重要である。モニターにも目を向けるようにし、何か異常が生じたら獣医師に報告しなければならない。また処置用器具や用具の種類（図8-20）に熟知し、用いるカテーテルや生理食塩水注入用具などを滞りなく準備しておくことや、獣医師が処置を行う際に適切な補助を行うことも動物看護師の重要な役割となっている。

■飼い主の気持ちを支えるしごと

泌尿器疾患では、腎不全や下部尿路疾患において食事療法が非常に重要な位置を占めている。飼い主とのやりとりの中でも、どのような種類の食事を選択・適用するかについての説明が必要になってくることがある。詳細については「第3章1節：栄養学」の章でも述べられているが、動物看護師は食事療法のためのフードの種類や食事指導についての知識をもっておく必要がある。

慢性腎不全など、その後も長く病気とつきあっていくことになる疾患では、飼い主が病気に対して強い不安を

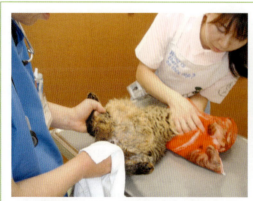 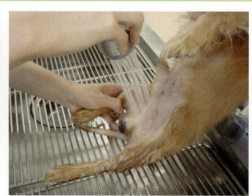

a：泌尿器疾患を呈し、体が汚れた猫を拭いているところ　　b：尿もれによる汚れの処置

図8-19 動物の体を清潔に保つ

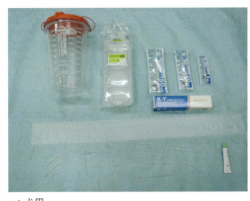 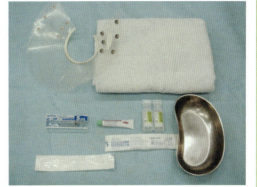

a：犬用　　b：猫用

図 8-20　導尿セット
写真提供：犬山動物総合医療センター　太田亟慈先生

感じたり，諦め感をもってしまうこともある。これを踏まえ動物看護師は，飼い主と接する中で相手を励まし，心的支えになってあげられるよう努めることが望ましい。そして，長期的な治療が適切に維持されるよう，飼い主の治療に対する些細な不満や疑問にも耳を傾けるよう配慮する。同時に，飼い主と獣医師との間のコミュニケーションが密に保たれるよう，はたらきかけることも動物看護師の重要な仕事であるといえる。

第1章-9
―内分泌系―（甲状腺，上皮小体，副腎，膵臓，視床下部・下垂体）

しくみとはたらき

ホルモンとは
血液中に分泌され，目的の部位に運ばれて作用する物質の総称。

内分泌とは
ホルモンは体内（血管内）に分泌されるため，ホルモンの分泌は内分泌とよばれる。一方，消化管や肺など体外につながる部位への分泌は外分泌とよばれる。

fT4
fT4はfree T4ともよばれる。

上皮小体の名称
上皮小体は副甲状腺とよばれることもある。

●甲状腺

甲状腺は頚部に位置する臓器で，左右にひとつずつ存在する（図9-1）。

甲状腺からはおもにサイロキシン（T4）が分泌され，体内のさまざまな細胞にとりこまれる。この後，T4はトリヨードサイロニン（T3）に変換されて作用する。このとき，実際に細胞内にとりこまれるのは蛋白に結合していないT4，すなわち遊離サイロキシン（fT4）である。甲状腺ホルモンは，生体の代謝機能に対して非常にさまざまな作用をもち，作用部位も全身にわたっている。

これらの作用により，体温の調節，体の成長，糖・蛋白・脂質代謝，心臓の代謝，皮膚の代謝などが正常に保たれている。また，甲状腺からはそのほかにもカルシトニンというホルモンが分泌されており，その名前からわかるようにカルシウム代謝に重要な役割を担っている。カルシウム代謝については次の「上皮小体」で紹介する。

●上皮小体

上皮小体は甲状腺の表側と裏側に左右2個ずつ存在する，計4個の内分泌器官である

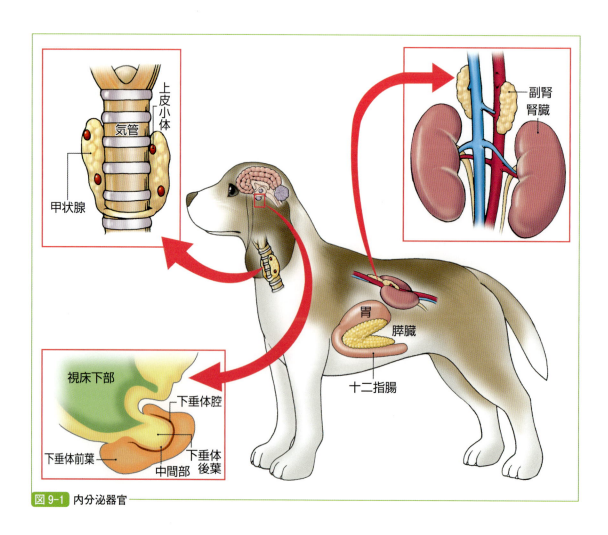

図9-1 内分泌器官

（図9-1）。

上皮小体からは上皮小体ホルモン（PTH）が分泌され，カルシトニンとともにカルシウム代謝のためにはたらいている。カルシウムは生体には欠かせない元素であり，体内ではおもに骨や歯に存在する。血中に存在するカルシウムはそのごく一部にすぎないが，血中カルシウム濃度は生体の代謝に非常に大きな影響を与えている。そのため上皮小体からのPTHや甲状腺からのカルシトニンなどのホルモン分泌，そしてビタミンDの作用により，血中カルシウム濃度は狭い範囲内で厳密に調節されている。PTHは血中カルシウム濃度を増加させ，逆にカルシトニンは血中カルシウム濃度を低下させる。これらのホルモンによるカルシウム濃度の調節としては，骨におけるカルシウム交換の調節，消化管におけるカルシウム吸収の調節，そして腎臓における尿へのカルシウム排泄の調節など，さまざまな機序が知られている。

●副腎

副腎は腎臓の頭側に左右1個ずつ存在する（図9-1）。

副腎は外側から皮質，髄質にわかれており，それぞれが固有のホルモンを分泌している。副腎皮質からはコルチゾール，アルドステロン，アンドロゲンなどのホルモンが分泌され，副腎髄質からはアドレナリンやノルアドレナリンといったカテコラミンと総称されるホルモンが分泌される。

コルチゾールは副腎から分泌されるホルモンの代表格であり，副腎皮質ホルモンといえば通常はコルチゾールを含む糖質コルチコイドのことを指す。一方，アルドステロンは電解質コルチコイドとよばれるグループに含まれる。コルチゾールをはじめとした糖質コルチコイドは，エネルギー代謝の調節，免疫反応の調節にかかわっており，治療薬としても炎症の抑制や免疫抑制のために広く使用されている。アルドステロンをはじめとした電解質コルチコイドは，その名のとおり電解質（ナトリウム，カリウムなど）や体液調節のためにはたらいており，おもに腎臓に作用してナトリウムを再吸収し，カリウムを排出する作用をもっている。アンドロゲンは雄性ホルモンのひとつであり，雄ではおもに精巣から分泌される。ただし，性別にかかわらず副腎皮質からも分泌されている。

副腎髄質から分泌されるアドレナリンとノルアドレナリンは，ともにカテコラミン受容体を介して効果を発揮するため，作用はお互いに似ている。その作用は「闘争か逃走か」という言葉で表現されるように，血圧を増加させ，エネルギー消費を亢進し緊急事態にそなえるという役割をもつ。そのため，これらのホルモンは救急救命時の治療薬としても使用されている。

●膵臓

膵臓は胃〜十二指腸の尾側に存在する臓器である（図9-1）。

血糖値の調節に最も重要な内分泌器官として知られる。膵臓はランゲルハンス島（膵島）とよばれる内分泌腺組織（図9-2）からインスリンやグルカゴンをはじめとしたホルモンを血中に分泌する内分泌器官であると同時に，各種の消化酵素を十二指腸に分泌する外分泌器官でもある。血液中の糖（グルコース）は，動物が活動するために最も重要なエネルギー源である。そのため血糖値は食事をすることで多少の変動はみられるが，多くのホルモンが関与することで厳密にコントロー

副腎とストレスの関係
ストレスの負荷がかかると，副腎からコルチゾールやアドレナリンが過剰に分泌される。これは生体の防御反応であり，ストレスに抵抗するためにはたらく。とくに臆病な猫では来院時のストレスによってこれらのホルモンが分泌され，血糖値の増加を引きおこすことがある。

ランゲルハンス島という名前の由来
発見者であるドイツ人医師のパウル・ランゲルハンス（Paul Langerhans）の名前から名づけられた。膵臓の中に細胞塊が島のように浮かぶ様からこのようによばれている。

膵臓の外分泌器としての役割
膵臓の外分泌器官としてのはたらきは下部消化器系の項でとり上げる（p.123を参照）。

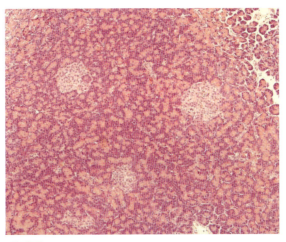

図9-2 膵臓のランゲルハンス島

側注

性腺刺激ホルモン
ゴナドトロピンともよばれる。おもな性腺刺激ホルモンには黄体形成ホルモンや卵胞刺激ホルモンなどが挙げられる。

成長ホルモン
直接，またはインスリン様成長因子（IGF-1）を介して，骨や筋肉の成長を促すほか，体内の代謝を調節する。

プロラクチン
乳腺刺激ホルモンともよばれる。乳汁の産生や分泌を促進する作用をもつ。

バソプレシン
分泌は下垂体からであるが，合成されるのは視床下部である。腎臓にはたらいて水の再吸収を促し，尿の産生を低下させるほか，血管を収縮させ，血圧を増加させる作用がある。

オキシトシン
バソプレシンと同じく，視床下部で合成され，下垂体後葉から分泌される。このホルモンは分娩時の子宮収縮のほか，乳汁分泌にはたらく。

ネガティブフィードバック
負のフィードバックともよばれる。反対はポジティブフィードバック（正のフィードバック）であり，一部の性ホルモンなどでみられる。

血液検査項目
検査項目の詳細はp.292の血液検査項目一覧を参照。

ルされている。インスリンは肝臓でのグルコース産生（糖新生）を抑制し，血中のグルコースを細胞内にとりこませる作用をもち，血糖値を強力に低下させる。グルカゴンは肝臓でのグルコース産生を上昇させるとともに，インスリンの作用を阻害して血糖値を上昇させる。グルカゴンのほかにも成長ホルモンやアドレナリン，コルチゾールなど多くのホルモンが血糖値を上昇させる目的ではたらくのに対し，インスリンほど血糖値を強力に低下させるホルモンはほかにはない。

🟢 視床下部・下垂体

生体内には多くの内分泌器官が存在するが，それらのはたらきを調節しているのが視床下部・下垂体（図9-1）である。視床下部は間脳の一部であり，自律神経のはたらきを直接調節する中枢神経系であると同時に，ホルモン分泌を行う内分泌器官でもある。

視床下部からは副腎皮質刺激ホルモン放出ホルモン（CRH），甲状腺刺激ホルモン放出ホルモン（TRH），成長ホルモン放出ホルモン（GHRH），性腺刺激ホルモン放出ホルモン（GnRH）などが分泌される。これらはおもに，すぐ近くに存在する下垂体に作用し，ホルモン分泌を促すためのホルモンを分泌させる。

下垂体は視床下部のすぐ腹側に位置し，構造的に前葉，中葉，後葉にわけられる。下垂体前葉からは副腎皮質刺激ホルモン（ACTH），甲状腺刺激ホルモン（TSH），性腺刺激ホルモン，成長ホルモン，プロラクチンなどのさまざまなホルモンが分泌される。また，下垂体後葉からは抗利尿ホルモン（バソプレシン）などが分泌される。性腺刺激ホルモン，プロラクチンは生殖器にはたらき，性周期や妊娠の維持などに重要である。成長ホルモンはその名のとおり成長を促すホルモンであり，動物でも成長期に活発に分泌される。

● 視床下部－下垂体－甲状腺および視床下部－下垂体－副腎の関係

甲状腺および副腎皮質からのホルモン分泌（甲状腺ホルモンとコルチゾール）は，視床下部－下垂体による調節が非常に重要である（図9-3）。各種の刺激ホルモンにより下流のホルモン分泌が促進されるだけでなく，分泌されたホルモンによって上流の刺激ホルモンが抑制される。この抑制のことを，ネガティブフィードバックとよんでいる。このように複雑な調節が行われることで，適切なホルモン分泌が維持され，生体の代謝が正常に保たれている。

おもな検査

🟢 視診

内分泌疾患ではさまざまな症状があらわれるが，その中には特徴的な外見の変化がおこる疾患もある。たとえば甲状腺機能低下症では胴体や尻尾の脱毛，色素沈着，「悲しそうな表情」などがみられるほか，副腎皮質機能亢進症でも胴体の脱毛や皮膚が薄くなることなどが特徴的である。このような皮膚や被毛の異常は飼い主によって気づかれたり，健康診断時に発見されたりすることで，内分泌疾患が診断されることが少なくない。

● 血液検査

内分泌疾患は体内で分泌されるホルモンの異常によっておこる。そのため，血中のホルモン濃度をしらべることは内分泌疾患の診断にとって非常に重要であり，臨床症状や身体検査に加えて，各疾患に特徴的なホルモン濃度異常を検出することができれば内分泌疾患を確定診断することができる。

たとえば，甲状腺の疾患（機能亢進症および機能低下症）では，甲状腺ホルモンであるT4，fT4や，甲状腺ホルモン分泌にかか

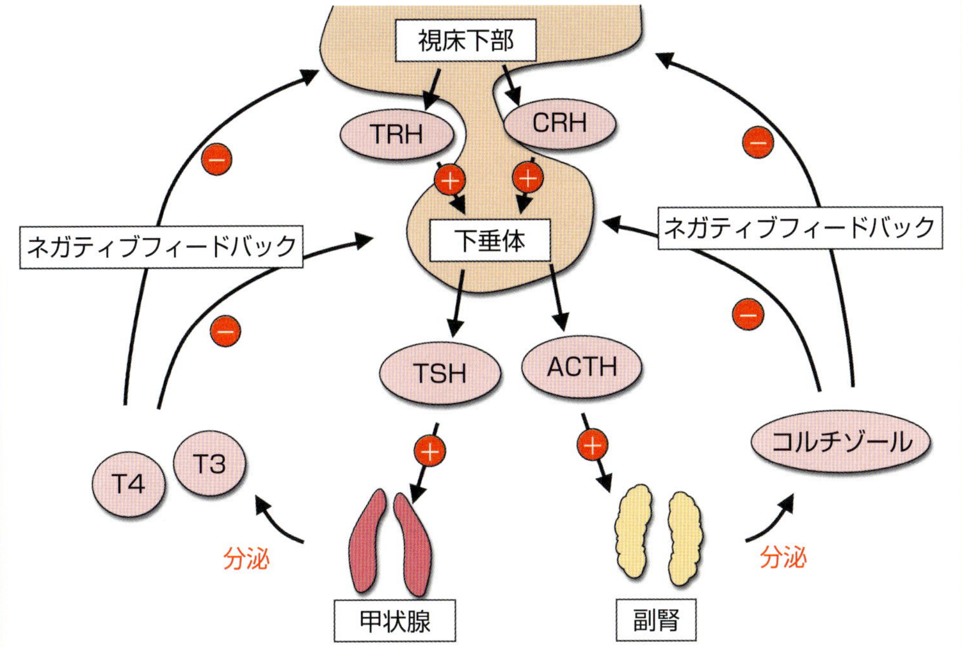

内分泌系

図9-3 視床下部－下垂体軸
甲状腺と副腎は，視床下部と下垂体からのホルモン分泌によって調節されている。ホルモン分泌が増えた場合には「ネガティブフィードバック」によって視床下部と下垂体からの刺激ホルモン（TSHやACTHなど）の分泌が抑制され，血中ホルモン濃度が一定に保たれるしくみとなっている
TRH：甲状腺刺激ホルモン放出ホルモン，TSH：甲状腺刺激ホルモン，T4：サイロキシン，T3：トリヨードサイロニン，CRH：副腎皮質刺激ホルモン放出ホルモン，ACTH：副腎皮質刺激ホルモン

わる甲状腺刺激ホルモン（TSH）の測定などを行うこととなる。また，副腎疾患（機能亢進症および機能低下症）では，副腎ホルモンであるコルチゾールや副腎皮質ホルモン分泌にかかわる副腎皮質刺激ホルモン（ACTH）の測定が行われる。

さらに，合成ACTH製剤を注射し，その後のコルチゾール濃度の増加をしらべるACTH刺激試験といった刺激試験がある。この方法を用いることで，単純にホルモン濃度を測定するよりも，より感度の高い結果を得ることが可能となる。

●画像検査

内分泌疾患では内分泌臓器の破壊や腫瘍化がおこっていることがあるため，内分泌臓器の形態の異常をしらべることが重要である。

副腎，膵臓，甲状腺，上皮小体については超音波検査が，下垂体についてはCT検査やMRI検査が適用される。画像検査で異常がみられた場合，その他の検査とあわせて評価し，その異常が内分泌異常を引きおこしているのかどうかについて検討する。

●尿検査

糖尿病では，その名のとおり尿中に糖（グルコース）がでてくる（尿糖）。そのため，尿での糖の検出は糖尿病の診断に非常に重要であり，血液検査のように動物にストレスを与えることなく，簡単にできる検査である。また，状態の悪い糖尿病の動物では，尿中にケトン体が検出されることがある。これは重要な所見であるため，尿糖だけではなくケトン体の有無にも注目する必要がある。

🐾 尿糖の評価
血糖値が約200 mg/dLを超えると，腎臓での糖の再吸収が間にあわなくなって尿糖として排泄されてしまう。糖尿病以外にも高血糖を示す病気（膵炎など）では尿糖が陽性となることがある。

代表的な疾患

内分泌は複雑な調節によって体内の代謝をコントロールしている。そのため、ホルモン分泌に異常を来すと全身の代謝に異常がおこり、内分泌疾患としてあらわれる。多くの場合、内分泌疾患の原因はホルモン分泌の不足によるもの（甲状腺機能低下症、副腎皮質機能低下症、糖尿病、上皮小体機能低下症など）か、あるいはホルモン分泌の過剰によるもの（甲状腺機能亢進症、副腎皮質機能亢進症、インスリノーマ、上皮小体機能亢進症など）である。

●甲状腺機能低下症

甲状腺機能低下症は甲状腺ホルモンの欠乏が原因でおこる疾患で、おもに犬でみられる。

よくみられる症状は体重の増加、皮膚炎、脱毛（胴体や尻尾）、活動性の低下、徐脈などであり、「悲しそうな表情」がみられることが有名である。尻尾はまったく被毛がなくなってしまうこともある（ラットテール）。この疾患はゆっくりと症状が進行し、皮膚症状が治りにくいことが問題となることが多い。一度わるくなった甲状腺はもとに戻ることはないが、欠乏した甲状腺ホルモンをホルモン製剤で補ってあげることで、健康な犬と変わりなく生活を送ることができる。

●副腎皮質機能亢進症（クッシング症候群）

副腎皮質機能亢進症は副腎皮質からのコルチゾール分泌が亢進した状態であり、おもに犬でみられる。

コルチゾールの過剰によって、皮膚炎、脱毛、皮膚が薄くなるなどの皮膚症状があらわれるほか、多飲・多尿、腹囲膨満などがみられることが多い。副腎皮質機能亢進症には、下垂体にできた腫瘍（下垂体腫瘍）により副腎皮質刺激ホルモン（ACTH）の分泌が増加するためにおこる下垂体性副腎皮質機能亢進症と、副腎腫瘍によるコルチゾール分泌亢進に伴うものがある。

治療には副腎におけるコルチゾール分泌を抑えるための内科療法のほか、下垂体や副腎の腫瘍を切除する外科療法がある。また、副腎皮質ホルモンは内分泌系の疾患の治療に限らず広く治療に用いられている。そのため、長期間にわたり多量に投薬することで医原性副腎皮質機能亢進症をおこす場合がある。

●甲状腺機能亢進症

甲状腺機能亢進症は甲状腺ホルモンの過剰

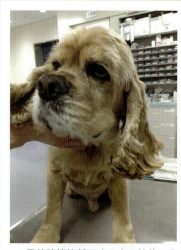 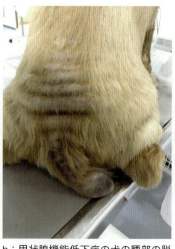 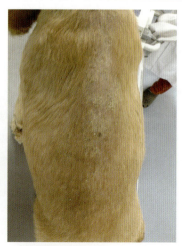

a：甲状腺機能低下症の犬の外貌。悲しそうな表情がみられる

b：甲状腺機能低下症の犬の腰部の脱毛。皮膚の肥厚、色素沈着、ラットテールがみられる

c：甲状腺機能低下症の犬の背部の脱毛。全体に被毛が薄く、脂っぽい（脂漏）

図9-4 甲状腺機能低下症の症例

が原因でおこる疾患で，おもに猫でみられる。

甲状腺ホルモンは代謝を活発にするホルモンであるため，過剰な状態になると，よく食べるのに痩せてくる，性格が攻撃的になる，多飲・多尿，頻脈などの症状があらわれる。

甲状腺機能亢進症の猫では，治療後の経過において腎臓の機能が大きくかかわってくる。そのため，この疾患の治療中の猫では腎臓の機能をしっかりと評価することが必要となる。治療には甲状腺ホルモンの合成を抑えるための薬物療法，同じく甲状腺ホルモン合成を抑えるための食事療法（ヨウ素制限食），そして大きくなった甲状腺を切除する外科療法がある。

● 糖尿病

糖尿病は膵臓からのインスリン分泌が低下して血糖値が上昇する疾患で，犬でも猫でもみられる。

糖尿病で多くみられる症状は，多飲・多尿，食欲の亢進と体重の減少，白内障（犬のみ，図9-7）である。治療として，インスリンを注射で補ってあげることで血糖値を低く維持することができる。基本的に，犬では生涯にわたりインスリン投与が必要となる。しかし，猫ではインスリンを分泌する能力が残っている場合があり，しばらく治療しているとインスリン注射の必要性がなくなる場合もある。

糖尿病の治療で重要なポイントは血糖値を下げすぎないことである。この低血糖の症状（元気の低下，体のふるえ）がみられた場合の対処（糖液をなめさせるなど）については，飼い主によく知ってもらう必要がある。また，飼い主にかかる負担（毎日の注射，食事の管理など）が大きい疾患であるため，動物病院のスタッフによるサポートが非常に重要である。

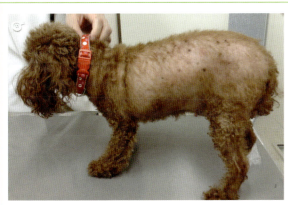
a：副腎皮質機能亢進症の犬の外貌。体幹部の被毛が全体的に薄く，膿皮症の跡として斑状の色素沈着が散在している

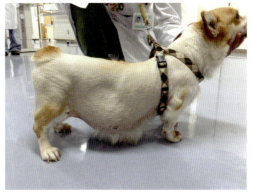
b：副腎皮質機能亢進症の犬でみられた腹囲膨満。本症例では毛刈り後に発毛がみられないことも特徴的である

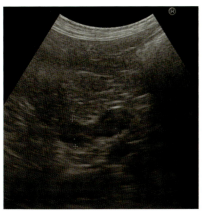
c：腫大した副腎の超音波検査画像

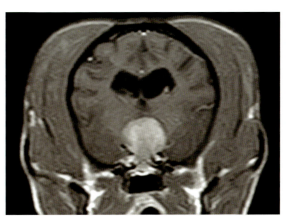
d：下垂体腫瘍のMRI画像

図9-5　副腎皮質機能亢進症の症例

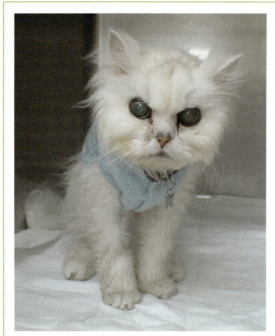

a：被毛粗剛がみられる

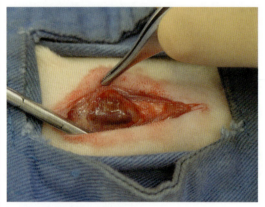

b：甲状腺を切除する手術

図 9-6 甲状腺機能亢進症の症例

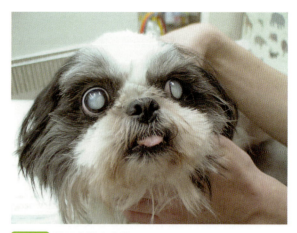

図 9-7 糖尿病性白内障

内分泌系

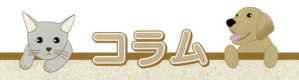

コラム

肥満は糖尿病治療の大敵！

　私はまるまると太った猫が大好きである。とくに肥満のトラ猫などは後ろからみると、まるでスイカのようで、みているだけで癒されるような心地になるのは私だけだろうか？

　ところが肥満は健康にはよくないので、このような重度肥満の猫ちゃんには減量を勧めないといけないのはつらいところである。とくに糖尿病では、肥満によってインスリンの注射が効きにくくなってしまい、血糖値の管理が難しくなることがある。糖尿病になると健康なときよりも食欲がでてくるので、理想体重を維持するのはなかなか難しいのである。おねだりされるとついついおやつをあげてしまうのが人情であるが、間食は肥満のもとになるだけでなく、直接血糖値を上げてしまう可能性もある。「おやつはダメですよ」と飼い主に伝えることは簡単であるが、実行してもらうのは難しいものである。飼い主の中には、獣医師には（怒られそうだから…）話しにくい、という方もいるので、動物看護師はよい相談役になってあげてほしい。

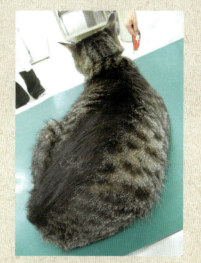

写真1　糖尿病の肥満猫。太りすぎは要注意！

動物看護師のおしごと

　内分泌疾患の診断において動物看護師の最も重要なしごとは、適切なホルモン濃度の測定である。内分泌疾患の診断は血中ホルモン濃度に頼る割合が多く、この測定が正確でなければ直接誤診につながってしまう。血中ホルモン測定は動物看護師に任されることも多いため、測定に関して獣医師から信頼される動物看護師を目指して頑張ってほしい。

■ホルモン濃度測定における留意点

　血中ホルモン濃度は院内で測定する場合（図9-8）と、検査機関に外注する場合（図9-9）とがある。院内でホルモン濃度を測定する場合、ホルモン濃度測定用の機器の操作に習熟する必要がある。そして、常に正確な測定ができるよう定期的に校正作業（測定が正確に行われるように点検や調整をすること）を行うなど、動物看護師が果たす役割は大きい。

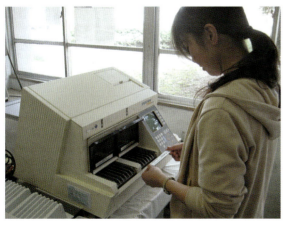

図9-8　院内機器による血中ホルモン濃度の測定

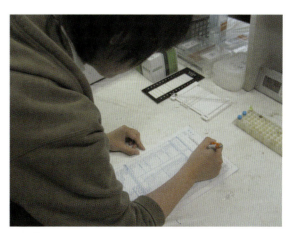

図9-9　外部検査機関への血中ホルモン濃度測定依頼

一方，検査センターに測定を依頼する場合には以下の理由によって適切な方法を選択し，場合によっては獣医師に指示しなければならない。

- 必要な検体の種類（血清または血漿か），検体の量，提出用の容器などは測定するホルモンによって異なってくる
- 上記の内容は依頼する検査センターによって異なる場合がある

このように，動物看護師は多様な検体提出方法についてよく知っておく必要がある。また，検体を室温に放置すると，正確な測定ができなくなるホルモンも多いので，検体のとり扱いにも十分に気を配る必要がある。血清や血漿を分離した後は，速やかに検体を冷蔵または冷凍保存するようにする。検体をいい加減にとり扱っていては，内分泌疾患を正しく診断することはできない。

■血中ホルモン濃度・検査値のみかた

多くの内分泌疾患は血中ホルモン濃度が異常に高い，または異常に低いことにより発生する。測定した血中ホルモン濃度を正しく解釈し，正しく病気を診断しなければならない。その際，測定の方法や依頼先の検査機関によって血中ホルモン濃度の基準値が異なる場合，また，単位（µg/dL など）が異なる場合があるため，各病院で利用している検査法の基準値や単位について把握しておく必要があるだろう。表9-1 に血中ホルモン濃度の基準値と単位の例を記載するので参考にしてほしい。

表9-1 血中ホルモン濃度の基準値の例

項目	単位	基準値	
		犬	猫
T4	(µg/dL)	1.1〜3.6	0.6〜3.9
fT4	(ng/dL)	0.5〜3.0	0.7〜2.1
TSH	(ng/mL)	0.08〜0.32	0.03〜0.28
コルチゾール	(µg/dL)	1.0〜7.8	0.9〜7.1
ACTH	(pg/mL)	5〜36	4〜36
インスリン	(ng/mL)	0.27〜0.65	0.27〜0.69

生殖器系（雄性・雌性生殖器）

第1章-10

しくみとはたらき

生殖器は，生殖腺（生殖巣）と副生殖器からなる（表10-1）。生殖腺は雄では精巣，雌では卵巣のことであり，雄雌の生殖子，すなわち精子と卵子を産生する器官である。また生殖腺は，副生殖器の形態や機能を支配するためのホルモンを分泌する内分泌器官であり，繁殖にとって重要な器官である。副生殖器は，生殖道，副生殖腺および外部生殖器からなり，生殖子の排出または進入の通路であるとともに，交尾器としての機能を果たす器官である。また，雌では受精，胚～胎子の発育および分娩を行う器官である。

●雄（図10-1, 2）

精巣は，腹腔内の左右腎臓後方の卵巣とほぼ同様の位置で発生し，胎生期から出生後の発育経過とともに，腹腔内から鼠径管および鼠径部皮下（鼠径輪）をとおって陰嚢内の位置に向かって移動を行う。この過程を精巣下降という。犬も猫も生まれた直後には精巣はまだ腹腔内（犬では内鼠径輪付近）に存在しており，陰嚢内への精巣下降が終了するのは犬では生後約30日，猫では生後約20日である。ただし，大型犬，発育不良の子犬や子猫，または特定の犬種（コリー，シェットランド・シープドッグなど）では精巣下降の完了が遅れることが知られている。

精巣は精子を産生する能力をもっており，これを造精機能という。また，精巣は内分泌器官でもあり，精巣間質にあるライディッヒ細胞という細胞から雄性ホルモン（アンドロゲン）を分泌する。アンドロゲンは副生殖器の発達に関与したり，雄の二次性徴を発現するほかに，精子形成にも関与している。また精子形成には，性ホルモンが必要であるほか，体温よりも低い温度条件が必要となる。

そのため，陰嚢内は陰嚢壁（陰嚢壁の厚さを変える），精巣挙筋（精巣の位置を変える）および精索内の血管のはたらきによって，体温よりも4～6℃位低い温度に保たれている。したがって，鼠径部もしくは腹腔内に精巣が存在する（潜在精巣）場合は，高い温度環境にあるため，精子形成を行うことができない。

精子は，精巣の中にある精細管という部分でつくられる。生まれたときには精細管の中は精子のもととなる精粗細胞とその細胞を支持・保護しているセルトリ細胞だけが存在しているが，性成熟とともに精粗細胞が分裂を開始し，精母細胞，精子細胞を経て，精子が形成される。この過程を精子形成過程という。精巣で形成された精子はまだ運動性や受精能力をもっていない未熟な状態であるが，精巣上体という管腔を通過する間に受精能力を獲得して成熟し，精巣上体尾部に一時的に貯蔵され，射精時に精管をとおって副生殖腺液と混合して尿道口から外に排出される。雌の繁殖季節にあわせて精巣の大きさが変化し，季節によって造精機能を調節している動物もいる（例：タヌキ）が，雄犬および雄猫の造精機能は1年中をとおして大きな変化はみられない。

射精された精液は精子と精漿からなる。この精漿の主成分は副生殖腺からの分泌液である。牛や豚などの家畜の副生殖腺は精嚢腺，前立腺および尿道球腺からなるが，犬では前立腺のみ，猫では前立腺と尿道球腺を副生殖腺として有する。犬の前立腺は動物の中でも非常に発達しており，膀胱の後方に尿道を囲むように左右の葉にわかれて存在する。犬の前立腺は加齢とともに肥大するが，去勢をすることによって縮小する（アンドロゲンに依

精子の大きさと形態
精子の大きさは，動物種によって異なるが，頭長6～9μm，全長でも50～100μmと小さい（1μmは1mmの1/1,000）。それに対して，卵子は精子より大きく，直径150～200μmである。また，犬の精子の頭部の形態は扁平な卵円形であるが，猫の精子は先端が少し尖っているなど，動物種によって若干異なっている。

精巣下降の時期
精巣下降完了の時期は動物種によって異なることが知られているが，他の動物に比較すると犬は遅い。最も早いのは，牛・山羊・めん羊のような反芻動物で，胎生期に終了するため（胎齢3カ月ごろ），生まれたときに精巣は陰嚢内に存在する。

去勢による前立腺への影響
犬の前立腺は加齢とともに肥大するため，高齢になると前立腺肥大症を発症しやすく，さまざまな症状を示すことがある。去勢を行った動物では良性の前立腺肥大はおこらないが，前立腺癌は発症する可能性があるため，注意が必要である。

雄の二次性徴
雄の二次性徴とは，雄性ホルモンの分泌の開始とともにあらわれてくる特徴のことで，精巣が腫大し，精子を産生し，射精が可能となる状態のことをいう。また，雌に対して興味を示して行う交尾行動（マウンティング，腰ふり行動）や尿のマーキング行動（スプレー）もおこる。マウンティングは，人やおもちゃに対して行うこともある。また，より筋肉質な体つきになるほかに，ライオンのたてがみや鶏のとさかなどと同様に，猫では陰茎の棘が顕著になることが雄の二次性徴の特徴である。

表 10-1 生殖器の分類

生殖器		雄	雌
生殖腺（生殖巣）		精巣	卵巣
副生殖器	生殖道	精巣上体，精管，尿道	卵管，子宮，腟
	副生殖腺	精嚢腺，前立腺，尿道球腺	子宮腺，大前庭腺，小前庭腺
	外部生殖器	陰茎	腟前庭，陰門

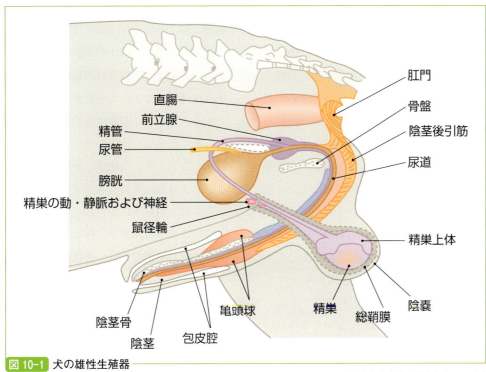

図 10-1 犬の雄性生殖器

最新家畜臨床学，朝倉書店より改変

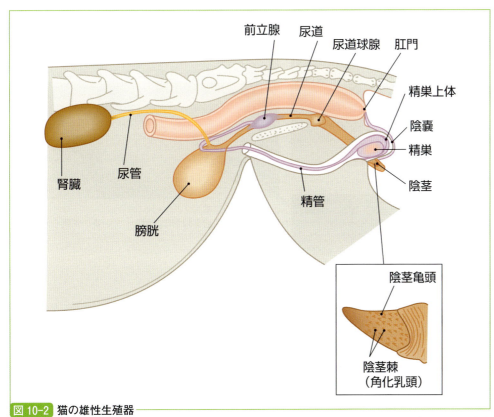

図 10-2 猫の雄性生殖器

臨床繁殖学マニュアル，文永堂出版より改変

陰茎骨の有無
陰茎骨は，猫や犬を含む食肉目のほかに，サルなどの霊長目にも存在することが知られている。ただし，人は陰茎骨をもっていない

犬と猫における交尾様式
猫（p.175）と犬（p.178）のコラム参照。

野生猫科動物の陰茎の形態
ライオン，チーターなどの大型猫科動物，またはツシマヤマネコなどの小型猫科動物においても，大きさは違うが陰茎の形態は猫とほぼ同様であり，その表面には陰茎棘が存在する。

存しているため）。これに対して，猫の前立腺は小さく，加齢に伴って前立腺が肥大することはない。また猫の尿道球腺は，骨盤付近の尿道に一対存在している。これら両副生殖腺の分泌液は，精子の代謝や運動性，生理的緩衝剤として関与している。

犬の陰茎には陰茎骨があるため，勃起する前からやや硬い。そのため勃起前に雌の腟内へ陰茎を挿入することが可能であり，挿入後に完全に勃起をする。この現象を遅延勃起という。陰茎骨の周囲は陰茎海綿体でおおわれており，ここに血液が流入することで勃起してさらに硬く，腫大する。陰茎の基部には亀頭球という特徴的なふくらみがあり，交尾時に雌犬の腟に陰茎が挿入された後に完全な勃起がおこり，この亀頭球がふくらむことで腟から抜けにくくなる。この状況をコイタルロックという。そして，勃起が収まると交尾が解除される。この時間は約10〜45分であり，この間，射精が行われている。

猫の陰茎は約1〜1.5 cm程度の大きさ（図10-3a）で，犬と同様，陰茎骨が存在するが小さい。陰茎の形態は三角錐状で，陰茎の周囲にはとげのような突起物（陰茎棘，角化乳頭）がある。この突起物は雄性ホルモン依存性であり，去勢を行った場合は消失する（図10-3b）。猫の陰茎は勃起しても，大きさの変化は軽度である（図10-3c）。

●雌（図10-4〜7）

雌の生殖器（表10-1）である卵巣，卵管および子宮は，それぞれの間膜（卵管間膜，子宮広間膜）によって腹膜からつり下げられている。卵巣は，腎臓後方の腹腔の背側に左右一対で存在し，胎生期からその位置はほぼ移動しない。また，卵巣は腎臓側にある卵巣提索，子宮側にある固有卵巣索という靱帯により位置が固定されている。卵管は薄い間膜の中に含まれ，卵巣を包むように存在する細長い蛇行した管である。卵管の後方は子宮と結合しており，子宮頚管を境にして腟へと移行し，外陰部へとつながっている。猫では腟の一部（外陰部から約2 cmの部分）がせまくなっており，偽頚管を形成している。

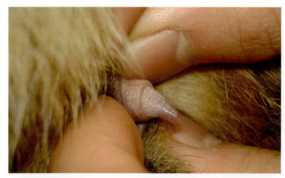

a：正常時の陰茎

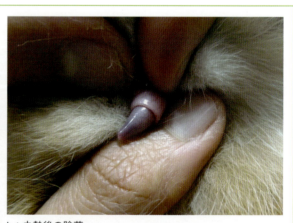

b：去勢後の陰茎
陰茎表面の陰茎棘がほぼ消失しているのが明らかである

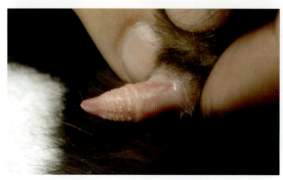

c：勃起時の陰茎
完全に勃起をしても陰茎の大きさはそれほど変わらないのが特徴である

図10-3 猫の陰茎

卵巣の形態は楕円形かつ扁平であるが、卵胞または黄体が形成されることによって大きくなり、形態がさまざまに変化する。猫を含む一般の動物の卵巣は、卵管の卵巣側の端にある漏斗状の卵管采によっておおわれており、排卵された卵子を捉えて卵管内に誘導できるような構造となっている。これに対して、犬の卵巣は卵巣・卵管の間膜、卵管および脂肪によって完全におおわれた袋状の形態を形成し（これを卵巣囊という）、一部だけがスリット状に腹腔と通じている。このスリットの部分に卵管采が存在し、犬の卵管采

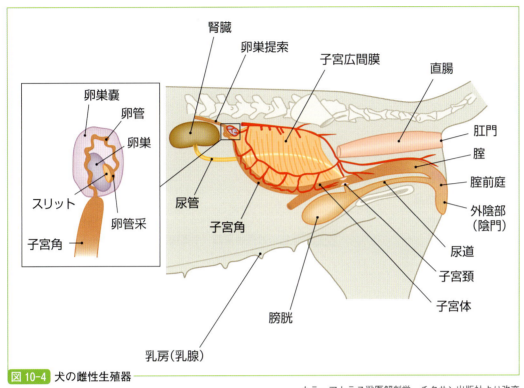

図10-4 犬の雌性生殖器

カラーアトラス獣医解剖学，チクサン出版社より改変

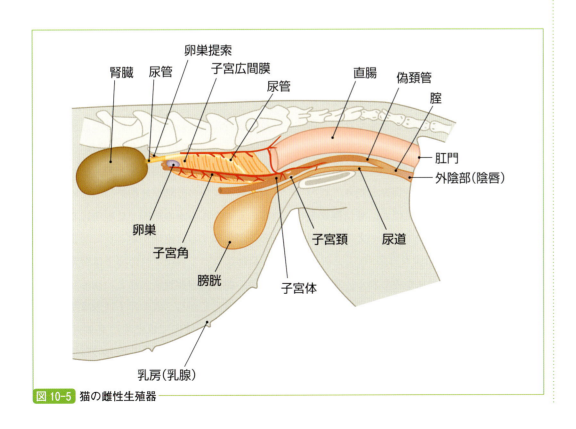

図10-5 猫の雌性生殖器

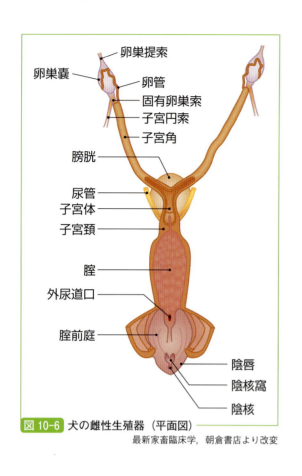

図10-6 犬の雌性生殖器（平面図）
最新家畜臨床学，朝倉書店より改変

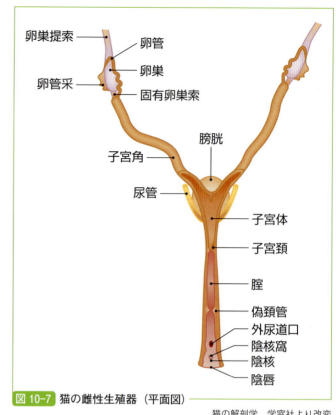

図10-7 猫の雌性生殖器（平面図）
猫の解剖学，学窓社より改変

原始卵胞

原始卵胞とは卵子をつくる基となるもので，胎生期からもっており，やがて成長とともに数が少なくなっていく。人では，胎生期に600万〜700万個あったものが，生まれるころには200万個となり，初潮を迎えるころには20万〜30万個に減少する。さらに，50歳ごろには1,000個以下となり，卵巣機能が停止して，閉経となる。犬では，生まれるころには約70万個，性成熟時期には約35万個に減ってしまうことが報告されているが，寿命が来るまでの間に人のように原始卵胞が枯渇をして，卵巣機能が停止してしまうことはないようである（閉経がない）。

交尾排卵動物

猫のほかに，ウサギやフェレットも交尾排卵動物である。ただし，最近では自然排卵する猫もいるようであるが，その機序についてはまだ明らかにされていない。

は漏斗状でなく海綿状を呈している。排卵の時期が近くなると，卵管采が腫大しスリットを閉じて卵巣嚢内に漿液が貯留し，漿液とともに排卵した卵子を腹腔内へ逃すことなく卵管内に誘導している。したがって開腹手術時もしくは不妊手術で摘出した後は，猫の卵巣は肉眼でみることができる一方，犬の卵巣は卵巣嚢に包まれているため直視下でみることはできない。

性成熟期に達すると卵巣にある未熟な卵胞（原始卵胞）が発育を開始し大きくなり，卵胞ホルモン（エストロゲン）を分泌するようになる。エストロゲンは雌の副生殖器の発育，増殖およびその機能を促進したり，雌の二次性徴を発現したりするほか，発情徴候を発現するためにはたらいている。犬の発情徴候としては，外陰部の腫大（図10-8），外陰部からの出血および頻尿がみられる。猫では独特な鳴き声，人にすり寄るおよびローリングなどの行動の変化がみられる。犬では卵胞が完全に成熟すると，下垂体から分泌されるホルモン（黄体形成ホルモン：LH）の一過性の分泌（LHサージ）により，排卵がおこ

る（自然排卵）。しかし，猫ではこのLHサージは交尾によって誘起されるため，交尾がないと排卵はおこらず，成熟した卵胞は排卵されずにやがて閉鎖してしまう（交尾排卵）。

排卵後の卵胞には黄体が形成され，黄体から黄体ホルモン（プロゲステロン）が分泌される。犬では，排卵後のプロゲステロンの分泌は妊娠の有無にかかわらず約2カ月間続く。これに対し，猫のプロゲステロンの分泌は妊娠時には妊娠期間中（約2カ月間）持続するが，不妊の場合は40日前後で終了する。犬では妊娠の全期間をとおして，このプロゲステロンの分泌が妊娠維持のために必要であり，なんらかの原因で妊娠中にこのホルモンが欠如すると流産がおこってしまう。

排卵によって放出された卵子は卵管に入った後，卵管内の卵管膨大部という部分で受精がおこる。しかし，犬の卵子は未成熟な状況で排卵され卵管内で成熟する必要があるため，受精は卵管膨大部より後方の卵管峡部でおこる。受精した卵子は，卵管をさらに下降して分割・発育し，やがて子宮に入りさらに

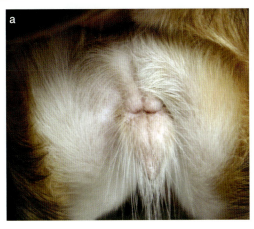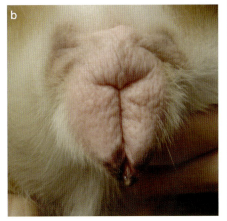

図 10-8 未成熟な犬の外陰部（a）と発情時の犬の外陰部（b）
性成熟を迎えていない犬の外陰部（a）は、未成熟で非常に小さいが、性成熟に達して発情がくると卵巣（卵胞）から分泌されるエストロゲンの作用によって外陰部が腫大して大きくなる（b）

発育を続けて子宮内に着床する。

子宮は左右 2 つの子宮角とそれがあわさった子宮体からなっており、双角子宮に分類される。犬や猫では左腎臓がやや後方に位置しており、卵巣の位置も右より左が後方に位置しているため、右の子宮角に対して左の子宮角がやや短い。

乳房の数は犬では 5 対、猫では 4 対存在するが、個体によってその数に若干の差がみられる。

おもな検査

●視診

生殖器のうち外観から異常がわかるのは、雄では陰嚢（精巣）および陰茎（包皮）である。外傷の有無や形態異常のほか、陰嚢の中に精巣が 2 つあるかどうかについても確認する。雌では外陰部（陰唇）の異常が視診でわかる。外陰部の大きさおよび形態を観察し、外陰部から異常な分泌物がでていないかどうかを確認する。ただし、犬では発情徴候のひとつとして外陰部の腫大および外陰部からの出血がみられるため、正常な発情とみわける必要がある（図 10-8）。

卵巣や子宮は外観からみることはできないが、腫大した卵巣腫瘍、正常な妊娠または子宮に液体が貯留する子宮疾患（子宮蓄膿症、子宮水症など）がある場合には、腹部膨満がみられることがある。したがって、腹部のふくらみを視診によって観察し、異常がないかを確認することが必要である。そのほか、視診によって雌、雄ともに乳腺の異常を確認する。

●触診

雄では、陰嚢内の精巣の有無および形態を触診によって確認する（図 10-9）。また、潜在精巣のうち鼠径部に存在する場合は触診によって精巣を確認できる（図 10-10）。これら精巣の腫大もしくは萎縮により左右で大きさが異なる場合、形態的な不形、または全体的／一部に硬結がみられる場合は異常所見である。また、触診時にいたみの有無についてもしらべる。

雌では、おもに乳腺腫瘍を確認するために乳房を触診することが多い。硬結した腫瘤を確認した場合には本疾患が疑われる。また中〜大型犬では、外陰部の中に異常がみられるかどうかを触診することが可能である。ただし、指で触れることが可能な部分（約

雌の二次性徴
雌の二次性徴とはさまざまな性ホルモンの影響を受けて、卵巣、子宮、腟などが妊娠可能な状態に発育することをいう。卵巣に成熟卵胞ができ、その中で発育した卵子を排卵できるようになる。また、卵胞ホルモンおよび黄体ホルモンの影響を受け、犬では黄体期に乳腺（乳頭）がやや大きくなるのも特徴である。

猫の発情
猫は季節繁殖動物で多発情動物であるため、ある特定の時期に数回の発情を繰り返す。これらは、光によって調節されていることが知られている。日本では、1〜8 月が繁殖季節であり、1 日の日照時間が長い時期に発情がおこる。しかし、家の中だけで飼育している場合、人工照明時間が長くなってしまうため、繁殖季節がなくなり、1 年中発情徴候を示す。

猫の発情徴候はさまざまであるが、本文に表記した以外にお尻（尻尾の上あたり）をトントンと軽く刺激すると、交尾の姿勢をとるように腰を低くし、お尻を高くもち上げる。また足踏み行動もみられる（これをロードーシスという）。

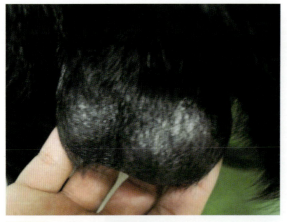

図 10-9 陰嚢内の精巣腫瘍（犬）
片側（右）の精巣が腫大しているのが，視診・触診によって確認できる

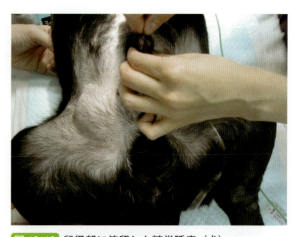

図 10-10 鼠径部に停留した精巣腫瘍（犬）
鼠径部に停留している精巣（鼠径部潜在精巣）は視診・触診によって確認できるが，精巣が腫瘍化して大きくなっているとさらに確認しやすくなる

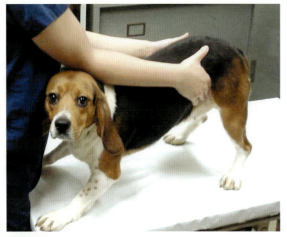

図 10-11 腹部触診による犬の妊娠診断

子宮の分類

犬と猫は双角子宮に分類されており，馬も同様である。これに対して，牛は左右の子宮角の間に隔壁（子宮帆）をもち，外からみえる子宮体の長さより短くなっており，分裂子宮に分類される。また，兎では腟の部分だけが融合しており，子宮は融合することなく左右の2本の管となっている。これを重複子宮とよぶ。ちなみに，人の子宮は，単一子宮であるため，子宮は左右にわかれていない。

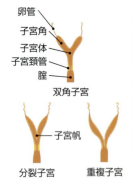

5cm以内）だけである。実際の腟長は長い（ビーグルで約20cm）ため，腟内全体を確認することは不可能である。

また触診によって妊娠診断を行うことができる（図10-11）。犬では交配後25日前後，猫では交配後20日前後の胎子が含まれるピンポン球のようにふくらんだ子宮を，触診することによって確認する。ただしこの手技は熟練が必要であり，強く触診しすぎると胎子に影響（流産など）をもたらすこともあるので注意が必要である。

●直腸検査

中〜大型犬の雄の前立腺肥大症では，直腸に指を入れ前立腺を触診することによって，肥大状況を確認することができる。このときに，いたみの有無を確認することで前立腺の炎症の有無についても診断することができる。

●超音波検査

雄では前立腺検査を行うために有効である。臨床症状から前立腺肥大が疑われた場合，各種前立腺疾患（良性前立腺肥大症，前立腺嚢胞，前立腺膿瘍，前立腺癌）を分類するために超音波検査が必要となることがある。潜在精巣では陰嚢内の精巣に比較して未熟であるため，超音波検査によっても停留した精巣を確実に検出することは不可能なこともある。しかし，腫瘍化して腫大した精巣を確認するための検査としては有効である。

雌では妊娠診断において最も有効な手段である（図10-12, 13）。早期に妊娠の確認ができるだけでなく，胎子の心臓の動き（ビート）を捉えることによって，胎子の生死を判別することが可能である。妊娠中の異常，たとえば外陰部からの異常な出血や分泌物を確認したときには流産がおこっている可能性があり，超音波検査によって胎子の生死を確認することが必要となる。また，子宮蓄膿症および子宮水症などの子宮内に液体が貯留する疾患においては，非常に有効な検査法である。

●血液検査

動物の症状や視診などから各疾患が疑われる場合，診断に際して血液検査が有効となることがある。たとえば子宮蓄膿症では，白血球数の増加やC反応性蛋白（CRP）の上昇がみられる。また，子宮蓄膿症の症状が進行

生殖器系

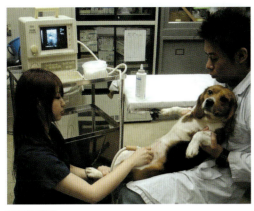

図 10-12 超音波画像診断装置による犬の妊娠診断
保定者は，妊娠犬に負担がかからないように保定する

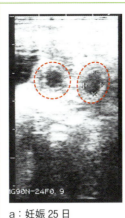
a：妊娠 25 日

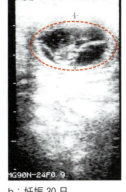
b：妊娠 30 日

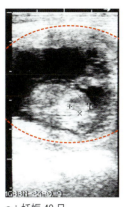
c：妊娠 40 日

図 10-13 犬の妊娠における超音波画像（エコー）
左と上に書いてある 1 目盛りが 1 cm

すると腎不全をおこすことがあり，症状の進行状況を検討するために血中尿素窒素（BUN），クレアチニン（Cre）値を含む生化学検査が有効となる。

また，犬では交配適期の判定に有用であるほか，ホルモン異常が疑われる卵巣腫瘍または精巣腫瘍などの診断において，血液中のホルモン検査（プロゲステロン，エストロゲン）が行われることがある。

雄では，精巣腫瘍のうちセルトリ細胞腫が疑われるものでは，高エストロゲンによる症状として骨髄抑制がみられることがあるため，貧血，白血球減少症，血小板減少症などを判定するための血液検査が必要となる。

● 尿検査

雄の前立腺肥大症の症状として血尿がみられることがあるが，これは膀胱内の異常ではなく，前立腺液に血液が含まれており，それが尿と混合してでてくるためにみられる症状である。そのため，膀胱尿との鑑別を行うことが必要である。

雌では外陰部から異常な出血がみられる場合など，泌尿器の疾患との鑑別を行うために，尿検査が必要となる。

● 微生物学検査

雄の前立腺膿瘍，雌の子宮蓄膿症などは細菌感染がおこっている。これらの原因菌をしらべて，治療として感受性の高い抗菌薬を選択するためにも，膿様液の細菌検査および薬剤の感受性試験が必要となる。

また，雌犬で妊娠後半に流産がおこった場合，ブルセラキャニスという細菌による感染の可能性も考えられるため，ブルセラキャニス感染の有無をみる検査（血清凝集反応）が必要となる。

● X線検査

雄では前立腺肥大症，腹腔内潜在精巣の確認のため，雌では腹部が膨満している場合に腹腔内の状況を確認するのに有効である（図10-14）。

また，犬では妊娠約 45 日以降，猫では妊娠約 40 日以降の胎子の骨が骨化する時期以降であれば，胎子数を正確に判定する手段として有効である。胎子の頭蓋骨と脊椎の数を数えることによって胎子数を数えることができる（図 10-15）。しかし胎子数が多い場合などでは，胎子同士や母犬の脊椎，消化管などに隠れてしまい，正しく数えられないこともあるため診断は慎重に行う。

● 内視鏡検査

雌において外陰部から異常な分泌物がみられる場合，腟の中を観察する方法として有用である。たとえば腟内の腫瘍，不妊手術を行った後の縫合部位における異常などを診断する。ただし，内視鏡が挿入可能な大きさの犬でのみ有効である。おとなしい犬であれば

● 精巣の硬結

硬結とは，全体的に，または結節性の限局的に病的に硬くなった組織のことである。精巣の内部に硬結がみられる場合は，精巣腫瘍のうちの間質細胞腫が最も疑われる。また，全体的に硬結している場合には，セルトリ細胞腫が最も疑われる。ただし，これら腫瘍を確定診断するためには病理組織学的検査が必要である。

● 膀胱尿

膀胱尿とは，おしっことしてでてくる前の尿，すなわち膀胱に貯留している尿のことである。尿道カテーテルを用いて採取する。たとえば，血尿であるが膀胱尿には血が混じっていない場合，尿道，前立腺または腟などの異常が考えられる。

● 血清凝集反応

血清凝集反応とは，血清中にある抗体と診断液中の細菌（死菌）である抗原とで特異的な結合をおこして，塊状に凝集をおこす反応のことをいい，おもに感染症の診断などにも応用されている。すなわち，凝集反応がみられたものは，その感染症に陽性であると診断できる。

● 血液検査項目

検査項目の詳細は p.292 の血液検査項目一覧を参照。

165

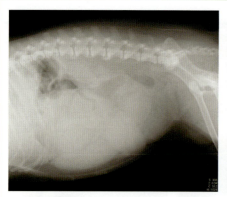
a：子宮蓄膿症

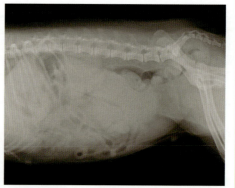
b：卵巣腫瘍

図 10-14 腹部膨満している犬の X 線画像

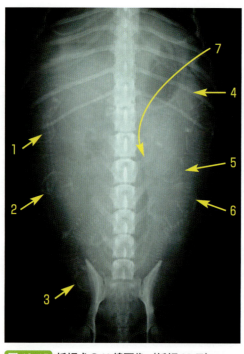

図 10-15 妊娠犬の X 線画像（妊娠 60 日）
胎子の頭蓋骨と脊椎を数える。全部で 7 頭の胎子が確認できる。7 は背骨に重なりみえにくい

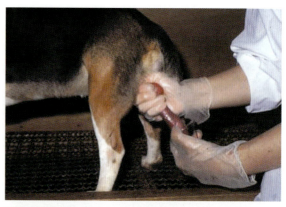

図 10-16 用手法による犬の精液採取
亀頭球の奥を握って陰茎を刺激することによって精液が射精されるので，それをガラス製の漏斗と透明プラスチック製尖底管を用いて採取する。尖底管を交換しながら，精子が含まれる第 2 分画液を採取する。陰茎が完全に勃起した後は，陰茎の向きを尾側に回転させてさらに精液（第 3 分画液）を採取する

胎子の骨化と X 線の関係

骨の形成が不十分な時期では，X 線検査を行っても，太くなった子宮は映し出されるが，胎子の姿は確認できない。また，早い時期の X 線の被曝は，胎子に影響を与えることもあるので，注意が必要である。胎子数を確認するためだけの検査であれば，妊娠 55 日以降の検査を勧めるのが望ましい。

全身麻酔は必要ないため，比較的簡単に行うことができる。

● 精液検査

犬は用手法によって容易に精液検査を行うことができ（図 10-16），雄の不妊症（たとえば，数頭の雌に交配しても妊娠させられないなど）を判定するための方法として有効である。犬の精液は，3 分画で射精される。第 1 分画液と第 3 分画液は前立腺液のみで，第 2 分画液には前立腺液のほかに精子が含まれている。そのため，精液検査や人工授精には第 2 分画液が使用される（図 10-17）。この検査において，精子数の減少や異常な奇形精子が増加しているなどの所見がみられた場合，造精機能障害がおこっている可能性がある。また，検査を行った際に精子のほかに精漿が分泌されるが，犬では副生殖腺が前立腺のみであるため，この精漿の主成分は前立腺液である。そのため，これを回収することによって前立腺液の性状を検査することができる。

猫の精液採取は電気刺激法が一般的であり，全身麻酔が必要である。そのため，簡単に精液採取および精液検査を行うことはできない。

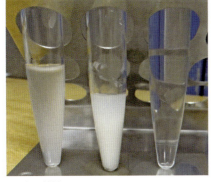
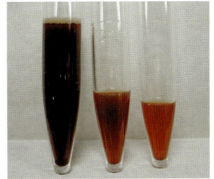
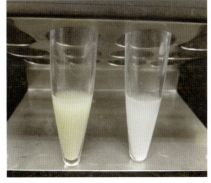

a：犬の精液
第1分画と第3分画液は前立腺液で，第2分画液には前立腺液のほかに精子が含まれるため，白色を呈している。写真は，第1分画液に少し精子が含まれているため，やや薄い白色を呈している

b：前立腺肥大症の犬精液
精液に血液が混じって赤くなっている

c：精巣炎または精巣上体炎を発症した膿の混じった犬精液
膿が混じっている精液は黄色い色を呈する（左）

図10-17 犬の精液

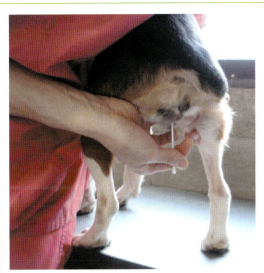
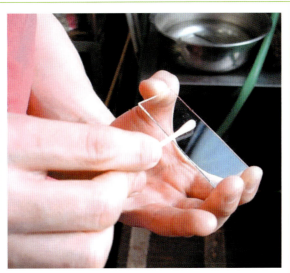

a：腟腔に綿棒を入れて細胞（腟垢）を採取する

b：綿棒に付着した腟垢をスライドガラスに軽く塗布し，その後，染色を行う

図10-18 犬の腟スメア採取方法

●腟スメア検査

雌犬の発情中に腟内の細胞（腟垢）を採取（図10-18a）し，塗抹・染色を行い有核上皮細胞と角化上皮細胞の割合を観察する（図10-18b）。発情における進行状況を観察することが可能である（図10-19a, b）。発情中，腟内の有核上皮細胞は卵胞から分泌されるエストロゲンによって角化上皮細胞に変化する。したがって，角化上皮細胞がみられる場合はこのホルモンが作用（分泌）していると考えられる。この検査では，犬の排卵日を正確に決定することはできないが，交配に一番適した時期（交配適期）をある程度決定することができる。また，外陰部から異常な膿様物が分泌されている場合，これらを塗抹・染色し，多数の白血球（好中球）を確認することで，腟炎（図10-19c）または子宮蓄膿症などの疾患がおこっている可能性があることを判断できる。

●組織検査

雄の前立腺疾患では，超音波でガイドしながら生検（バイオプシー）を行うことで，各種前立腺疾患の鑑別を行うことが可能である。とくに前立腺癌の診断のためにはこの検査が必要である。陰囊内または鼠径部の精巣

> **精液検査による鑑別診断**
> 前立腺肥大症がある場合は前立腺液に血液が，前立腺膿瘍がある場合は白血球が，前立腺癌の場合には腫瘍細胞が混入し，鑑別診断を行うことができる。

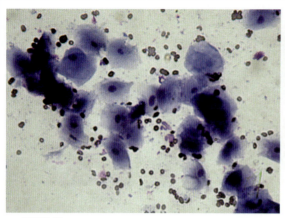
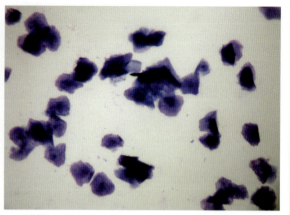

a：発情前期
有核上皮細胞が主体で，少数の角化上皮細胞がみられる。また，多数の赤血球がみられる

b：発情期
ほぼ100％角化上皮細胞となる

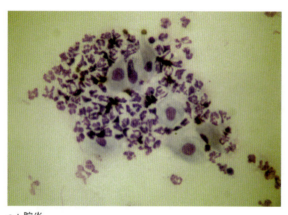

c：腟炎
有核上皮細胞のほかに，白血球が多数出現している

図10-19 犬の腟スメア所見（ギムザ染色）

において腫瘍が疑われる場合でもこの検査は有効である。ただし，精巣に異常が確認された場合は早急に摘出することになるため，臨床的には術前に生検を行うことはほとんどない。

雌では乳腺に腫瘤がみつかった場合，針生検によって腫瘍の状況を確認する。しかし，悪性所見がでれば乳腺癌であるとの診断はできるものの，たとえ悪性所見が検出できなかった場合でも，がんではないと言い切ることはできない。

代表的な疾患

生殖器疾患では，先天性疾患として潜在精巣や半陰陽などがみられるが，多くの生殖器疾患は加齢とともに発症するものが多い。とくに，雄では精巣腫瘍および前立腺疾患，雌では子宮蓄膿症，卵巣腫瘍および乳腺腫瘍などが多くみられる。またそのほかに生殖周期に関連した疾患として腟脱，偽妊娠などがある。

●半陰陽（間性）

外部生殖器が雌であるのにもかかわらず，卵巣ではなく精巣をもっているものを雄性仮

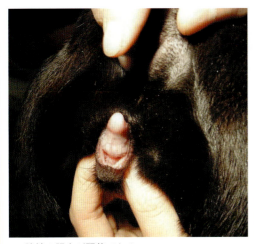
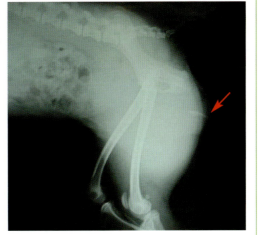

a：陰核の肥大が顕著である　　b：X線検査にて陰核の中に陰核骨が確認できる

図10-20 犬の雄性仮性半陰陽

性半陰陽という。反対に外部生殖器が雄であるのに卵巣をもっている場合，雌性仮性半陰陽とよぶ。また，これら仮性半陰陽に対し卵巣および精巣の両方をもっている場合は，真性半陰陽とよぶ。半陰陽は犬での発生はみられるが，猫ではまれである。犬種では，コッカースパニエルの発症率が高いことが知られている。

雄性仮性半陰陽の動物は生後6カ月齢ころまでは異常がみられないが，性成熟に達するとアンドロゲンの分泌が開始され，そのホルモンの作用により陰核の肥大がおこる（図10-20a）。この陰核は雄の陰茎に相当するものであり，X線検査により陰核骨を確認することもできる（図10-20b）。性成熟時の身体検査において，陰核の肥大を発見したときには，この疾患を疑う。

雌性仮性半陰陽の発生は少ない。この場合，両側の陰嚢内に精巣はみられない。また，雄の包皮は形成されているため外観は雄にみえるが，陰茎がないことがあるため，触診によって確認する。

精巣が腹腔内にあると，雄の潜在精巣と同様に腫瘍化する可能性が高いと考えられるため，早期の生殖腺の摘出が勧められる。

●潜在精巣

潜在精巣とは，精巣が陰嚢内に下降しないで腹腔内または鼠径部にとどまってしまう状態のものをいう。片側性の場合と，両側性の場合がある。

精巣下降の完了時期以降に陰嚢内を触診し，精巣がないことを確認することで診断する。鼠径部潜在精巣では，鼠径部に停滞している精巣を触診することで診断できる。生後2～3カ月のころにワクチン接種のために来院した子犬・子猫が雄である場合は，体温測定または保定時に陰嚢を触診し，精巣が2つあるかどうかを確認するとよい。

潜在精巣の発症率は，犬で約3％前後（猫でも1～2％）であるといわれているが，遺伝性の疾患（常染色体劣性遺伝）であることが明らかとなっており，特定の犬種（ヨークシャー・テリア，ミニチュア・ダックスフンド，パピヨンなど）ではその発症率はさらに高い。精子形成を行うためには，体温よりも4～6℃低い温度条件が必要であるため，潜在した精巣では精子形成は行われない。しかし，性ホルモン分泌は行われるため（正常～低値），性行動はみられ，性ホルモン関連性の疾患を発症する可能性もある。片側性の潜在精巣の場合，正常な精巣から精子形成が行われるため，交尾後，妊娠させることも可能であるが，この疾患は遺伝するため，潜在精巣の動物は繁殖に用いないことが必要である。

腹腔内（図10-21a）または鼠径部（図10-21b）にある精巣は未発達であるが，高齢になると陰嚢内の精巣に比較して精巣腫瘍

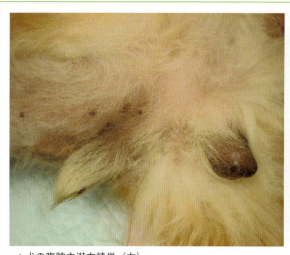
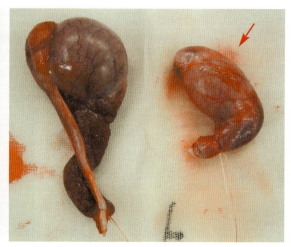

a：犬の腹腔内潜在精巣（左）
右の精巣は陰嚢内にあるが，左の精巣は鼠径部にも触知できないため，腹腔内にある

b：犬の鼠径部潜在精巣（左）
陰嚢内の精巣に比較して，未発達である

図 10-21 犬の潜在精巣

を発症しやすく，その危険性は約 10 倍以上であることが知られている。精巣腫瘍の中にはセルトリ細胞腫のような重篤な症状を示すものもあるため，潜在精巣を発見した場合には，飼い主に早期の摘出手術が必要であることを告げ，今後の対応について話しあう必要がある。

● 前立腺疾患

前立腺疾患は，良性前立腺肥大症，前立腺嚢胞，前立腺膿瘍および前立腺癌に区分される。

排尿障害（血尿，失禁）や便がでにくい（排便困難），後肢の跛行，疼痛，元気・食欲の喪失などの症状を呈した高齢の雄犬では，前立腺疾患を発症していることが多い。X線検査，超音波検査のほかに直腸検査による前立腺の触診と精液検査による前立腺液の性状の検査によって，各種前立腺疾患を確定する。

前立腺は雄性ホルモン（アンドロゲン）依存性の臓器であるため，去勢を行った後ホルモンの分泌がなくなると縮小する。去勢による治療では再発はない。このほかに抗アンドロゲン製剤（酢酸クロルマジノンまたは酢酸オサテロン）を用いた内科療法が可能である。しかし，内科療法では薬の効果が切れた後に再発する可能性がある。そのため，治療法の選択には十分な説明が必要である。

1）良性前立腺肥大症（図 10-22）

前立腺組織が良性に肥大した疾患で，超音波検査所見では均質な画像がみられる。

2）前立腺嚢胞

前立腺の中に大小の嚢胞を形成しながら，前立腺が肥大した疾患で，前立腺腔内に貯留した液体（前立腺液，血液）が尿道を伝わって垂れているものがみられる。超音波検査所見では，エコーフリーの大小の嚢胞の画像が検出される。

3）前立腺膿瘍

前立腺炎から前立腺内に大小の膿瘍を形成したもので，前立腺の疼痛が激しくおこる。超音波検査所見では，大小の膿が充満した嚢胞が確認できる。精液検査によって，前立腺液中に白血球が多数みられることによって診断できる。治療は去勢だけでは治癒せず，適

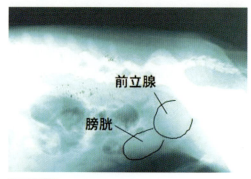

図 10-22 X 線画像（犬）

切な抗菌薬の投与もしくは、膿瘍内に貯留した液体を除去しなければならない。ほかの疾患に比較して、完全に治癒するまでに時間がかかる。膿瘍内へのTea Tree Oil製剤の注入が、この疾患の治療に有効であると報告されている。

4）前立腺癌

前立腺の悪性腫瘍である。疼痛や後肢の跛行がみられる。去勢を行った場合でも発症がみられることがあるため、去勢している犬でも注意が必要である。とくに、ミニチュア・ダックスフンドでは発症が多い傾向にある。超音波検査所見では、不整に腫大した前立腺像および一部の高エコー像、X線検査による石灰化などが診断に有効であるが、確定診断するためには、前立腺組織の生検検査が必要である。治療には、前立腺の摘出が必要であるが、前立腺の摘出時には尿道を切断してつなげなければならないため、術後の管理がやや困難となる。また、前立腺癌は転移が多く、発症したときには転移の有無（骨盤または後肢の骨、肺など）の確認が必要である。

●精巣腫瘍

精巣における腫瘍の種類として、おもにセルトリ細胞腫、精上皮腫（セミノーマ）、間質細胞腫（ライディッヒ細胞腫）がある。

触診にて精巣の腫大・硬結などの異常を触知した場合は、精巣腫瘍の可能性が考えられる。精巣腫瘍は、7～8歳以上の犬で最も多く発生し、加齢とともにその発症率は高くなる。猫の精巣腫瘍はまれである。また、陰嚢内精巣に比較して、腹腔内または鼠径部潜在精巣でその発症率が多いことが知られているため、潜在精巣の犬では注意が必要である。

1）セルトリ細胞腫（図10-23）

潜在精巣の精巣腫瘍の中で最も発症率が高い。精巣内のセルトリ細胞が腫瘍化することで発症する。いびつな形態になり、腫大するものが多い。セルトリ細胞は、エストロゲンというホルモンを分泌する細胞であるため、セルトリ細胞腫においてもこのホルモンが高濃度および長期間分泌されるものがある。こ

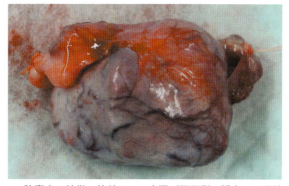

a：陰嚢内の精巣に比較して、表面が不正形に腫大し、硬結であり、正常な形態をとどめていない。なお、対側の陰嚢内の精巣はやや萎縮ぎみになることが多い

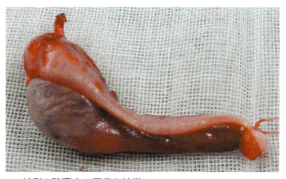

b：対側の陰嚢内の正常な精巣

図10-23 犬の精巣腫瘍（セルトリ細胞腫）

のホルモンの作用によって、乳房の雌性化、脱毛および骨髄抑制などの症状がみられる。とくに骨髄抑制は不可逆性であり、症状がみられてから腫瘍を摘出しても、抑制された骨髄はもとに戻らないため、貧血、白血球減少症および血小板減少症などの症状を示し、手遅れになってしまうことがあるため注意が必要である。

2）精上皮腫（セミノーマ）

精子をつくるための精細管の細胞が腫瘍化したものである。正常な精巣の形態を保ちつつ、腫大化するものが多い。特別な臨床症状は示さないことが多い。

3）間質細胞腫（ライディッヒ細胞腫，図10-24）

陰嚢内の精巣では多く発症し、潜在精巣ではその発症はまれである。精巣の内部で小さく発症し、とくに異常な臨床症状を示さないため、気づかれないことが多い。高齢での去勢手術後に、発症に気づくことがある。

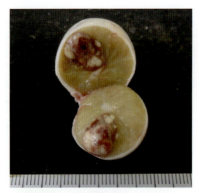

図 10-24 犬の精巣腫瘍（ライディッヒ細胞腫）
精巣の内部に腫瘍が存在している

● 乳腺腫瘍

乳腺にできる腫瘍のことで，良性腫瘍と悪性腫瘍（乳腺癌）がある。

触診において乳腺に硬結した腫瘤が触知できる場合，乳腺腫瘍の可能性が高い。針生検検査によって腫瘍であることは診断できるが，良性または悪性腫瘍であるかを確定診断するためには摘出後の病理組織学的検査が必要である。

犬の乳腺腫瘍の発症率は，全腫瘍の約30％であるといわれている。乳腺腫瘍の約50％が悪性（図 10-25）であり，平均発症年齢は 10〜11 歳である。その発症には，妊娠の有無，妊娠時期，初産年齢および発情周期の異常などは関係ないことが知られている。しかし，ある研究者の報告（Schneider et al., 1969）では，初回発情前で卵巣を摘出した犬の乳腺腫瘍の発症率は 0.5％，発情後初回から 2 回目の発情までに卵巣を摘出したものでは 8.0％，2 回目の発情以降で卵巣を摘出したものでは 26.0％と，発情周期の経過とともにその発症率が高くなることを報告しているため，乳腺腫瘍の発症率と卵巣から分泌されるホルモンに関係があると考えられている。このことから，初回発情がおこる（性成熟）前に卵巣を摘出することによって，乳腺腫瘍の発症頻度を低下させることができるため，はじめから繁殖を希望していない飼い主には不妊手術を勧めるべきであると考えられる。

猫の乳腺腫瘍は全腫瘍の約 17％である。発症年齢は 9〜14 歳で，犬と異なり 80〜90％が悪性腫瘍（80％以上が乳腺癌，図 10-26）であることが知られている。中でもシャム猫は，ほかの品種に比較して乳腺腫瘍が発症するリスクが高いことが知られている。猫も犬と同様に，1 歳以内に不妊手術を行ったものでは乳腺癌を発症するリスクが明らかに減少したという研究報告があり，早期の不妊手術は乳腺癌の発症を低下させることができる，十分なメリットをもつと考えられる。

治療法は，外科的な腫瘍の摘出であるが，悪性腫瘍である場合，乳腺の全摘出をしたほうがその後の再発をある程度防止できると考えられる。

● 子宮蓄膿症

子宮蓄膿症は，子宮内膜の嚢胞性増殖を伴い，子宮腔内に膿液が貯留する疾患である。出産経験のない高齢犬で食欲不振，多飲・

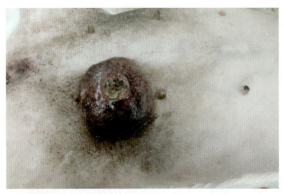

図 10-25 犬の乳腺癌
著しく大きく発達した腫瘍の一部が自潰している

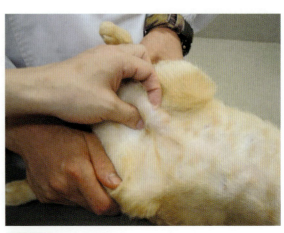

図 10-26 猫の乳腺癌

多尿，発熱，嘔吐，腹部膨満および外陰部からの排膿を認めた場合，子宮蓄膿症である可能性が高い。外陰部からの排膿は，認められるもの（開放性子宮蓄膿症）と認められないもの（閉鎖性子宮蓄膿症）がある。犬（図10-27a）では，高齢の未経産犬および長く繁殖を行っていない犬に多発する。本症の原因菌の多くは大腸菌（*Escherichia coli*）であるため，肛門・外陰部周辺および腟内の細菌が子宮頸管を経由して子宮へ進入して発症したものと考えられている。ただし，本症は発情出血開始1〜2カ月後の黄体退行期での発症が多いため，発症には細菌のほかにプロゲステロンの子宮への感作が不可欠であることが知られている。交配の有無は，発症には関係しない。犬では妊娠の有無にかかわらず，卵巣から分泌されるプロゲステロンの分泌が同様であるため，子宮へのプロゲステロンの影響を長期間受ける。このため，長期間に影響を受けた高齢犬において，本症が多発すると考えられている。すなわち，この疾患の症状に疑いがあったときには，前回の発情がいつであったかについてを必ず問診するべきであり，現在黄体期であることを確認する。

猫の子宮蓄膿症（図10-27b）も犬と同様の機序で発症すると思われるが，犬と異なり若齢期におこるものが多い。1歳でも子宮蓄膿症を発症することがある。猫は交尾排卵動物であり，黄体期になる機会が少ないため，本症の発症は少ない。すなわち猫においては，不妊交尾を行った場合や自然排卵をした場合に発症すると考えられる。

子宮蓄膿症の症状の進行は，感染している細菌の種類やその細菌が産生する内毒素（エンドトキシン）によっても異なっており，その進行状況によって治癒状況も左右される。一般に，閉鎖性子宮蓄膿症の方が，開放性よりも中毒症状が重い傾向にある。また病勢が進行し腎不全をおこしたものは死に至ることもあるため，発見したら早急な治療が必要で

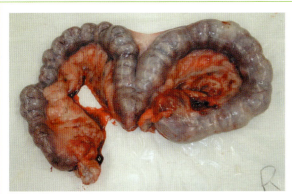

a：子宮内に膿様物が貯留しているため，腫大している（犬）

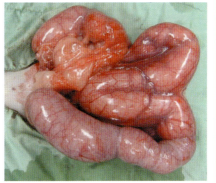

b：子宮内に膿様物が貯留しているため，腫大している（猫）

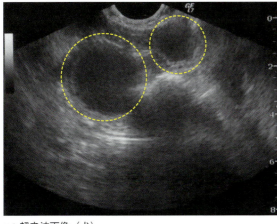

c：超音波画像（犬）
　子宮の中に液体の貯留（エコーフリー部）が確認できる

図10-27　子宮蓄膿症

ある。

血液検査所見では，白血球数の増加（および好中球の核の左方移動）が特徴的である。血液生化学所見では，血中尿素窒素（BUN），クレアチニン（Cre），アルカリフォスファターゼ（ALP）値の上昇が認められる。診断は，稟告および臨床症状から判断し，超音波検査（図10-27c）およびX線検査で，液体の貯留と腫大した子宮を確認することで行う。

本症例は，重篤な状態で動物病院に運ばれることが多く，救命を第一に卵巣・子宮全摘出を行うのが一般的な治療法であり，最も推奨される治療法である。しかし，まだ繁殖を行いたい場合や，手術が困難な場合および飼い主が手術を希望しない場合には内科療法（プロスタグランジン製剤または抗プロゲステロンレセプター剤）が適用される。しかし，内科的に治癒された動物は，次回の発情時の黄体期には本症を高率に再発することが知られており，次回の発情後の黄体期には注意が必要である。したがって，これら治療方法を選択するときには，それぞれの欠点および利点を飼い主に十分に説明する必要がある。

● 腟脱

発情時に雌犬の外陰部から腟壁の一部がとびだしている状態のこと。

発情時のエストロゲンの作用により，腟の腫大がドーム状（図10-28a）に大きくなって外にとびだしたものと考えられる。そのため，発情が終了すれば症状は改善される。しかし，発情ごとに繰り返す可能性があり，症状が進行するとドーナツ状（図10-28b）に腟がとびだし，もとに戻らなくなってしまうことがある。犬種として，パグの発症率が比較的高いことが知られている。腟脱と最初に診断された後，今後繁殖を希望していない場合には，不妊手術（卵巣摘出）を行うことが最善の方法となる。またこの疾患をもった犬が交配を希望している場合，とびだした腟壁がじゃまをして交尾を行うことができないため，人工授精が必要となる。ただし，この疾患は遺伝する可能性が考えられているため，できるならば繁殖に使用しないことが望ましい。

● 偽妊娠

妊娠していないにもかかわらず，著しい乳腺の腫大，乳汁分泌や営巣行動などの症状がみられる場合，偽妊娠と診断される。犬はほかの動物と異なり排卵後の黄体機能は妊娠の有無にかかわらず類似しており，約2カ月間維持される。そのため，妊娠していない犬においてもプロゲステロンの作用により，乳腺がある程度腫大する（これを生理的な偽妊娠とよぶ）。臨床的に問題となる偽妊娠は乳腺が非常に腫大し，病的な症状を示すことになる。そのほかの症状としては，食欲不振，神経質・攻撃的になる，おもちゃをかわいがるなどがみられるが，個体によりその程度はさまざまである。

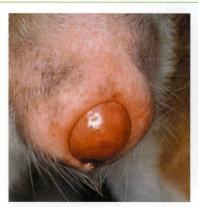 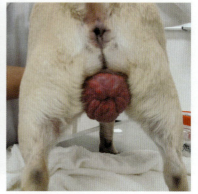

a：ドーム状　　　b：ドーナツ状

図10-28 犬の腟脱

偽妊娠が発症する機序については，妊娠期の後半に下垂体前葉からプロラクチンというホルモンが高濃度に分泌されるために症状が発現することが明らかとなっているが，なぜこのホルモンが妊娠期と同様に分泌されるかの機序についてはわかっていない。

　偽妊娠は，もともと犬が群で生活していたときに，ほかの雌犬から生まれた子供を群の中で世話ができるようにするためのものであったと考えられている。しかし，偽妊娠は実験犬での発症は少なく，室内で大切に甘やかされて飼育されていて，不安が少ない犬に多い傾向がある。また偽妊娠が発症した犬は，発情ごとに偽妊娠を繰り返すといわれている。偽妊娠は生理的な現象であるので，飼い主がこの徴候を理解した場合については特別な治療は行わないことが多い。持続的な乳汁分泌は，吸引刺激や自分でなめることによる刺激によってプロラクチンの分泌が持続してしまうと，消失しない。よって，この点を改善すれば（エリザベスカラーをつけるなど），乳腺は自然に退行するはずである。しかし，乳汁分泌が著しく乳腺が熱感をもっていたり，攻撃性・神経質などの精神的な症状が強い動物では，薬物（抗プロラクチン剤）投与による治療が必要になる。

　猫の不妊交尾後にもプロゲステロンの分泌が約40日間続くため，この期間を偽妊娠とよぶが，犬のような乳腺腫大や乳汁分泌，行動学的異常はみられない。

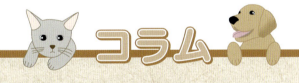

猫の交尾様式

　猫の交尾（図1）は，まず雌猫が体を低くして，足踏みをして雄猫を誘うところからはじまる。その後，雄猫が雌猫に乗駕し，雌猫の頸部の皮膚を噛んでつかむ。そして，陰茎を腟に挿入して射精がおこる。陰茎の挿入は，ほんの数秒（3～30秒）間で雄は離れる。この陰茎の挿入の刺激で雌猫は泣き叫び，ごろごろする。これが交尾後反応である。しばらくするともとに戻り，再び交尾を繰り返す。1回の交配で，数回の陰茎の挿入および射精を繰り返す。これによって，LHサージをおこすための刺激と受精に必要な十分な精子を腟内に送りこむことができる。

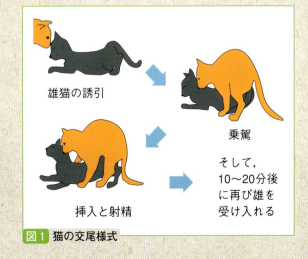

図1　猫の交尾様式

雄猫の誘引

乗駕

挿入と射精

そして，10～20分後に再び雄を受け入れる

動物看護師のおしごと

飼い主の多くは犬・猫の不妊・去勢手術を考えるが，手術に際しては全身麻酔，手術後の後遺症や副作用などの問題点が挙げられるため，一部の飼い主は手術を行った方がいいかどうかを悩むこともあるようである。しかし，不妊・去勢手術によって，問題行動の抑制，寿命の延長および生活の質（QOL）の向上などが期待できるという利点もあるので，欠点（問題点），不妊・去勢手術を行うのに適した時期，手術方法および手術前後の注意点についてなど幅広く正しい知識を理解し，動物看護師として飼い主に適切な助言および指導ができるようになることが望ましい。

また繁殖の分野では，生殖器疾患だけでなく交配・妊娠・分娩・授乳（育児）という一連の過程においての質問を受けることも多い。飼い主の不安をとりのぞくためにも，犬および猫の交配～授乳までの基本的な知識の習得が必要であるが，教科書だけではなく，実際に目でみて経験することが最も望ましいと考える。とくに分娩に関してはなかなか経験することができないので，できればブリーダーなどのところへ実習に行き，出産をみせてもらい自分の経験値を高め，経験から飼い主にアドバイスできることが大切であると考える。

■不妊・去勢手術のメリット

不妊・去勢手術は望まれない妊娠を避けることや，性ホルモンに関連したさまざまな問題行動の抑制のほかに，性ホルモンに関与した疾患の発症を予防できるメリットがある（表10-2）。生殖器疾患はほかの疾患と異なり，発情周期または性ホルモンが深く関与していることが多い。たとえば，子宮蓄膿症の発症にはプロゲステロンが関与している。そのため，問診では必ず前回の発情時期を聞き，現在，黄体期にあることを確認する必要がある。卵巣腫瘍または精巣腫瘍では，エストロゲンをはじめとする異常なホルモンを分泌している可能性があり，そのホルモンの作用により骨髄抑制などの重篤な症状を示すことがあるため，早期に発見して早期の対応が必要である。前立腺肥大症，偽妊娠および腟脱などの疾患では，不妊・去勢手術によって性ホルモンの分泌がなくなればその発症がおこらない。また，乳腺腫瘍では早期に生殖腺の摘出を行うことによって，その発症率を低下させることができる。これらさまざまな生殖器疾患を理解し，不妊・去勢手術の必要性を含めて飼い主に十分に説明できるようにするとよいだろう。

■不妊・去勢手術のデメリット

不妊・去勢手術にはメリットだけではなく，いくつかのデメリットもある（表10-2）。たとえば，不妊・去勢手術は全身麻酔を必要とするため，ほかの手術と同様に麻酔のリスクはつきものである。不妊・去勢手術は，骨折や腫瘍の摘出などの手術に比較すると短時間で簡単な手技で行える手術であるが，全身麻酔に対するリスクは同様であり，その危険性はまったくないとはいえない。時には各種麻酔薬に対してアレルギーをもっている場合や，短頭種では麻酔覚醒時に気道が閉塞してしまうような危険性も生じるため，その麻酔管理は慎重にしなくて

表10-2 不妊・去勢手術のメリットおよびデメリット

メリット	デメリット
・望まれない交配による妊娠を避ける	・全身麻酔のリスク（麻酔薬に対するアレルギーなども含む）
・性ホルモンに関連した問題行動の抑制 　発情徴候（出血，鳴き声など） 　スプレー行動，攻撃性，逃走癖	・不完全な結紮による出血（腹腔内出血）（とくに大型犬・肥満犬で注意）
	・尿管の結紮
	・術創の癒合遅延，離開および自己損傷
マウンティング行動など	・陰嚢の腫脹（雄犬で陰嚢を切開した場合）
・性ホルモンに関連した疾患の予防 　雌：子宮蓄膿症，乳腺腫瘍，卵巣腫瘍など 　雄：前立腺肥大症，精巣腫瘍，会陰ヘルニア， 　　　肛門周囲腺腫など	・子宮・卵巣の断端の肉芽腫
	・縫合糸の感染およびアレルギー反応（とくにミニチュア・ダックスフンドで注意）
	・尿失禁（とくに大型犬で注意）
	・皮膚病（脱毛），被毛の外観の異常
	・体重の増加傾向（肥満）
	・特定の疾患の発生率の増加

はならない。また，不妊・去勢手術後は，食事と運動のコントロールを飼い主がうまく行わないと肥満になる傾向にある。肥満はほかの病気を誘発する可能性もあるため，注意が必要である。

中型～大型犬では，不妊手術後の尿失禁が問題となる。尿失禁とは膀胱や尿道に炎症などの異常がないにもかかわらず，起きているときは尿を漏らさないが，眠っていて起きるときに漏らしたり，興奮したりしたときに尿を漏らしたりするものをいい，これは膀胱括約筋の収縮に関与しているエストロゲンなどの性ホルモンの分泌がなくなることによっておこると考えられている。これを治療するためには，長期的なエストロゲン製剤の投与が必要になることもある。

またさらに，前立腺癌，膀胱腫瘍，血管肉腫および骨肉腫などの悪性腫瘍の発生，前十字靱帯の断裂および甲状腺機能低下症などの特定の疾患は，卵巣または精巣を摘出した動物の発症率が摘出していない動物よりも高いとの報告がある。これらの疾患と不妊・去勢手術（とくに性ホルモン）との因果関係はまだ十分に証明されていないが，その発症に注意をする必要があるであろう。

もちろん，これらの問題点は品種，動物の年齢，手術前の生殖器疾患およびそのほかの疾患（糖尿病，うっ血性心不全，血液凝固不全など）の有無などによって異なるが，不妊・去勢手術を行う前に，メリットだけではなくこれらのデメリットについても飼い主に十分に説明できるようにしておく必要がある。

■不妊・去勢手術の適用時期

雌犬の不妊手術を性成熟前に行うと，それ以降に手術を行ったものに比較して乳腺腫瘍の発症率が低くなることが知られている。雌猫についても同様の報告があり，生後半年位での手術が，最も乳腺腫瘍を発症する危険性が少ないことが知られている。また雄犬・猫では，攻撃性や尿のマーキングなど性ホルモンに関連した問題行動を解決するために去勢手術を行うことが多いが，これは問題行動をおこしていた時間が長いほど，手術後の改善がみられない傾向がみられる。これは性ホルモンの影響というより，学習要素の問題が大きく関与しているためであると考えられる。そのため，性行動がはじまる時期，すなわち性成熟前に実施することが推奨される。

また手術を行う季節については，（不妊・去勢手術に限らず）梅雨の時期や夏の暑い時期には術後の感染症の問題が発生する可能性があるため，秋～春にかけての季節がより適していると思われる。

アメリカなどの一部の諸外国では，子犬を里親にだす前の早期（生後1.5～3.5カ月齢）に不妊・去勢手術を行うことがある。早期生殖腺摘出後の副作用をしらべた多くの研究者の報告でも，大きな副作用はみられなかった。ただ，ある研究者は，早期の生殖腺摘出は成長率に影響を与えないが，長骨の成長板の閉鎖遅延により骨の長さが長くなることを報告している。そして，早期の若齢期による全身麻酔は，肝臓の代謝能力や腎臓の排泄機能などの機能が未熟であるため，麻酔のリスクが高くなる可能性があるので注意が必要である。また，生後3カ月齢以前の雌犬（おもに大型犬）の不妊手術では，副作用である尿失禁をおこすリスクが高くなるという報告もある。

以上のことから，手術を行う時期として，早期に行うことはその後の副作用については問題ないものの，麻酔のリスクを考え，ある程度体が成長し，性成熟に達する前の時期が適切といえるだろう。すなわち，犬では生後6～8カ月，猫では生後6カ月前後が適切であると考えられる。

■性成熟後における不妊手術の注意点

性成熟を超えた後で雌犬・猫の不妊手術を行う場合，雌の性周期を考慮する必要がある。性周期のうち，発情前期および発情期（発情徴候を示している時期）の手術では，血管が太くなっているために出血が多くなる可能性がある。また，犬で発情休止期（黄体期）に卵巣摘出術を行うと，血中プロゲステロン値の減少に伴い血中プロラクチン値が上昇し，乳腺の腫大（偽妊娠）がおこる可能性があるので，これらの時期における手術は極力避ける（この時期に行っても注意をすれば大丈夫である）。したがって，不妊手術を行う最適な時期は無発情期といわれている。また，分娩後においても血管が太くなっているので，手術には適さないだろう。ときどき，妊娠猫の不妊手術を依頼されることがあると思うが，この場合，発情期よりもさらに血管が太い状態であるため，より出血量が多くなるなど手術における危険性が高まる。

コラム

犬の発情周期

犬は，繁殖期に1回だけ発情を示す単発情動物である。これに対して猫は，季節繁殖内（1〜8月）に発情を複数回繰り返し示す多発情動物である。犬の発情は季節に影響されず，おおよそ6〜10カ月の間隔で発情を繰り返す。この周期を発情周期という。しかし例外として，バセンジーという犬種は1年に1回決まった時期に発情発現するといわれている。また妊娠した場合は，分娩後の授乳期間だけ発情周期が長くなることが知られているため，妊娠していない場合に比較して約40日間長くなる。

犬の発情周期は，発情前期，発情期，発情休止期および無発情期に区分される。

1）発情前期：発情前期は，発情出血の開始から雄犬に交尾を許すまでの期間をいい，3〜27日，平均8.1±2.9日である。エストロゲンの作用によって外陰部が腫大，充血し，血様分泌物の排出（発情出血）がおこる。これは，子宮内膜からの出血である。この時期の雌犬は動作に落ちつきがなくなり，多飲・多尿（頻尿）になる。また性フェロモンを分泌し，雄犬を引きつけるようになる。

2）発情期：発情期は，雌犬が雄犬に交尾を許す（これを許容という）期間で，5〜20日，平均10.4±2.7日である。犬の排卵は，この発情期の3日目におこる。すなわち，排卵後も約1週間発情期が持続する。これは，ほかの動物に比較して特徴的な現象である。排卵後数日ごろから腫大していた外陰部は縮小し，発情出血も発情期の中ごろから減少する。

3）発情休止期：発情休止期は，黄体期でプロゲステロンの分泌が終わるまでの約2カ月をいう。犬では妊娠の有無にかかわらず，この時期のプロゲステロンの分泌状況は同様である。

4）無発情期：無発情期は卵巣が休止している期間で，4〜8カ月である。この時期の長さによって，その犬の発情周期の長さが決定される。

犬の交尾様式

犬の交配は，まず雄犬が雌犬へ乗駕することからはじまる（図1a）。このとき，雌犬が許容していないと自然交配は困難となる。その後，雄犬は突き運動を行い，陰茎が腟内に入るとさらにこの突き運動が力強くなる。この時期から精液（第一分画液：前立腺液）の分泌が開始される。このとき，雄犬と雌犬の大きさが異なる場合など，陰茎を腟へ入れることができないために自然交配が成立しない場合がある。これを誘導してあげるようにすると，交配をスムーズに行うことができる。陰茎が腟に入ると雄犬は雌犬の背後で左右に飛び跳ねるように後肢で足踏み行動をする。やがて，陰茎が勃起し，亀頭球が膨張して腟からはずれなくなり，雄犬は片方の後肢をもち上げ回転して雌犬と雄犬が左右を向いた形となる（図1b）。この特徴的な交尾結合状態を「コイタルロック」という（図1c）。この結合の持続時間は，10〜45分である。勃起が終了した後，陰茎が腟から抜け，交配が終了する。

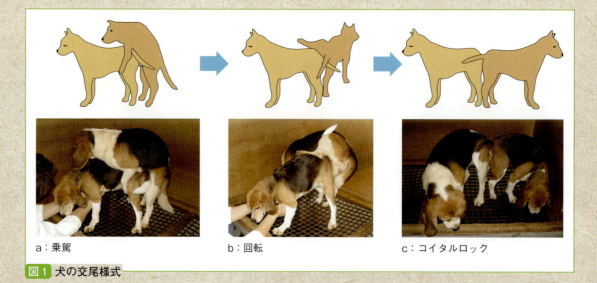

a：乗駕　　b：回転　　c：コイタルロック

図1　犬の交尾様式

第2章
感染症

1　感染症の基礎と予防
2　感染症①：ウイルス
3　感染症②：細菌・真菌
4　感染症③：寄生虫
5　人獣共通感染症

第2章-1
感染症の基礎と予防

感染とは

　感染とは，病原体（寄生体）が生体（宿主）に侵入し，定着・増殖することで，単に侵入・通過しただけでは感染が成立したとはいわない。感染の結果，生体（宿主）に生理的・機能的になんらかの障害（症状）を来すことを感染症（または顕性感染）という。また，感染しても症状を呈さないものもあり，それを不顕性感染という。不顕性感染は，感染源として問題となる。

　寄生体と宿主の関係で，両者が互いに利益を得ることを共生といい，寄生体が一方的に利益を得ることを寄生という。多くの感染症は寄生の関係である。

●感染源になるものは

　感染源となる微生物は，形態や構造でおおまかにウイルス，細菌，真菌，寄生虫にわけることができる。ウイルスは，一般的な顕微鏡で観察することができないほど小さく，自己増殖のために生きた細胞を必要とする。また，一般的な治療薬で増殖を抑えることは難しいのでワクチンに頼るところが大きい。細菌や真菌は，顕微鏡で観察できる大きさであり，栄養条件や環境さえ整えば，自己増殖可能である。そのため食品内や環境中で増殖し，汚染源となる場合がある。有効な薬剤も多いが，近年は薬剤耐性が問題となってきた。寄生虫は顕微鏡でしか観察できない小さいものから，"お腹の虫"やノミ・ダニのように目で確認できるほど大きいものまでさまざまである。

　このように微生物が単独で感染源として問題になる場合と，その微生物を保有している生体や環境（器具や排泄物など）が問題になる場合がある。一般的に微生物は目視できないので，気づかないうちに感染源に接触し，感染する。

●感染症の検査

　目にみえない感染源を検査するには，いろいろな手法を使用して感染源の存在を証明する。

①病原学的検査
　病原微生物の存在を直接確認する方法。
・**病理組織学的検査法**：顕微鏡などで直接確認する
・**免疫学的検査法**：抗原抗体反応を利用し，微生物そのものや，その構成成分などを検出する。凝集反応法，沈降反応法，標識酵素法（蛍光抗体法，酵素抗体法）などがある
・**遺伝子検査法（PCR）**：微生物の遺伝子を高感度に検出する。特別な機械や施設が必要になるが，PCRは一般的な検査法になりつつある

②血清学的検査
　過去または現在，罹っているかを確認する方法。
・**血清反応**：病原微生物が感染すると，生体は防御反応の一環として，抗体を産生する。その抗体を検出して，感染（または感染した経験）を証明する

　感染初期で十分な抗体が産生されていないことが予想される場合は，3週間後に再検査を行い，抗体価の上昇を確認するか，感染初期抗体（IgM抗体）を測定し証明する。凝集反応法，沈降反応法，標識酵素法（蛍光抗体法，酵素抗体法），中和反応法，CF反応法，HI反応法，エライザ法，ウエスタンブロット法などがある。

●感染のしくみ

　感染症の成立要因として，①感染源，②感染経路，③感受性宿主の3要因が挙げられ，どれかひとつが欠けても感染は成立しない。

①感染源
　微生物の存在以外にも，感染源に含まれる病原体の感染力や量も感染を左右する。つまり，感染力が強かったり，侵入する数が多いほど，感染しやすい。

②感染経路
　感染症対策で有効になるのは，感染経路対策である。

感染症発生時には，感染源と感受性宿主が常に存在する。すなわち感染経路を絶てば，必然的に次の感染はおこらない。病原体により感染経路は微妙に違うので，病原体を予測しながら感染経路対策を行う。

感染経路には大きくわけて<u>直接感染</u>と<u>間接感染</u>がある。直接感染は，感染源から直接感染するので理解しやすい。しかし間接感染は，清潔にみえる器具や物品，生体に感染源が付着していて，気づかずに感染が成立するので注意が必要である。院内感染の多くは間接感染によるもので，きれいにみえる器具や施設環境から拡がるので留意する。

- **接触感染**：直接触れて感染する場合と，食器や環境を介して間接的に感染する場合がある
- **経気道感染**：侵入経路が呼吸器
  - **飛沫感染**：くしゃみなどの"しぶき"を直接吸いこむことで感染し，一般的に 1.5 m 以内でおこる
  - **空気感染**："しぶき"の水分が蒸発し，感染源が空中に漂い，離れた場所で感染を成立させる。乾燥や太陽光に強い微生物の感染経路として，問題になることがある
- **経口感染**：多くの感染症の感染経路に挙げられ，口から体内に侵入する
- **経皮感染**：一般的に皮膚は防御機構であるが，この防御機構である皮膚を介して侵入する
- **媒介生物を介した感染**：蚊やネズミなどほかの生物を介した感染で，媒介生物の体内で増殖し伝播することもある
- **母子感染**：母子間での感染
  - **胎盤感染**：妊娠期に胎盤を介して感染する様式
  - **乳汁感染**：出産後，乳汁などを介して感染する様式

③感受性宿主

感染源とその感受性動物には組みあわせがあり，一般的な犬の感染症は犬-犬間で維持される。また，免疫力が低いと感染しやすい。免疫力の低い幼齢動物や高齢動物，糖尿病や免疫不全疾患，免疫抑制剤を処方されている動物は，より感受性が高くなる。このように感染しやすい状況の動物を易感染性宿主とよぶ。

- **日和見感染**：普段は害を及ぼさない微生物が，易感染性宿主に感染をおこす状態

予防

●ワクチンはなぜ必要か

いろいろな感染症に一生涯罹らないということは，不可能に近い。生体は感染を受けると，防御反応として抗体を産生する。抗体は病原微生物と反応して病原体を無害化し，増殖・発症を抑える。この抗体産生機構は生体内に記憶され，次回の感染時には初感染時よりすばやく反応し，感染症の被害を最小限にしようとはたらく。これを液性免疫という。その他の防御反応としては，病原微生物を直接攻撃する細胞が迎えうつという反応もある。これを細胞性免疫という。ワクチンはこのような免疫反応を利用した人為的行為である。ワクチンを事前に接種することで，被害を最小限にでき，また地域内の集団の 70% をワクチン接種することで，感染拡大が阻止できる。

多くの疾患（がんや代謝異常など）は積極的な予防はできないが，感染症は唯一予防できる疾患である。ワクチンで感染症を予防することで，個体や集団を守ることができる。

●ワクチンの種類

ワクチンは製造方法により，①生ワクチン，②不活化ワクチンにわけられる。

①生ワクチン

生体内での増殖が可能で，症状を軽減または，なくした病原微生物を利用して予防効果を期待する。微生物は増殖能をもつので，少量の抗原量で済むこと，比較的長く効果が持続できるなど利点がある。細胞性免疫と液性免疫の両方の効果を期待，免疫反応を強く期待できるが，その反面，副反応の心配もある。ほかのワクチン接種までに 1 カ月の間を空けなくてはならない。

②不活化ワクチン

微生物を化学処理し，死滅させ免疫反応をおこさせる。生体内で増殖しないので，液性免疫のみの反応である。微生物全体をワクチン材料にする製品から，抗原になる部分のみを精製した製品まで多種多様である。ほかのワクチン接種までに 1 週間の間隔を空けなくてはならない。

● ワクチンはどんなときに必要か

出生直後の幼齢動物は，母親から受け継いだ抗体で守られている．胎盤や初乳を介して，母親の抗体を受け継いでいる．これを受動免疫という．その抗体は数日から数カ月しか効果がないので，その効果が切れるころにワクチンが必要になる．一般的に犬や猫の母親からの免疫が切れるのは生後2カ月前後が多いので，そのころに最初のワクチンを接種する．そして，効果を確実なものにするために，それから約1カ月後に再接種する．これをブースター効果といい，初回接種時より抗体価は有意に上昇する．その後，約半年から3年ごとに定期的にワクチン接種すると免疫は長期間持続する．このように免疫を付与する方法を能動免疫という．

● 犬と猫のワクチンの種類（表1-1）

- **コアワクチン**：すべての犬や猫に接種するように勧告されているワクチン

[判断基準]
① 重篤な感染症
② 人獣共通感染症であり，人へ被害が大きいもの
③ 容易に伝播し，多数に被害がおこるもの

- **ノンコアワクチン**：個々の動物の状況に基づいて，接種を決定するワクチン

国内では，単価（1種類）ワクチンから多価ワクチン（混合）まで状況により使いわけられている（表1-2, 3）．

表1-1 犬と猫のコアおよびノンコアワクチン

	犬用	猫用
コアワクチン	狂犬病ウイルス	猫パルボウイルス
	犬パルボウイルス	猫ヘルペスウイルス1型
	犬ジステンパーウイルス	猫カリシウイルス
	犬アデノウイルス1型	
	犬アデノウイルス2型	
ノンコアワクチン	犬パラインフルエンザウイルス	猫白血病ウイルス
	レプトスピラ	猫後天性免疫不全症ウイルス
	犬コロナウイルス	猫クラミジア

表1-2 犬の単価（1種類）ワクチンと多価ワクチン（混合）

	犬用	単価	2種混合	3種混合	4種混合	5種混合	6種混合	7種混合	8種混合	9種混合
コアワクチン	狂犬病ウイルス（不活化）	●								
	犬パルボウイルス（生）		●		●		●	●	●	●	●
	犬パルボウイルス（不活化）			●							
	犬ジステンパーウイルス（生）		●	●	●	●	●	●	●	●	●
	犬アデノウイルス1型（生）				●	●	●	●	●	●	●
	犬アデノウイルス2型（生）				●	●	●	●	●	●	●
ノンコアワクチン	犬パラインフルエンザウイルス（生）					●	●	●	●	●	●
	レプトスピラ（不活化）			●					●*1	●*1	●*2
	犬コロナウイルス（不活化）							●		●	●

*1 2種類の違う血清型が添加
*2 3種類の違う血清型が添加

表1-3 猫の単価（1種類）ワクチンと多価ワクチン（混合）

	猫用	単価	3種混合	4種混合	5種混合	7種混合
コアワクチン	狂犬病ウイルス（不活化）	●				
	猫パルボウイルス（生）		●			
	猫パルボウイルス（不活化）			●	●	●
	猫ヘルペスウイルス1型（生）		●			
	猫ヘルペスウイルス1型（不活化）			●	●	●
	猫カリシウイルス（生）		●			
	猫カリシウイルス（不活化）			●	●	●*1
ノンコアワクチン	猫白血病ウイルス（不活化）	●			●	●
	猫白血病ウイルス（組換え）		●		●	
	猫後天性免疫不全症ウイルス			●		
	猫クラミジア				●	●

*1 3種類の違う血清型が添加

● ワクチン接種プログラム

表1-2, 3に示したように，国内では多くの種類のワクチンが使用されている。一般的には，生後2カ月前後に初回のワクチン接種をし，その後の追加接種を3〜4週間後に行う。場合によっては，さらに3〜4週間後に3回目の追加接種を行うこともある。その後は，半年から3年ごとに追加接種を行い，免疫を維持させる。ワクチン接種プログラムは，地域の汚染状況も考慮に入れ，獣医師の指示に従い決定する。

滅菌と消毒

感染症を防ぐためには，感染源の根絶と感染経路の遮断が有効となる。これを理解した上で，状況に応じて消毒や滅菌を行う。動物看護業務では，滅菌はおもに外科手術などの器具で使用され，消毒は日常的に多くの場所で使用される。

● 定義（表1-4）

- 滅菌：すべての微生物を物理的・化学的手法を用いて殺滅させるか，完全に除去し無菌状態をつくること
- 消毒：有害な微生物の感染性を物理的・化学的手法を用いて菌量を少なくすること

● 物理的滅菌方法

①高圧蒸気滅菌（Autoclave：オートクレーブ）

製品名：高圧蒸気滅菌器（図1-1）

定義：高圧下の飽和水蒸気で加熱し，微生物を殺滅する方法

機序：湿熱のエネルギーで微生物の成分である蛋白質を変性させ殺滅する

条件：121〜124℃・15分，または126〜129℃・10分

適用製品：金属製，ガラス製，磁製，耐熱性プラスチック，繊維製，液状薬剤など

具体例：手術器具（鉗子類），リネン類，注射用水，生理食塩水，培地など

利点：信頼度が高く，医療機関で多用されている。また，自動化で操作性，安全性も高く設置が容易であり，処理コストも安い

欠点：鋭利な刃物類は熱による影響で，切れがわるくなる。対象物の熱容量が大きかったり，チャンバー内で物理的な障害が大きい（詰めこみすぎなど）と，飽和水蒸気がいき渡らず，中心部まで昇温せず，滅菌不良をおこす可能性がある

②濾過

定義：適切な材質の濾過用フィルターを用い，微生物を除去する方法

適用製品：液体

具体例：血清，液状医薬品，液体培地，試薬

利点：逆浸透膜を使用すれば，エンドトキシンを除去することも可能

欠点：孔径によっては，ウイルスを除去できない場合がある

● 化学的滅菌方法

①エチレンオキサイドガス（EOG）滅菌

製品名：エチレンオキサイドガス滅菌器（図1-2）

定義：ガス状の酸化エチレンによって，微生物を殺滅する方法

表1-4 微生物除去方法

レベル	物理的	化学的
滅菌	高圧蒸気滅菌，乾熱滅菌，濾過など	エチレンオキサイドガスなど
消毒	煮沸など	消毒薬など

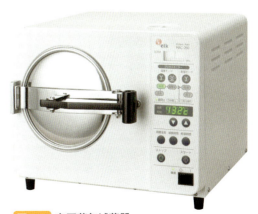

図1-1 高圧蒸気滅菌器
写真提供：ムナテックス㈱

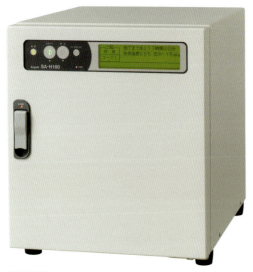

図 1-2 エチレンオキサイドガス滅菌器
写真提供：ムナテックス㈱

機序：微生物の成分である蛋白質や核酸をアルキル化（変性）させ殺滅する

条件：ガス濃度（600～700 mg/L），温度（50～55℃），湿度（50～60 % RH），圧力（0.1 Mpa），時間（数時間）の滅菌パラメータが多い

適用製品：エチレンオキサイドガスによる変性を受けなければ，基本的にどのようなものでも可能である

具体例：プラスチック類，手術器具（鉗子類），リネン類，ガラス製品など

利点：自動化で操作性がよく，医療機関で多用されている

欠点：処理コストがやや高い。酸化エチレンは発癌性[*]を有している

[*]特定化学物質障害予防規則で厳しい作業環境規制，排出規制，残留濃度規制を受け，事業者にも多くの管理を義務づけている（規制が厳しくなったのは従事者を守るため，環境に配慮したためといわれている）。

●物理的消毒方法

①煮沸消毒

沸騰している湯の中で，15分以上煮る方法。有機物が混入すると，消毒効果が低下するので注意すること。

●化学的消毒方法

①消毒薬

消毒薬を使用するには，化学的特性を正しく理解して，必要とされる状況に応じて，その化学反応を円滑に進める必要がある。そして，不適切な使用法では，その消毒効果は期待できなくなり，副作用や器具の損傷の原因となる場合もある。

[基本原則]
・目的とする微生物に効力のある消毒薬を選択する（表1-5）
・用途にあった消毒薬を選択する
・消毒する対象物にあった消毒薬を選択する
・適正な濃度・時間・温度を守る

[使用時の注意点]
・添付文書の内容を熟知して使用する
・有機物（血液，排泄物，膿，生体組織片）を除去してから使用する
・洗剤など（陰イオン型界面活性剤）を除去してから使用する
・正しい消毒の技法（手洗い，手術野，創傷）で行う
・消毒薬同士を混合しない（エタノールはのぞく）
・容器への移し替えや注ぎ足し使用はしない
・用時調整を原則とし，調整後は速やかに使用する
・pHによって，抗微生物効果に影響を受けるものがある
・消毒薬の噴霧は，効果が不十分で吸入毒性の可能性があるので行わない

[消毒薬の無菌性の確保（表1-6）]
消毒薬への過信は禁物である。消毒薬そのものが汚染されることがある。

[調剤]
・皮膚の消毒や低リスクに用いる場合，希釈は常水（水道水）でもよいが，可能な限り滅菌精製水を用いるほうが安全である
・温度によって効力が変化する場合もあるので，常温（15～25℃）で行う
・原則として用時調剤で，注ぎ足しは禁止である

[使用条件]
使用条件に重要なこととして，因子には使用濃度，作用温度，作用時間の3つが挙げられる。これら3つの条件は，互いに密接にかかわっており，ある程度補完しあうことができる。たとえば，消毒薬の濃度が低ければ，時間を長くしたり，作用温度を上げれば殺菌力をカバーできる。しかし極端に濃度が低いと，補完できなくなる。

表1-5 消毒薬の抗微生物スペクトル

		細菌 グラム陽性菌			細菌 グラム陰性菌			真菌	ウイルス パルボウイルス	犬ジステンパーウイルス	犬アデノウイルス	犬パラインフルエンザウイルス	コロナウイルス	猫ヘルペスウイルス	猫白血病ウイルス	猫免疫不全ウイルス	猫カリシウイルス
		一般細菌	MRSA	芽胞をもつ細菌	一般細菌	緑膿菌	結核菌										
広域	グルタルアルデヒド	○	○	○	○	○	○	○	○	○	○	○	○	○	○	○	○
	消毒用エタノール	○	○	×	○	○	○	△	×	○	×	○	○	○	○	○	×
中域	次亜塩素酸ナトリウム	○	○	△	○	○	△	△	△	○	○	○	○	○	○	○	△
	ポビドンヨード	○	○	○	○	○	○	○	○	○	○	○	○	○	○	○	○
	フェノール	○	○	×	○	○	○	×	×	△	×	△	△	△	△	△	×
	クレゾール石けん	○	○	×	○	○	○	×	×	△	×	△	△	△	△	△	×
狭域	塩化ベンザルコニウム	○	△	×	○	△	×	△	×	△	×	△	△	△	△	△	×
	グルコン酸クロルヘキシジン	○	△	×	○	○	×	△	×	△	×	△	△	△	△	△	×
	塩酸アルキルジアミノエチルグリシン	○	△	×	○	○	△	△	×	△	×	△	△	△	△	△	×
	エンベロープの有無	—	—	—	—	—	—	—	無	有	無	有	有	有	有	有	無

○:有効,△:効果弱い,×:無
○△×の区分は便宜的なものであり,必ずしも厳密なものではない。そもそも消毒薬の判定基準が明確ではないため,有効・無効の断定が困難な場合がある

表1-6 消毒薬綿球の調剤方法と使用期限

	消毒薬綿球の調整方法	綿球の使用期限
10%ポビドンヨード液	イソジンは,開封までの無菌を保証している,高圧蒸気滅菌不可	希釈後は24時間以内
塩化ベンザルコニウム	希釈後,高圧蒸気滅菌可能	7日以内
グルコン酸クロルヘキシジン	希釈後,高圧蒸気滅菌可能	7日以内
消毒用エタノール	揮発による効力低下に注意	7日以内

・消毒薬の使用濃度

　安定した殺菌効果を得るためには使用濃度を正確に守る必要があり,いい加減に目分量で希釈してはならない。必ず計量器を使って,正確に希釈する習慣をつける。

・消毒薬の作用温度

　殺菌効力は作用温度に依存し,一般的に温度が高くなると殺菌力は上昇する。逆に温度が低くなれば弱くなる。消毒薬は通常,常温(20℃以上)で使用するが,温度指定のない限り,夏季の高温下で使用しても差し支えない。

・消毒薬の作用時間

　消毒薬が効力を発揮するためには,微生物との接触時間が重要である。この接触時間は消毒薬や微生物によりさまざまで,微生物を瞬時に死滅させる消毒薬はなく,ある一定の接触時間が必要である。

[代表的な消毒薬と濃度]

　表1-7〜11を参照。

表 1-7 塩化ベンザルコニウム（逆性石けんなど）の用途別濃度

使用部位	使用濃度	希釈方法（10%液）
手指・皮膚	0.02〜0.05%	200〜500 倍希釈
手術部位の皮膚消毒	0.1〜0.2%	50〜100 倍希釈
手術部位の粘膜・創傷消毒	0.01〜0.05%	200〜1,000 倍希釈
歯科用	0.20%	50 倍希釈
医療器具・ケージ・環境	0.05〜0.20%	50〜200 倍希釈

表 1-8 グルコン酸クロルヘキシジン（ヒビテン®液）の用途別濃度

使用部位	使用濃度	希釈方法（5%液）	希釈方法（20%液）
手指・皮膚	0.1〜0.5%	10〜50 倍希釈	40〜200 倍希釈
手術部位の皮膚	0.1〜0.5%	10〜50 倍希釈	40〜200 倍希釈
手術部位の粘膜・創傷	0.05%	100 倍希釈	400 倍希釈
医療器具	0.1〜0.5%	10〜50 倍希釈	40〜200 倍希釈
ケージ・環境	0.05%	100 倍希釈	400 倍希釈

表 1-9 エタノールの用途別濃度

使用目的	使用濃度	希釈方法（70%液）
各種消毒	70〜80%	原液

表 1-10 次亜塩素酸ナトリウム（ピューラックス®など）の用途別濃度

使用部位	使用濃度	希釈方法（6%液）	希釈方法（10%液）	備考
手指・皮膚	0.01〜0.05%	120〜600 倍希釈	200〜1,000 倍希釈	連用で手荒れ
医療器具	0.02〜0.05%	120〜300 倍希釈	200〜500 倍希釈	1 分以上浸漬，清拭
ケージ・環境	0.02〜0.05%	120〜300 倍希釈	200〜500 倍希釈	1 分以上浸漬，清拭
食器・リネン類	0.02%	300 倍希釈	500 倍希釈	洗浄後 5 分以上浸漬，その後水洗い
歯科用	3%	2 倍希釈	3.3 倍希釈	根管などの清掃，消毒
パルボウイルス汚染時	0.1〜0.5%	12〜60 倍希釈	20〜100 倍希釈	洗浄後 1 時間以上浸漬

表 1-11 ポビドンヨード（イソジン®など）の用途別濃度

使用部位	使用濃度	希釈方法（10%液）
手指・皮膚	10%	原液
手術部位の皮膚・粘膜	10%	原液
創傷・熱傷皮膚面	10%	原液
粘膜	0.2〜1%	10〜50 倍希釈

感染症の基礎と予防

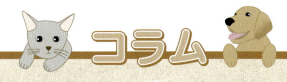

消毒薬の希釈率・希釈方法

一般にA％の消毒薬を希釈してB％でYmLの消毒薬を調製するとき，秤取するA％の消毒薬の量XmLと秤取する水の量Zの計算式は，次のようになる。

$X = \dfrac{Y \times B}{A}$

$Z = Y - X$

［たとえば，5％ヒビテン液から，0.05％ヒビテン液を500mLつくる場合］

秤取する消毒薬の量＝
$\dfrac{希釈後の量 \times 希釈後の濃度}{希釈前の濃度}$

$X = \dfrac{500 \times 0.05}{5} = 5$

秤取する水の量＝
　希釈後の量－秤取する消毒薬の量
$Z = 500 - 5 = 495$

となり，5％ヒビテン液を5mL，水を495mL秤取し，500mLとすれば（100倍希釈），0.05％ヒビテン液が調製できる。

第2章-2
感染症①：ウイルス

ウイルスは，顕微鏡で目視できないほど小さいため，なじみが薄い。また，人へ感染しない動物固有の感染症のため感染伝播を実感しにくい。しかし，その増殖率は，細菌感染とはくらべものにならないほど，爆発的に増殖する。したがって，一度ウイルスが施設内に侵入するとそれを排除することは容易ではない。現在，多くのワクチンが開発・市販されているので利用は有効である。

［犬・猫］
狂犬病*

*人獣共通感染症：狂犬病は p.215 を参照

犬

犬パルボウイルス感染症
犬ジステンパー
犬アデノウイルス2型感染症（犬伝染性喉頭気管炎）
犬パラインフルエンザウイルス感染症
犬コロナウイルス感染症
犬アデノウイルス1型感染症（犬伝染性肝炎）

●犬パルボウイルス感染症

犬の死亡率の高い感染症で，症状の進行が早く，急死する。ウイルスにエンベロープがないので一般的な消毒薬（アルコールや逆性石けんなど）は効かず，適正濃度の塩素系消毒薬（一般的な濃度よりも高濃度）のみ有効である。10％ポビドンヨードも効果があるが，生体消毒がおもで，環境や器物の消毒には不適切である。比較的強靱なウイルスであるため，汚染された環境や器物から感染が持続することが問題である。

症状：潜伏期は通常4～7日。感染初期は発熱，食欲不振，元気消失，嘔吐にはじまり，進行・悪化するとトマトジュースのような血便となる。妊娠中に感染すると，流・死産をおこす。2カ月齢未満の子犬の感染では，心筋炎となり急死することもある。2カ月を超えたワクチン未接種の子犬の感染では，治療が遅れると2～3日以内に死亡する。1歳以上になると感染しても無症状ということもある

診断：白血球減少，抗体検査，ウイルス（抗原・遺伝子）検出など

治療：嘔吐，下痢，血便が激しいときは点滴，輸血を中心に対症療法を行う。また，二次感染を防ぐ目的で抗菌薬なども有効である。インターフェロン製剤も実用化されている

原因：犬パルボウイルス

感染ルート：感染犬の糞便や汚染された環境から経口・経鼻で侵入し，咽喉頭粘膜のリンパ組織で一度増殖し，血流に入りウイルス血症として全身へ運ばれる。全身へ運ばれたウイルスは，細胞分裂が盛んな腸粘膜や骨髄，妊娠中なら胎子の臓器や脳組織で爆発的に増殖する

管理：ワクチン接種が有効。感染犬は隔離し，環境消毒を徹底する。適正濃度の塩素系消毒薬で環境や器物を消毒する

●犬ジステンパー

伝染力が強い感染症で，死亡率も高い。症状が呼吸器，消化器，神経症状と多様であり，診断に苦慮する。

症状：潜伏期は，1週間以内から4週間以上と幅がある。また同様に，症状の出現にも幅があり，無症状から死亡まで多様である。多くは，感染後3～7日から不定期の発熱を繰り返し，鼻汁，くしゃみ，結膜炎，食欲不振がみられ，白血球減少を呈する。続いて，下痢や血便，肺炎がおこる。一部は痙攣やふるえなどの強い神経症状が出現することもあり，神経症状を耐過しても，後遺症が残ることもある。また，鼻や四肢肉球の角質化（ハー

ド・パッド）がみられることもある
- 診断：抗体検査，ウイルス（抗原・遺伝子）検出など
- 治療：効果的な治療法はなく，点滴や輸血などの対症療法を行う。二次感染防止に抗菌薬投与も行う
- 原因：犬ジステンパーウイルス
- 感染ルート：感染犬との直接接触や，鼻汁や唾液，目やになどの分泌物，糞便や尿などの排泄物との接触，飛沫の吸入により感染する。伝染力は比較的強く，ワクチン未接種の多頭飼育下では急速に感染が成立する
- 管理：ワクチン接種が有効。感染犬は隔離し，消毒を徹底する。一般的な消毒薬で死滅する

●犬アデノウイルス2型感染症（犬伝染性喉頭気管炎）

犬伝染性喉頭気管炎ともよばれ，集団飼育下で感染しやすく犬の伝染性気管気管支炎（ケンネル・コフ）の主要病原体のひとつである。とくに卸し市場や動物販売業内で感染することが多い。単独感染では死亡率は低い。

- 症状：潜伏期は通常3〜5日。感染初期は発熱，食欲不振や短く乾いた咳が特徴的で，興奮や運動などで誘発されることが多い。この咳は数日から数週間続くことがある。集団感染も多いので，比較的発見されやすい
- 診断：抗体検査，ウイルス（抗原・遺伝子）検出など
- 治療：吸入治療。抗菌薬を中心に二次感染を予防する
- 原因：犬アデノウイルス2型
- 感染ルート：感染犬との直接接触や飛沫感染で，侵入したウイルスは鼻粘膜，咽頭，気管支で増殖する。同居している犬同士で接触および飛沫感染する
- 管理：ワクチン接種。感染犬の存在により空気感染するので，部屋をわけて隔離する。ウイルスは一般的な消毒薬で死滅する

●犬パラインフルエンザウイルス感染症

集団飼育下で感染しやすく犬の伝染性気管気管支炎（ケンネル・コフ）の主要病原体のひとつである。とくに卸し市場や動物販売業内で感染することが多く，伝染力は非常に強いが，単独感染での死亡率は低い。

- 症状：潜伏期は通常3〜5日。感染初期は発熱，くしゃみ，一度聞くと忘れられない特徴的な空咳がおもな症状である。二次感染をおこすと肺炎などに進行する
- 診断：抗体検査，ウイルス（抗原・遺伝子）検出など
- 治療：吸入治療。抗菌薬を中心に二次感染を予防する
- 原因：犬パラインフルエンザウイルス
- 感染ルート：感染犬との直接接触や飛沫感染で，侵入したウイルスは鼻粘膜，咽頭，気管支で増殖する
- 管理：ワクチン接種。感染犬の存在により飛沫感染するので，部屋をわけて隔離する。ウイルスは一般的な消毒薬で死滅する

●犬コロナウイルス感染症

単独感染では問題はないが，ほかの消化器系感染症（犬パルボウイルス感染症など）を併発すると重篤化する。

- 症状：潜伏期は通常1〜4日。嘔吐と下痢がおもな症状で数日で回復するが，幼犬では重複感染をおこし重篤化する
- 診断：抗体検査，ウイルス（抗原・遺伝子）検出など
- 治療：嘔吐と下痢の対症療法
- 原因：犬コロナウイルス
- 感染ルート：感染犬の糞便や汚染された環境から，口や鼻を介して侵入。消化管で増殖する
- 管理：ワクチン接種。ウイルスは一般的な消毒薬で死滅する

●犬アデノウイルス1型感染症（犬伝染性肝炎）

犬伝染性肝炎ともよばれ，急性の致死性全身性感染症である。幼犬で死亡率が高い。

- 症状：潜伏期は通常2〜8日。元気消失，水様性鼻汁，流涙，41℃に達する発熱が4〜6日続く。ほかに，扁桃腫大，腹痛，肝腫大，出血傾向，神経症状を呈することがあり，回復期に片側または両側性にブドウ膜炎による角膜混濁（ブルー・アイ）などがみられる
- 診断：血小板減少，抗体検査，ウイルス（抗原・遺伝子）検出など
- 治療：対症療法を中心に二次感染を予防する
- 原因：犬アデノウイルス1型
- 感染ルート：感染犬の糞尿や分泌物を介して侵入し，局所のリンパ組織で増殖されウイルス血症となり，続いて肝細胞やほかの臓器の細網内皮系細胞で2回目の複製が起こり，その肝細胞などの融解がおこり，症状が出る。尿

中にウイルスが最高1年間出現することもある

管理：ワクチン接種。ウイルスは一般的な消毒薬で死滅する

猫

猫汎白血球減少症（猫パルボウイルス感染症）
猫カリシウイルス感染症
猫白血病ウイルス感染症
猫後天性免疫不全症
猫伝染性腹膜炎
猫ヘルペスウイルス1型感染症（猫伝染性鼻気管炎，猫ウイルス性鼻気管炎）

●猫汎白血球減少症（猫パルボウイルス感染症）

猫の死亡率の高い感染症で，症状の進行が早く，急死する。ウイルスにエンベロープがないので一般的な消毒薬（アルコールや逆性石けんなど）は効かず，適正濃度の塩素系消毒薬（一般的な濃度よりも高濃度）のみ有効である。10％ポピドンヨードも効果があるが，生体消毒がおもで，環境や器物の消毒には不適切である。比較的強靱なウイルスであるため，汚染された環境や器物から感染が持続することが問題である。ワクチンは有効である。

症状：潜伏期は通常4〜5日。感染初期は発熱，食欲不振，元気消失，嘔吐にはじまり，進行・悪化するとトマトジュースのような血便となる。ワクチン未接種の子猫の場合，死亡率は90％以上となる。妊娠中に感染した胎子は，出産後，小脳形成不全症として運動失調をおこすこともある

診断：白血球減少，抗体検査，ウイルス（抗原・遺伝子）検出など

治療：嘔吐，下痢，血便が激しいときは点滴，輸血を中心に対症療法を行う。また，二次感染を防ぐ目的で抗菌薬なども有効である

原因：猫パルボウイルス（FPV）

感染ルート：感染猫の糞便や汚染された環境から経口・経鼻で侵入し，咽喉頭粘膜のリンパ組織で一度増殖し，血流に入りウイルス血症として全身へ運ばれる。全身へ運ばれたウイルスは，細胞分裂が盛んな腸粘膜や骨髄，妊娠中なら胎子の臓器や脳組織で爆発的に増殖する

管理：ワクチン接種が有効。感染猫は隔離し，環境消毒を徹底する。塩素系の消毒薬で環境や器物を消毒する

●猫カリシウイルス感染症

上部気道炎と特徴的な口腔内潰瘍をおこし，比較的短時間で伝染する。ウイルスにエンベロープがないので一般的な消毒薬は効きにくく，塩素系消毒薬のみ有効である。

症状：潜伏期は1〜2日。感染初期は発熱，元気消失，食欲不振，くしゃみ，鼻汁，流涙からはじまり，舌や口腔内に水疱や潰瘍を形成する。口腔内潰瘍のいたみのために涎も多い。呼吸器の症状が進行すると，肺炎をおこす

診断：抗体検査，ウイルス（抗原・遺伝子）検出など

治療：点眼，点鼻などの局所療法に加え，状況により点滴，抗菌薬などを使用する。また，インターフェロン療法が実用化されている

原因：猫カリシウイルス

感染ルート：感染猫との接触感染と，くしゃみなどの飛沫感染で感染する。侵入したウイルスは結膜，舌，口蓋，気道粘膜で増殖し，炎症をおこす

管理：ワクチン接種は臨床症状を軽減するが，感染を完全に防ぐには至らない。感染猫は隔離し，消毒を徹底する。塩素系消毒薬で環境や器物を消毒する

●猫白血病ウイルス感染症

感染して発症までに，時間がかかる遅延性の感染症である。リンパ腫や白血病になって感染を知ることが多い。末期は体重減少と免疫不全による日和見感染のために死亡する。

症状：潜伏期は2〜6週間。リンパ腫や白血病になると，発熱，元気消失，食欲不振，貧血，体重減少などがみられる。胸腔内にリンパ腫による腫瘤塊

感染症①：ウイルス

が発生すると，呼吸困難をおこし，開口呼吸がみられる。感染後に症状をほとんど呈さず，ウイルスを排出し続けることもある（不顕性感染）

診断：ウイルス（抗原・遺伝子）検出など

治療：さまざまな症状が出現するので，それにあわせて対症療法を行う。輸液をはじめ，抗菌薬なども使用する

原因：猫白血病ウイルス（FeLV）

感染ルート：感染猫との接触感染，とくにケンカの際の咬傷は感染する確率が高い。グルーミングなどの際に唾液からも感染する可能性がある。胎盤感染もあり得るが頻度は低く，分娩時や出産後に感染母猫から子猫に感染することが多い

管理：ウイルスは一般的な消毒薬で死滅する。感染猫は隔離し，環境消毒を徹底する

●猫後天性免疫不全症

感染すると発症までにさまざまな病態を示す。末期は著しい体重減少と，免疫不全による日和見感染のために死亡する。

症状：潜伏期は4〜6週間。病期により，5つに分類される

・急性期：発熱，下痢，全身のリンパ節腫大が数週間から数カ月持続する

・無症候キャリアー期：急性期を過ぎると数年から10年以上の臨床症状が認められない時期

・持続性全身性リンパ節症期：一部の猫では全身のリンパ節が腫大する

・AIDS関連症候群：免疫異常が出現し，歯肉炎，口内炎，上部気道炎などがおこる

・AIDS期：末期になると，著しい体重減少，日和見感染などがおこる。日和見感染としては，クリプトコックス，皮膚糸状菌，トキソプラズマ，一般常在細菌により致命的な状況となる

診断：抗体検査，ウイルス（抗原・遺伝子）検出など

治療：さまざまな症状が出現するので，それにあわせて対症療法を行う。輸液をはじめ，抗菌薬なども使用する。逆転写酵素阻害剤の使用報告もあるが，副作用の問題から使用には注意が必要である

原因：猫免疫不全ウイルス（FIV）

感染ルート：感染猫との接触感染，とくにケンカの際の咬傷は感染する確率が高い。母子感染の報告もあるが，頻度は低い

管理：ワクチン接種。ウイルスは一般的な消毒薬で死滅する。感染猫は隔離し，環境消毒を徹底する

●猫伝染性腹膜炎

腹水（図2-1）や胸水が貯留する滲出型と神経症状などをおこす非滲出型の病型があり，次第に体重減少し，衰弱していく。

症状：潜伏期はおよそ1週間。感染初期には発熱，食欲不振，嘔吐，下痢，体重減少をみる。病型は臨床症状により滲出型（wetタイプ）と非滲出形（dryタイプ）にわかれる

・滲出型（wetタイプ）：腹水貯留による腹部膨満，胸水貯留による呼吸困難が認められる

・非滲出型（dryタイプ）：神経症状や眼病変が認められる。また，各種臓器に多発性化膿性肉芽腫形成が認められ，臓器不全をおこす

診断：抗体検査，ウイルス（抗原・遺伝子）検出など

治療：有効な治療法はない。点滴や抗菌薬投与などの対症療法を行い，延命をはかる

原因：猫伝染性腹膜炎ウイルス

感染ルート：感染猫との接触感染，とくにケンカの際の咬傷は感染する確率が高い。グルーミングなどの際に唾液からも感染する可能性がある

管理：ワクチンはない。一般的な消毒薬で死滅する。感染猫は隔離し，消毒を徹底する

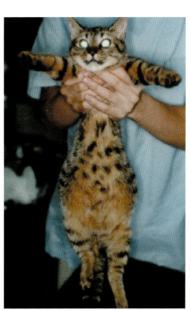

図2-1 腹水の貯留
写真提供：
北里大学
宝達 勉先生

●猫ヘルペスウイルス1型感染症
（猫伝染性鼻気管炎，猫ウイルス性鼻気管炎）

猫伝染性鼻気管炎，猫ウイルス性鼻気管炎ともよばれ，上部気道感染と結膜炎，角膜炎などの眼症状を呈す。幼猫で重篤化しやすい。回復後もヘルペスウイルスは神経内に潜むので，ストレスなどの免疫力低下で再出現する。

症状：潜伏期は2〜10日。はじめ，発熱，目やにを伴う結膜炎，続いて，多量の鼻汁漏出とくしゃみが特徴。幼猫で重篤化すると，潰瘍性角膜炎，全眼球炎となり，失明する場合もある

診断：抗体検査，ウイルス（抗原・遺伝子）検出など

治療：点眼，点鼻などの局所療法に加え，状況により点滴，抗菌薬などを使用する

原因：猫ヘルペスウイルス1型

感染ルート：感染猫との接触感染と，くしゃみなどの飛沫感染

管理：ワクチン接種。免疫低下により再発するので，感染猫は隔離し，消毒を徹底する。塩素系消毒薬で環境や器物を消毒する

第2章-3
感染症②：細菌・真菌

細菌感染症

　細菌は，顕微鏡で観察することができるので，比較的診断は容易である。しかし菌種によっては，効きにくい抗菌薬も存在するので，抗菌薬の選択やその投与方法・指導に注意が必要である。局所的な細菌感染症として膿皮症や皮下膿瘍，歯周病などが知られている。これら細菌が血管内に侵入し全身循環することにより，遠隔にある臓器を侵すこともあり，近年問題となっている。また，抗菌薬の長期使用や不適切な選択により，耐性菌が出現し，犬・猫ばかりでなく，人への汚染も深刻な問題となってきている。

```
[犬]
  膿皮症
  歯周病
  レプトスピラ症*
[猫]
  皮下膿瘍
  歯周病
  猫クラミジア*
```

＊人獣共通感染症：レプトスピラ症はp.215を参照

[犬] 膿皮症
　化膿を伴う皮膚の細菌感染。
症状：皮膚の掻痒，発赤
診断：菌分離など
治療：抗菌薬投与
原因：ブドウ球菌など
感染ルート：常在細菌の病原化
管理：薬用シャンプーなど

[猫] 皮下膿瘍
　皮下の化膿。
症状：発熱，皮下の腫脹，排膿
診断：菌分離など
治療：抗菌薬投与
原因：パスツレラ菌など
感染ルート：咬傷，ケンカ
管理：ケンカさせない環境

[犬・猫] 歯周病
　3歳以上の80%は歯周病をもっている。歯周病が原因で心不全，腎不全，肝不全が進行するとの報告がある。くわしくは，p.108を参照。
症状：口臭，涎，出血を認めることがある。重篤化すると，歯が抜ける
診断：歯科X線検査，歯垢検査など
治療：歯石除去および抜歯
原因：歯周病菌
感染ルート：感染した犬や猫との接触感染，多くは母子感染による
管理：歯みがき，歯石予防用の処方食

真菌感染症

　真菌（カビ）による感染症は，免疫が低下したときに症状が出現することが多い。とくに，クリプトコックス症やアスペルギルス症は，免疫状態に左右されやすい。酵母菌の一種のマラセチア感染症は，難治性外耳炎や皮膚炎の起因真菌である場合が多い。

```
皮膚糸状菌感染症*
クリプトコックス症*
ブラストミセス症
ヒストプラズマ症
```

コクシジオイデス症
カンジダ症
アスペルギルス症
マラセチア症

＊人獣共通感染症：皮膚糸状菌感染症は p.213 を参照

マラセチア感染症

　抗菌薬に反応しない難治性皮膚炎（外耳炎）に多く認められる。

症状：発赤を伴うかゆみ
診断：顕微鏡検査など
治療：抗真菌薬
原因：マラセチア菌
感染ルート：感染動物との接触感染。免疫低下による日和見感染
管理：抗真菌シャンプーを使用し，清潔に保つ

第2章-4

感染症③：寄生虫

寄生虫総論

　人や動物の体を生活の場とし、それらの部位から栄養を奪いとって発育または増殖する生物を寄生虫という。動物の内臓や組織に寄生するものを内部寄生虫、皮膚や体毛などに寄生するそれを外部寄生虫という。寄生虫の最終的な発育が営まれる動物（宿主）を終宿主という。蠕虫類では有性生殖をして産卵が行われ、一部の原虫類については、その生活環上で有性生殖世代が認められる宿主が終宿主に相当する。また、寄生虫の種類によっては終宿主に感染する前に別の動物の体内で幼虫期の発育を行う必要がある。このような宿主動物を中間宿主という。中間宿主が2つ必要な場合、前期の発育を行う宿主を第1中間宿主、後期の発育を行う宿主を第2中間宿主とよぶ。

●内部寄生虫

1　蠕虫類

　多細胞動物である大型の寄生虫を蠕虫類という。蠕虫類はその形態や発育のしかたの違いによって、以下の3種類にわけられる。

❶線虫類

　線虫類は、雌雄の性別があり（雌雄異体）、糸やうどんのような形態をしている。多くの種類は卵を産み、次の世代を残す（卵生）。

主要な線虫類：犬回虫、犬鉤虫、猫回虫、猫鉤虫、犬鞭虫、犬糸状虫など

❷吸虫類

　吸虫類は、ひとつの個体に雌雄の生殖器が1組ずつ備わっている（雌雄同体）。外観は扁平で木の葉状、あるいは厚みがあり、コーヒー豆状の形態をしている。すべて卵生で、必ず中間宿主を必要とする。

主要な吸虫類：壺形吸虫など

❸条虫類

　虫体は扁平で細長く、多くの節（片節）が連なって体全体を構成している。各片節には1組以上の雌雄の生殖器がある（雌雄同体）。産卵をしない円葉条虫類（産卵孔がない）と、産卵できる擬葉条虫類（産卵孔がある）がある。

主要な円葉条虫類：瓜実条虫、猫条虫、エキノコックス（多包条虫）など

主要な擬葉条虫類：マンソン裂頭条虫など

2　原虫類

　ひとつの細胞でひとつの個体が成り立っている。すなわち、単細胞で運動、栄養摂取、増殖などすべての生命活動を行う生物を原生生物（原虫類）という。知られているだけで65,000種程度存在するが、動物に寄生するもの（いわゆる寄生虫）はそのうちのわずかな種類である。

❶肉質虫類

　肉質虫類は、アメーバ類ともいう。細胞内物質の流動に伴って細胞膜が変形突出（偽足）し、その方向に移動する。赤血球や細菌などを栄養とする。

主要な肉質虫類：赤痢アメーバ、大腸アメーバなど

❷鞭毛虫類

　体表面の特定の部位から運動器官である鞭毛が生じている。2分裂で分裂増殖する。

主要な鞭毛虫類：ジアルジア、トリコモナスなど

❸アピコンプレックス類

　多くの重要な寄生虫が含まれている。細胞内に侵入し、多数の虫体に分裂して増殖する（無性生殖）。その後、雌雄の細胞に分化した虫体は融合（受精）して、新たな発育段階の虫体になる（有性生殖）。

主要なアピコンプレックス類：イソスポラ、アイメリア、トキソプラズマ、バベシアなど

❹繊毛虫類

　体の全体あるいは一部に多数の細かい毛（繊毛）が生えており、これを運動させて腸管内を遊泳する。

主要な繊毛虫類：大腸バランチジウムなど

●外部寄生虫

　動物の体表面あるいは皮下，体毛などを生活の場とする節足動物を外部寄生虫という．外部寄生虫は昆虫類かダニ類（ダニ類はクモ類に含まれる）のいずれかに属している．宿主動物に全生涯寄生し続ける永久寄生性，および栄養摂取のため一時的に寄生し，その後宿主を離れる一時寄生性の外部寄生虫が知られている．その生態や食性により，宿主に軽度～重度のかゆみや皮膚の病変を引きおこす．

1　昆虫類

　外部寄生虫として重要な昆虫にはノミ類，シラミ類，そのほかハエ類（蚊類もハエの仲間に含まれる）などが挙げられる．

❶ノミ類

　完全変態する昆虫の一種である．血液を栄養とするため，雌雄の成虫が吸血する．瓜実条虫やバルトネラ菌などを伝播する．

主要なノミ類：ネコノミ，イヌノミ

❷シラミ類

　シラミ類とハジラミ類が含まれる．ノミとは異なり，不完全変態（サナギのステージがない）する．シラミは雌雄成虫ともに吸血するが，ハジラミは非吸血性で皮膚や体毛，皮脂などを食べる．猫にシラミ類は寄生しない．

主要なシラミ類：イヌジラミ，イヌハジラミ，ネコハジラミ

2　ダニ類

　大型で血液を唯一の栄養源とするマダニ類（tick），微小で肉眼による確認が難しい小型のダニ類（mite）にわけられる．ダニ類は4対8本の脚をもち（幼虫の時代は6脚），体がひとつの袋状で，頭部，胸部，腹部に区分できないなどの特徴からクモ類に分類される．不完全変態する．

❶マダニ類

　未吸血時の成ダニの大きさは2～3 mmほどで，ダニ類の中ではきわだって大型である（飽血後には最も大きい種類で2～2.5 cmになる）．マダニ類には卵，幼ダニ，若ダニおよび成ダニの発育ステージがあるが，卵以外のすべての虫体が吸血する．

主要なマダニ類：フタトゲチマダニ，ツリガネチマダニ，ヤマトマダニ

❷ヒゼンダニ類

　永久寄生性であり，大きさは0.3～0.4 mmの微小なダニ類である．犬や猫の皮下にトンネルを掘り，その中で生活する．疥癬という強いかゆみを特徴とする重い皮膚炎をおこす．ウサギにみられるキュウセンヒゼンダニは皮膚に侵入することはない．

主要なヒゼンダニ類：イヌヒゼンダニ，ネコショウセンコウヒゼンダニ

❸ミミダニ類

　外耳道に寄生するミミヒゼンダニが重要である．耳にかゆみを生じ，耳垢がたまる原因になる．

主要なミミダニ類：ミミヒゼンダニ

❹ツメダニ類

　脚先に備わる大きな爪で動物の被毛にしがみつき，皮膚や毛を食べる．爪を使って体表を移動するため，動物はかゆみを感じる．

主要なツメダニ類：イヌツメダニ，ネコツメダニ，ウサギツメダニ

❺ニキビダニ類

　動物それぞれに固有の種類が複数存在し，その動物以外には感染しない．宿主動物の毛包や皮脂腺に寄生する．毛包虫ともよばれる．通常無症状だが，全身に症状が拡大した犬の治療はきわめて困難である．

主要なニキビダニ類：イヌニキビダニ，ネコニキビダニ

内部寄生虫各論

●線虫類

1　犬鉤虫および猫鉤虫

❶形態

　犬鉤虫の雄成虫は0.8～1.2 cm，雌成虫1.5～2.0 cm（図4-1）．猫鉤虫は雄成虫0.9～1.1 cm，雌成虫1.2～1.5 cm．鉤虫の口は大きく開口し，その周囲には鋭い牙（歯牙）が3対6個備わる（図4-2）．鉤虫卵（図4-3）は長径55～75 μm，短径34～47 μmで卵殻は薄く，短楕円形をしている．色調は無色で，虫卵の内部には4～16細胞程度に分裂した卵細胞が含まれている．犬鉤虫

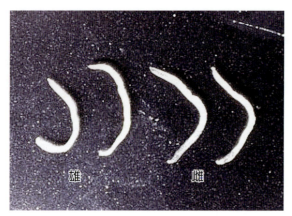

図 4-1 犬鉤虫成虫

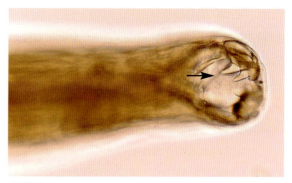

図 4-2 猫鉤虫の頭部
矢印は歯牙を示す

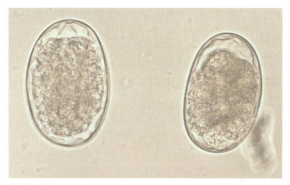

図 4-3 猫鉤虫卵

卵と猫鉤虫卵は顕微鏡検査では区別することができない。犬から検出されたならば犬鉤虫卵，猫ならば猫鉤虫卵と判断する。

❷ 生活環（図 4-4）

① 糞便中に排出された虫卵から数日で第1期幼虫（L_1）がふ化する。

② 約2週間で2回脱皮し，第3期幼虫（L_3）に成長する。

③ 犬鉤虫の L_3 が口（経口感染）あるいは皮膚（経皮感染）から感染する。猫鉤虫は経口感染する。

④ 経皮感染した場合，L_3 は気管型体内移行をする（犬鉤虫）。

コラム

虫卵の検査方法（糞便検査法）

糞便中に排泄された虫卵，オーシストやシストは直接塗抹法や浮遊法あるいは遠心沈殿法で検査する。

① 直接塗抹法

糞便2〜3 mg をスライドグラスにとり，生理食塩水でよく攪拌してカバーグラスをのせ，100倍ないし400倍で顕微鏡検査する。

② 浮遊法

高比重液を作製（これを浮遊液という）し，比較的比重の小さな線虫卵（比重1.05〜1.18）や円葉条虫の虫卵，オーシストやシストの浮遊に用いる。代表的な浮遊液として飽和食塩水（比重1.20），硫酸亜鉛溶液（比重1.18または1.24に調整），ショ糖溶液（比重1.24）などがある。

検体約0.5 g を試験管にとり，浮遊液を1/3量程度加えてよく攪拌する。さらに，浮遊液を試験管口から表面張力で盛り上がるまで静かに加えて，そのままあるいはカバーグラスをのせて30〜45分間放置する（時間は厳守）。カバーをのせない場合は放置後カバーを軽く液面に触れ，表層をスライドグラスに移して顕微鏡検査する。

一方，検体約0.5 g に浮遊液を加えてよく混和させたものを遠心分離して，虫卵を強制的に浮遊させる遠心浮遊法では，より効率的に虫卵を検出することができる。遠心浮遊法の浮遊液として硫酸亜鉛溶液やショ糖溶液が使用される。

③ 遠心沈殿法

エーテルやアルカリ溶液を使用して，できるだけ糞便中のゴミや脂肪分などを分離しつつ，遠心分離により虫卵やオーシストなどを試験管の底に沈殿させ，集中する方法である。すべての寄生虫卵やオーシスト，シストの検出が可能だが，とくに比重の大きい吸虫卵や条虫卵の検出はこの方法で行う。代表的な遠心沈殿法としてホルマリン・エーテル法（MGL法）がある。

感染症③：寄生虫

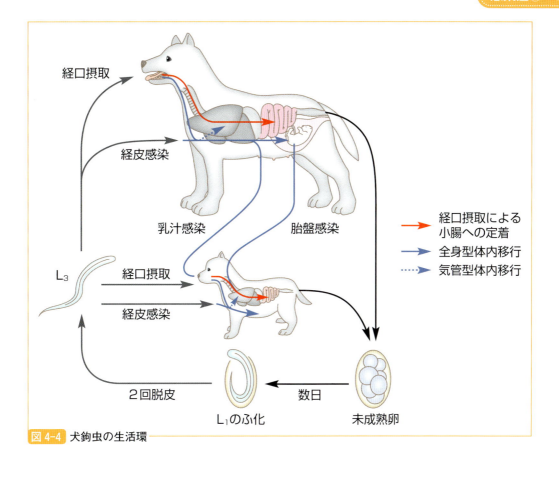

図 4-4 犬鉤虫の生活環

⑤経口感染した場合はそのまま小腸に定着して成虫まで発育する。感染後約 30 日で産卵を開始する。

　一部の L_3 は全身型体内移行により全身の内臓や組織に寄生する。これらの L_3 が胎盤感染や乳汁感染の原因となる。犬鉤虫では胎盤感染と乳汁感染がおこる。猫鉤虫では乳汁感染があるといわれている。

❸症状

　成虫は歯牙で小腸粘膜に強く咬みついて傷をつけ、その傷口から吸血する。たびたび移動しながら吸血するため、傷口から多くの血液が失われる。虫体が多数寄生すると貧血や血便排出など、比較的強い病害がみられる。

❹検査法

　直接塗抹法でも検出可能だが、鉤虫卵は比重が最も小さいため、浮遊法が検出に適している。

❺治療

　各種マクロライド系（犬、猫）、エモデプシド（犬、猫）、ピランテル（犬）、フェバンテル（犬）などの有効成分を含む多数の製剤がある。

❻人への感染

　犬鉤虫の L_3 が人の皮膚から侵入して移動するため、ミミズが蛇行したような皮膚症状を呈す。これは幼虫移行症のひとつで、皮膚爬行症という。

2　犬鞭虫

❶形態

　雌雄ともに体の前 2/3 から 3/4 は細長く、残りの部分が急に太くなるため、鞭のような形態をしている（図4-5）。雄成虫は 4～5 cm、雌は 5～7 cm である。虫卵の大きさは 70～80×37～40 μm で、特徴的なグラタン皿状の形態をしており（図 4-6）、色調は褐色から暗褐色である。卵内容は単細胞で、卵殻は厚く、両端には栓状

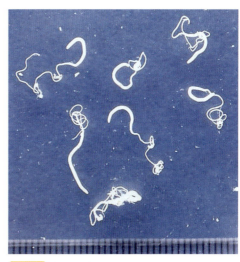

図 4-5 犬鞭虫成虫

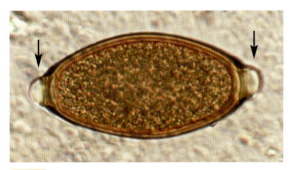

図 4-6 犬鞭虫卵
矢印は卵栓を示す

の構造物が観察される。これを卵栓という。

❷生活環（図 4-7）
①糞便中に排出された虫卵は約 3 週間で成熟卵となる。
②犬は成熟卵を経口摂取して感染する（経口感染）。
③ふ化した幼虫は腸粘膜への一時的な侵入と脱出を数回繰り返して発育する。
④盲腸周辺で成虫となり，約 80 日で産卵を開始する（体内移行はしない）。

❸症状
成虫は大腸粘膜に侵入し，栄養として血液や体液を吸引あるいは組織を摂取する。その結果，濃厚に感染した犬では腹痛，下痢や血便が認められる。

❹検査法
直接塗抹法でも虫卵検査は可能だが，より正確に検出できる浮遊法あるいは遠心沈殿法が適している。

❺治療
メチリジン，フェバンテル，ミルベマイシン（マクロライド系），エモデプシドを含む駆虫薬が有効である。

❻人への感染
まれに人にも成虫が寄生する。少数感染が多いと考えられるため，臨床症状については不明である。

3 犬糸状虫（犬のフィラリア）

❶形態
細長いソーメン状で，雄の成虫の体長は 12～20 cm，雌では 25～31 cm（図 4-8）。雌虫体の子宮内で虫卵がふ化するため，血液中には未熟な幼虫が産み出される（卵胎生）。この幼虫をミクロフィラリア（microfilaria〔mf と省略〕，図 4-9）とよび，大きさは 300 μm 程度である。

❷生活環（図 4-10）
①成虫は肺動脈から右心室にかけての血管内に寄生し，mf を産出する。
②中間宿主の蚊が血液中の mf を吸引する。
③mf は蚊の腸で L_1 から L_2 をへて L_3（感染幼虫ともいう）に発育する（気温 25℃で約 14 日間）。
④新たな犬を吸血する時に口針の刺し傷から犬の体内に L_3 が侵入する。

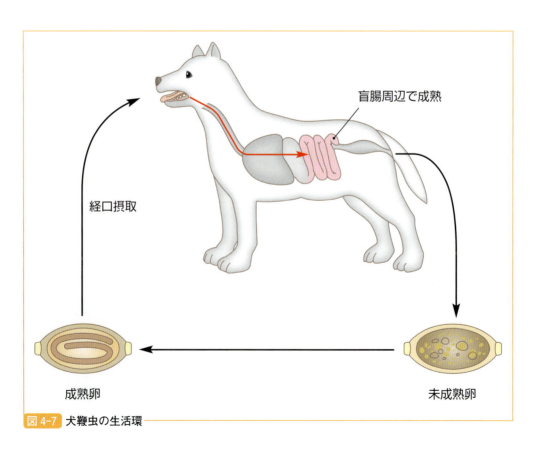

図 4-7 犬鞭虫の生活環

⑤侵入部位の近くで脱皮し，L_4に発育する（感染後3〜5日）。

⑥L_4は筋肉や脂肪組織などで約2カ月間過ごし，L_5に発育する。

⑦L_5は血管内に侵入し（感染後約3カ月），血流にのり心臓から肺動脈にいたり，いったん肺動脈末端まで移動しながら発育を続ける。

⑧肺動脈で1〜2カ月発育すると虫体は（感染後約6カ月），肺動脈を逆行して再び肺動脈基部の血管にたどりついて，そこで成虫となる。

⑨約1カ月後（感染後7カ月），mfを産出しはじめる。

❸症状

感染後5，6カ月では特徴的な乾いた咳をする。その後，呼吸数増加や頻脈，慢性期になると運動を避けるようになる，体重減少，浮腫や腹水などの慢性循環器症状がみられる。成虫が多数寄生すると，一部が後大静脈を栓塞し，同時に三尖弁にも虫体がからまって血色素尿や呼吸困難などの症状が生じる急性犬糸状虫症（大静脈症候群）を引きおこす。

まれに猫体内で成虫にまで発育する場合があるが，この虫体が血管を栓塞し急性死の原因となる。また，未熟虫体の肺動脈寄生により，猫にぜんそく様の呼吸器症状

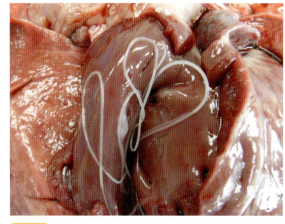

図4-8 心臓に寄生する犬糸状虫成虫

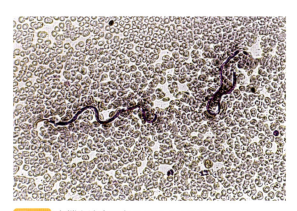

図4-9 末梢血液中のミクロフィラリア

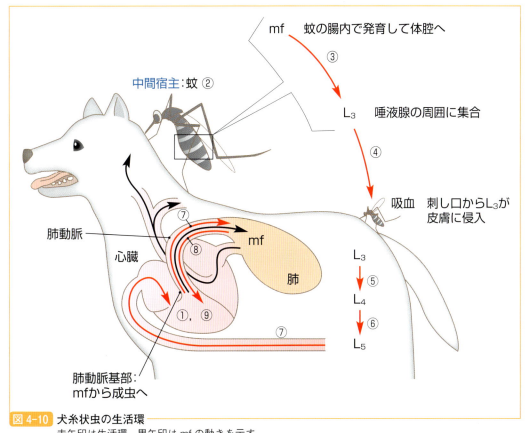

図4-10 犬糸状虫の生活環
赤矢印は生活環，黒矢印はmfの動きを示す

を引きおこす（HARDという）事実も明らかになっている。

❹検査法

犬では末梢血液からのmfの検出が確定診断となる。そのために血液の直接鏡検や，より精密なヘマトクリット管法，フィルター集虫法などが行われる。また，血液中から成虫の排泄物を検出する抗原検出キットが市販されている。この方法はオカルト感染（成虫が寄生しているにもかかわらずmfが陰性となる症例）の診断にも有効である。

❺予防・治療

蚊の活動開始後1カ月から活動終了後1カ月の間，マクロライド系の予防薬を月1回投与し，組織中のL_4を駆虫して成虫への発育を阻止する。成虫の駆除にはメラルソミンを用いるが，治療は長期間に及ぶ。また，外科的に成虫を摘出する方法もある。

猫における予防にもマクロライド系の薬剤を使用する。

❻人への感染

犬糸状虫の幼虫が人の肺動脈末端に寄生し，コイン状の結節病変をつくるが，無症状で経過する例が多いといわれている。幼虫移行症の一種である。

●条虫類

1 瓜実条虫

❶形態

長さ50～70 cmの比較的小型の条虫で，円葉条虫類に属する（図4-11）。頭節には4つの吸盤が備わり，頭端には突出した棒状構造物（額嘴あるいは吻）とそれを取り囲む多数の鉤を有する（図4-12）。円葉条虫類には産卵孔がないのが特徴であるが，産卵にかわる手段として多くの虫卵を含む最末端の片節（老熟片節）を子宮内に自ら切り離す。老熟片節は5～10 mmの大きさで，乳白色を呈し，糞便の表面で盛んに伸縮運動する（図4-11，4-13）。

❷生活環（図4-14）

①排泄された老熟片節は乾燥などで表面が壊れ，内部から卵嚢（子宮内が小区画に仕切られ，その中に十数個の虫卵が含まれる，図4-15）が放出される。卵嚢は環境中で容易に崩壊する。

②中間宿主であるノミの幼虫が，周囲のエサ（おもにノミ成虫の糞）と一緒に虫卵を食べる。ノミの腸内で虫卵から六鉤幼虫がふ化する。

③ノミのサナギが成虫にふ化する前後（発育期間は気温

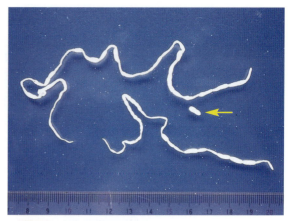

図 4-11 瓜実条虫成虫
黄矢印は老熟片節を示す

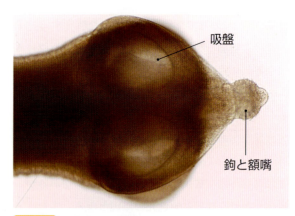

図 4-12 瓜実条虫の頭節

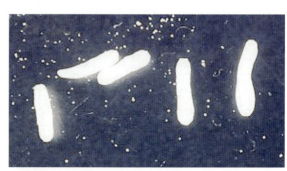

図 4-13 瓜実条虫の片節
写真はティッシュにくるんで病院に持ち込まれ，乾燥していた片節を生理食塩水に浸し，形を復元したもの

に依存）には，ノミ体内の六鉤幼虫も感染力をもつ幼虫（擬嚢尾虫）にまで発育する。

④サナギからふ化したノミの成虫が犬や猫に寄生し，そのノミがグルーミングなどで宿主にとり込まれることにより，擬嚢尾虫も同時に摂食され感染が成立する。

⑤ノミは消化されるが擬嚢尾虫は生き残り，小腸に固着して発育がはじまる。感染後約3週間で成虫となる。

❸症状

ほとんどの場合無症状だが，吸盤や頭端の鉤が腸粘膜を傷つけ，腸炎をおこす可能性がある。

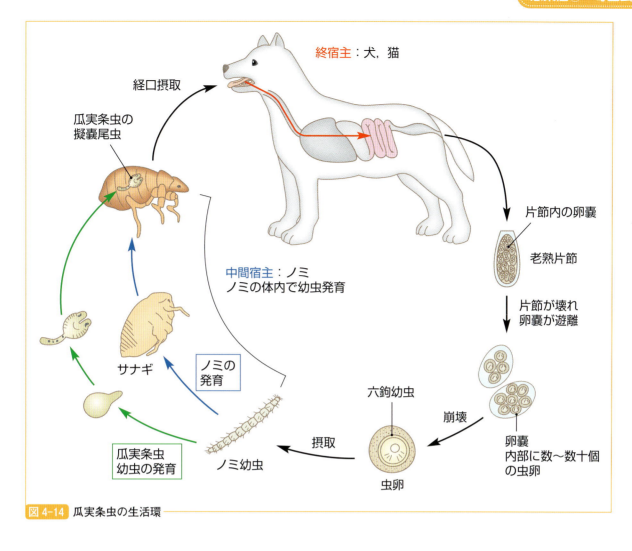

図4-14 瓜実条虫の生活環

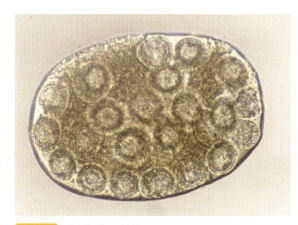

図4-15 瓜実条虫の卵嚢

❹検査法

　糞便表層や肛門周囲の皮膚に片節があらわれるため、これらの発見により確定診断できる。虫卵検査で瓜実条虫の寄生を証明することは難しい。中間宿主のノミが寄生している個体では、瓜実条虫が寄生している可能性がある。

❺治療

　プラジクアンテルで駆虫は容易だが、同時にノミの成虫駆除および予防も必要である。

❻人への感染

　感染したノミを誤って口にすると感染する。とくに乳幼児での感染例が多く、人の小腸で成虫にまで発育する。

●原虫類

　ここでは臨床上重要な原虫類をいくつか挙げ、解説する。

1　コクシジウム類（イソスポラ，アイメリア）

　小動物臨床の分野ではイソスポラ（犬、猫など、人にも固有のイソスポラが寄生）やアイメリア（鳥類やウサギなど、ウシなどにも固有種あり）、トキソプラズマなどの重要な原虫類を、コクシジウム類とまとめてよぶ。ここではイソスポラとアイメリアについて説明する。コクシジウム類はその発育の過程で無性生殖と有性生殖を交互に行う。

[イソスポラ]

　犬には *Isospora canis*（イソスポラ・カニス）と *I. ohioensis*（イソスポラ・オハイオエンシス），猫には *I. felis*（イソスポラ・フェリス，図4-16）と *I. rivolta*（イソスポラ・リボルタ，図4-17）の各2種類が寄生する。犬には4種類のイソスポラが存在するというが，我が国では上記2種のみ知っておけばよい。

[アイメリア]

　ウサギのアイメリアの一種である肝臓コクシジウムは，胆管上皮細胞内に寄生して胆管炎などを引きおこし，幼いウサギでは死亡する場合もある。

❶形態

　糞便中にオーシストが排出される。排出直後のオーシストは内部にはひとつの細胞が含まれる未成熟な段階だが，24〜48時間経過すると細胞分裂して感染力が生じる（成熟オーシスト）。犬の *I. canis* および猫の *I. felis* のオーシストの大きさは約40μmである。小形のオーシストが産生される *I. ohioensis* および *I. rivolta* の大きさは約20μm程度と，大型種の半分ほどの大きさである。成熟したイソスポラのオーシストには，2つのスポロシスト内に4つずつ，計8個のスポロゾイトが認められる。アイメリアの成熟オーシストには4つのスポロシスト中にそれぞれ2個のスポロゾイトが含まれる。

❷生活環（図4-18）

①排出された未成熟オーシストは体外で成熟オーシストになる。

②犬や猫が成熟オーシストを経口摂取すると，小腸でオーシストからスポロゾイトが脱出する。

③スポロゾイトは小腸の上皮細胞に侵入し，無性的に分裂した虫体がひとつの塊を形成する（第1代シゾントあるいはメロント）。

④第1代シゾントが崩壊し，内部に含まれる第1代メロゾイトが放出される。

⑤第1代メロゾイトはふたたび小腸の上皮細胞内に侵入し，増殖して第1代よりも大型で多数の第2代メロゾイトを含む第2シゾントを形成する。

⑥第2代シゾントが崩壊し，第2代メロゾイトが放出される。

⑦第2代メロゾイトはふたたび小腸上皮細胞に侵入し，シゾントをつくる。この発育を2〜4回繰り返す。やがて最終のシゾントから遊出したメロゾイトの一部は新たな小腸上皮細胞に侵入してミクロガメートサイト（雄性生殖母体）となり，残りの虫体は細胞中でマクロガメートサイト（雌性生殖母体）に発育する。

⑧ミクロガメートサイトとマクロガメートサイトは，細胞内でそれぞれミクロガメート（雄性生殖体）とマクロガメート（雌性生殖体）に成熟する。

⑨ミクロガメートが細胞から遊出して別の細胞中のマクロガメートと融合し，チゴートを形成する（有性生殖）。

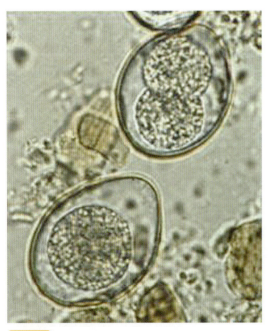

図4-16　*Isospora felis* のオーシスト
上は成熟オーシスト，下は未成熟オーシスト

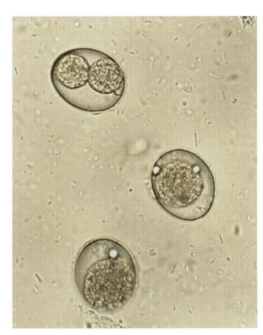

図4-17　*Isospora rivolta* のオーシスト
上は成熟オーシスト，下2つは未成熟オーシスト

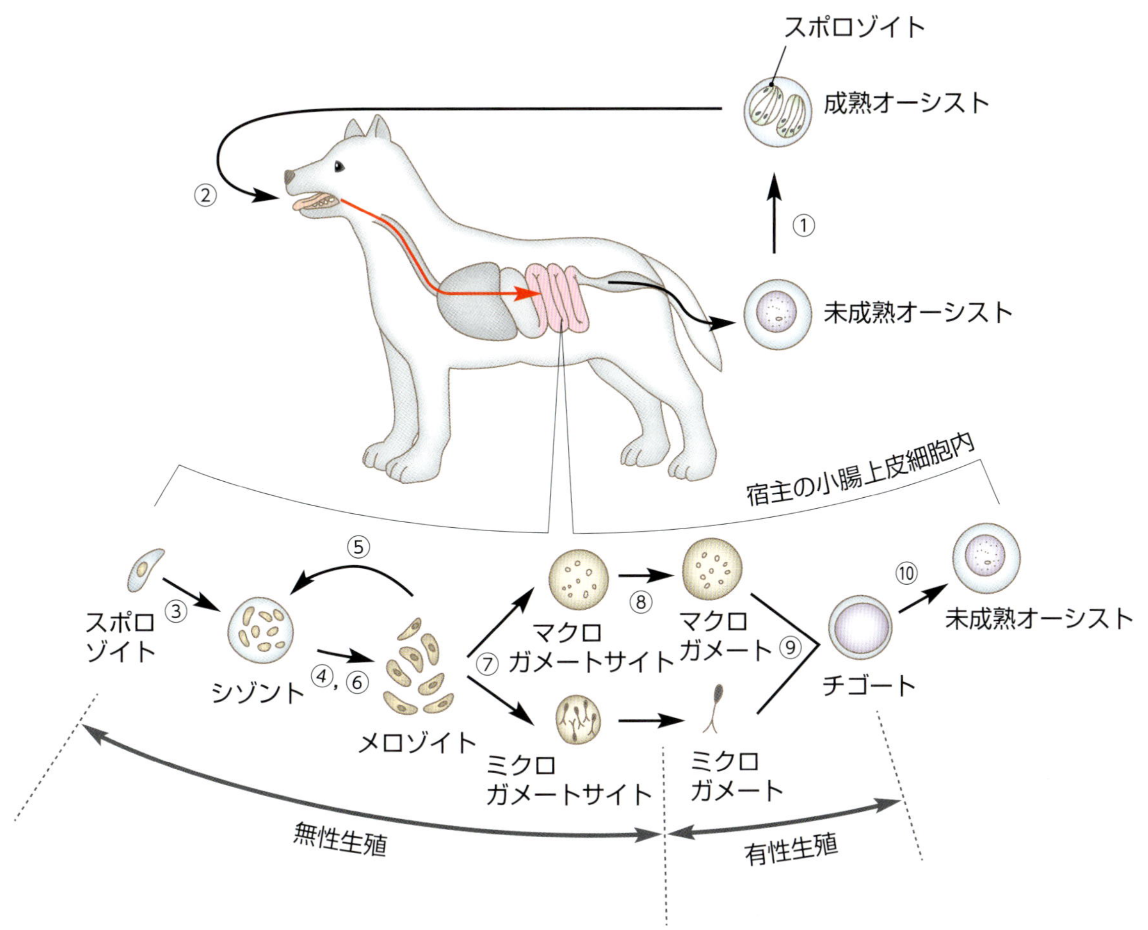

図 4-18 コクシジウム（イソスポラ，アイメリア）の生活環

⑩チゴートは未成熟のオーシストとなり，感染後7日以後に糞便中に出現する。

❸症状

成熟した第2代以降のシゾントが崩壊する際に，小腸の上皮細胞も破壊される。その結果，下痢や血便，発熱などの症状が表れる。幼い動物が濃厚感染すれば死亡する場合もある。

❹検査法

直接塗抹法でもオーシストの検出は可能だが，見逃しを防ぐために浮遊法が推奨される。

❺治療

犬のコクシジウム（イソスポラ）に対しては，その発育ステージのほとんどの虫体に有効なトルトラズリルを含む製剤が第1選択である。これまでは効果効能認可外のスルファジメトキシンあるいはスルファモノメトキシン（サルファ剤）が使用されていた。

猫には認可外であるが，上記サルファ剤を使用する。猫のイソスポラに対するトルトラズリルの使用報告もある（認可外使用）。

2 バベシア

赤血球に寄生するアピコンプレックス類の原虫である。バベシアは宿主動物の赤血球内に寄生し，2分裂を繰り返して増殖する。日本では関西，四国や九州の一部地域を中心に，犬の *Babesia gibsoni*（バベシア・ギブソニ）が分布している。

❶形態

犬の赤血球内に直径 $1〜2\,\mu m$ のリング状あるいはアメーバ状など，いろいろな形状を示す小体（ピロプラズム）として認められる（図4-19）。

❷生活環（図4-20）

①バベシアを保有するマダニが犬を吸血する際，バベシアのスポロゾイトがマダニの唾液とともに犬の体内に侵入し，感染がおこる。

②スポロゾイトは赤血球に侵入した後，ピロプラズムとして分裂増殖する。

③ピロプラズムは赤血球を破壊して新たな赤血球に入る。このようにピロプラズムは赤血球への侵入と破壊を繰り返す。

④媒介動物となるマダニ類が吸血する際，同時にバベシアに感染した赤血球を吸引する。
⑤原虫はマダニの腸で赤血球から離れて発育し，血体腔に出て卵巣に侵入する。
⑥卵巣からマダニの卵に移行するため，卵からふ化した幼ダニはすでにその体内に虫体を保有しており，唾液腺にスポロゾイトが集合している。
⑦これらのマダニが吸血する際に，唾液とともにスポロゾイトが犬に注入される。

卵を通じて病原体が幼ダニに移行する感染経路を経卵（巣）感染という。B. gibsoni の媒介動物はフタトゲチマダニ，ツリガネチマダニ，クリイロコイタマダニ，ヤマトマダニなどのマダニ類である。

❸症状

赤血球を破壊するため，溶血性貧血を引きおこす。それに伴い発熱，食欲・元気消失，黄疸，脾臓の腫大などがみられる。幼犬や初感染の犬では症状が強く，適切な治療を施さなければ死亡する場合もある。

❹検査法

血液薄層塗抹標本にギムザ染色あるいは簡易血液染色法（ディフ クイック染色）をして，赤血球内のピロプラズムを検出する。ピロプラズムの検出には油浸レンズによる高倍率（1,000倍）の観察が必要である。

❺治療

特効的な薬剤はないため，治療効果がある程度期待されるジミナゼン ジアセチュレート（ガナゼック®，犬に効果効能認可外使用）などを獣医師の裁量で使用する。

3　ジアルジア

8本の鞭毛を使い小腸内を木の葉が舞うように活発に運動する栄養型虫体と，体の表面に薄い壁をつくり環境の変化に抵抗するシスト（嚢子）の2つの発育期がある。正常な糞便中にはシストが多く排泄されるが，下痢便では栄養型虫体が多くみられる。

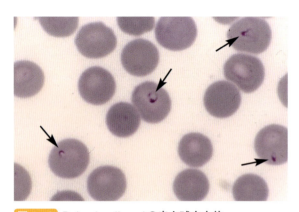

図4-19　*Babesia gibsoni* の赤血球内虫体（ピロプラズム）

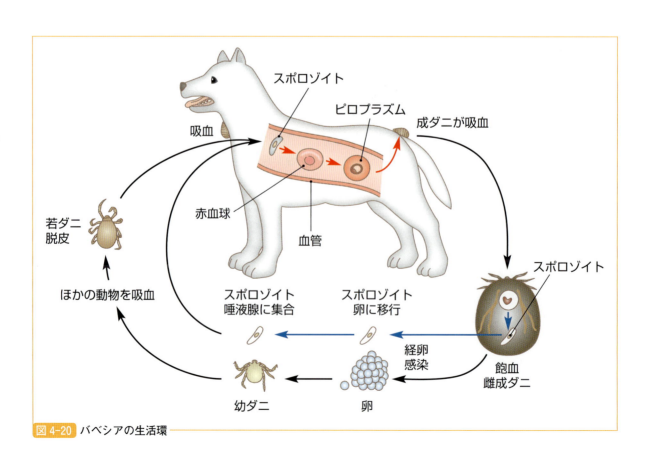

図4-20　バベシアの生活環

❶形態

[栄養型虫体]

　左右対称のうちわ型で，2本の前鞭毛と4本の側腹鞭毛，2本の後鞭毛をもっている（図4-21）。染色すると2つの核や軸索，中央小体などの構造物が観察される。虫体を横からみるとスプーン状の形態を示し，腹側には小腸の粘膜に吸着するための吸着盤が認められる。虫体の大きさは約20μmである。

[シスト]

　栄養型虫体が腸管を下行する間に，体表の小孔から分泌された物質が虫体全体を包み込み，楕円形のシストに変態して糞便中に排泄される（図4-22）。シストの大きさは12〜14μmである。

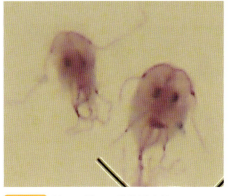

図4-21 ジアルジアの栄養型虫体

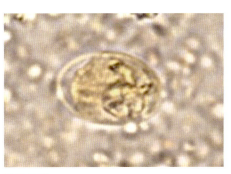

図4-22 ジアルジアのシスト

❷生活環（図4-23）

①正常便中に多く排泄されるシストを経口摂取することで感染する。

②シストは小腸で脱嚢し，ひとつのシストからすでにシスト内で分裂した2つの栄養型虫体が遊離する。

③遊離した2つの栄養型虫体はさらに2分裂を続けて数

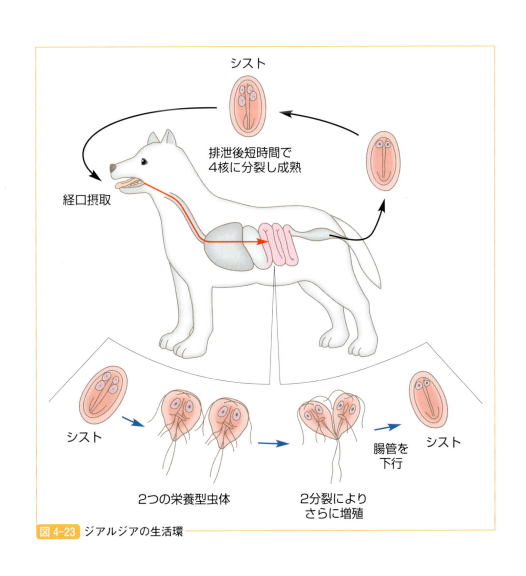

図4-23 ジアルジアの生活環

を増す。

④腸管を下行する栄養型虫体はシストに変態し，糞便中に排出される。

動物が下痢をした場合は虫体が急激に排泄されるため，多くはシストを形成する以前の栄養型虫体のまま出現する。下痢便中に排泄された栄養型虫体は短時間で死滅するため，感染力はない。

❸症状

通常無症状だが，発症すると脂肪分に富んだ下痢便（脂肪便）や血便が認められる。

❹検査法

下痢便を検査する場合は，生理食塩水を用いた直接塗抹法により栄養型虫体を検出する。正常便が対象ならば硫酸亜鉛遠心浮遊法でシストを検出する。糞便中に混在するシスト壁構成成分（抗原）の検出を目的とした，抗原検出キットが市販されている。

❺治療

メトロニダゾール（人体薬の転用）やフェバンテル（犬，効果効能認可外使用）が使用されるが，完全な駆虫は難しい場合も多い。シストは抵抗性が高いため，環境中のシストに対しては熱湯消毒や逆性石けんなどで繰り返し清浄化を試み，再感染を防ぐ。

❻人への感染

犬や猫に寄生する一部のジアルジアは，人へ感染する可能性がある。人でも無症状で経過する例が多いが，下痢症状の持続や虫体が胆管へ移行すると胆管炎などを引きおこす。

外部寄生虫各論

●昆虫類

1　ノミ類

ノミは宿主特異性が比較的低いため，いろいろな宿主動物に寄生する。ネコノミやイヌノミが代表的な種類だが，現在日本の犬や猫に大きな被害をもたらしているのはネコノミである。ネコノミの寄生は猫をはじめ，犬やウサギ，人にもしばしば認められる。成虫の栄養源は血液であるため，雌雄ともに吸血する。

❶形態

雄は体長 1.2〜1.8 mm，雌 1.6〜2.0 mm である。イヌノミの頭部は前縁が丸く，頭部の高さは長さの 1/2 以上だが，ネコノミ（図 4-24）の頭部前縁の先端はややとがっており，頭部の長さはその高さの 2 倍程度ある。

❷生活環（図 4-25）

①雌成虫は交尾すると産卵のために吸血を行う（1日に約 14 個産卵）。

②卵は体毛から床や地表に落下し，約 1 週間で 1 齢幼虫がふ化する（25℃，湿度 50% 以上でふ化）。

③幼虫は 2 回脱皮し，ふ化後 10〜14 日で 3 齢幼虫となる。

④繭を形成してその内部にサナギをつくり，サナギ内部で最後の脱皮をして成虫の形となる（繭形成後 10 日前後）。この発育様式を完全変態という。

⑤振動や外圧で羽化し，直ちに動物に跳び移って数分後には吸血を開始する。

❸症状

ノミの唾液に対するアレルギー反応として，まずノミの吸血時に生じるかゆみ（刺咬症）とそれによるストレスにさらされる。さらに，脱毛や紅斑などの皮膚症状を伴うノミアレルギー性皮膚炎に進行する個体が存在する。ノミアレルギー性皮膚炎は，犬や猫に最も一般的にみられる皮膚疾患のひとつである。

ノミは吸血による直接的被害のほか，瓜実条虫の中間宿主であり，バルトネラ菌（猫ひっかき病の原因菌）の媒介者にもなる。

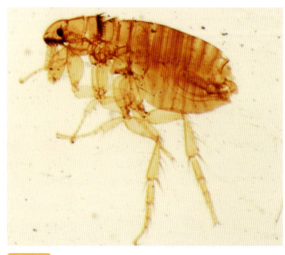

図 4-24　雄のネコノミ

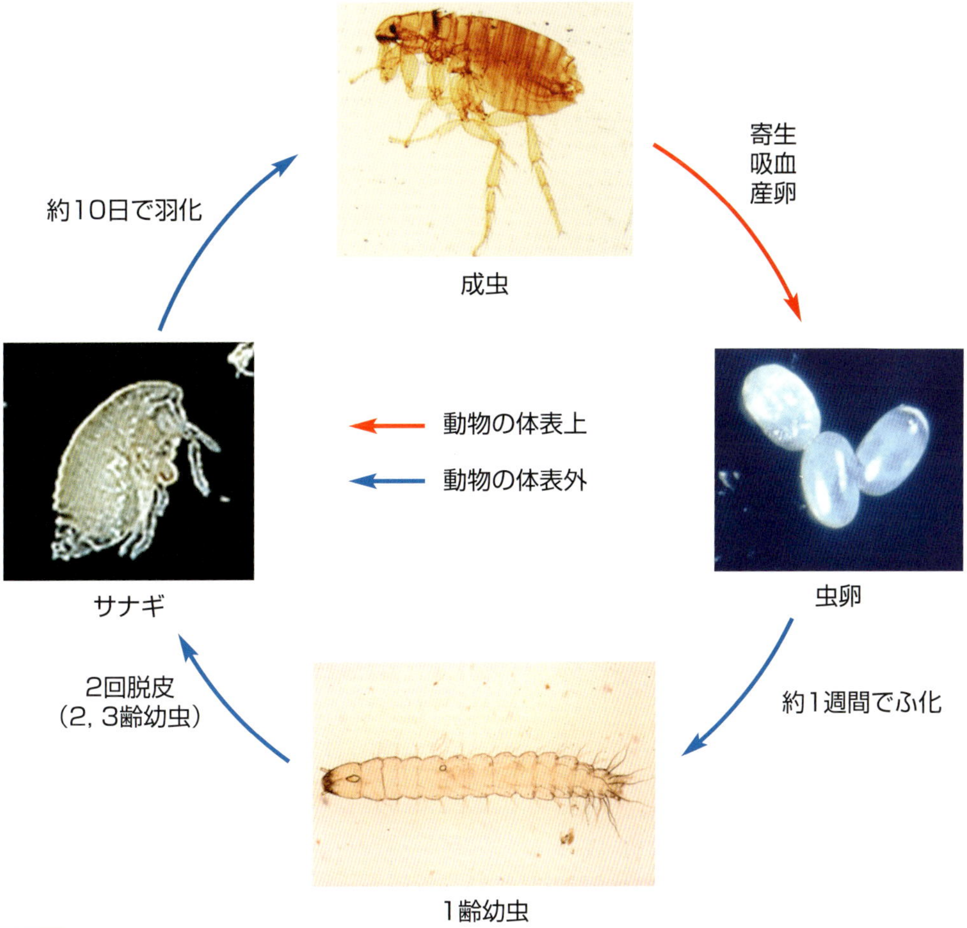

感染症❸：寄生虫

約10日で羽化　成虫　寄生 吸血 産卵

← 動物の体表上
← 動物の体表外

サナギ　虫卵

2回脱皮（2,3齢幼虫）　約1週間でふ化

1齢幼虫

図4-25　ノミの発育環

❹検査法

　体毛を指でかきわけて成虫を検出するか，ノミ取り櫛で全身の毛をすいて，成虫の有無を確認する。また，ノミの糞を確認することでも寄生の有無を判断できる。動物の周囲に落下あるいは毛に付着した黒いフケを，水で湿らせたティッシュや脱脂綿の上におき，しばらく放置して観察する。もしもノミの糞であれば，フケの周囲が溶血して赤くなる。

❺治療・予防

　ノミの成虫については残効性の高い滴下剤や即効性の錠剤のほか，マダニ類や一部の内部寄生虫に対して有効な複合剤など，多くの薬剤が開発されている。さらに，ノミの卵や幼虫のふ化や発育を阻害する幼虫成長撹乱剤を含む製剤もある。床面やカーペットなどの掃除機を用いた清掃，動物用の寝具類などの熱湯消毒といった日常の管理を徹底して行う。

❻人への感染

　ネコノミやイヌノミ，そのほかいろいろな動物のノミが人に寄生する可能性がある。現在，人の皮膚科を受診するノミ刺咬症の患者のすべてが，ネコノミによるものであったとの報告もある。

● ダニ類

1　マダニ類

　日本には47種類のマダニ類が分布するが，そのうち犬には18種類，猫には10種類程度が寄生する。

❶形態

　未吸血の雌成ダニは2〜3mmで，触肢は種類により前方に突出するか，あるいは外側に角ばり，握った手の親指のような形にみえる。眼の有無は種によって異なり，体の後端には花彩とよばれる溝状のくぼみがある種とない種がある（図4-26）。

❷ **生活環**（図 4-27）
① 飽血した雌成ダニは地上に落下し，1 カ月かけて産卵する。
② ふ化した幼ダニはおもに小動物に寄生して吸血し（5～6 日間寄生），飽血すると動物から離れて落下する。
③ 幼ダニは地表で脱皮し，若ダニに成長する。
④ 若ダニは主として中型動物に寄生吸血し（7～14 日間寄生），飽血すると落下する。
⑤ 若ダニは脱皮して成ダニに成長する。
⑥ 成ダニはより大型の動物に寄生し，交尾を行う。雌成ダニは飽血（14～21 日間寄生）すると落下して，地上で産卵する。

幼ダニ，若ダニは脱皮発育のため，雌成ダニは産卵を目的に吸血するが，その発育を完了するためには3種類の宿主動物が必要である（同じ動物種でもかまわない）。この発育様式をとる種類を3宿主性のマダニという。多くのマダニ類が3宿主性だが，おもに牛に寄生するオウシマダニは1宿主性である。

❸ **症状**
通常，吸血されてもかゆみは強くない。多数のマダニが寄生すると貧血が生じる場合がある。マダニは犬のバベシアをはじめとして，各種病原体の媒介者として重要である。吸血中のマダニを不用意に引き抜くとマダニの体液とともに病原体が体の中に入ったり，患部にマダニの口器が残存することがあるので避ける。

❹ **検査法**
体表に咬着し吸血している虫体を確認する。ただし，幼ダニは体長1 mm前後と小さいため，長毛種や毛色の濃い動物での発見は困難である。

❺ **予防・治療**
体表についたマダニ類およびノミ類を速やかに駆除できる多くの製剤，さらにはこれに加えて一部の内部寄生虫を同時に駆除できる複合剤もある。フィプロニル，イミダクロプリド，イソキサゾリン系などが代表的である。

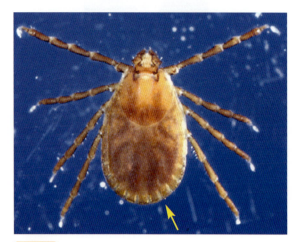

図 4-26 フタトゲチマダニ
矢印は花彩を示す

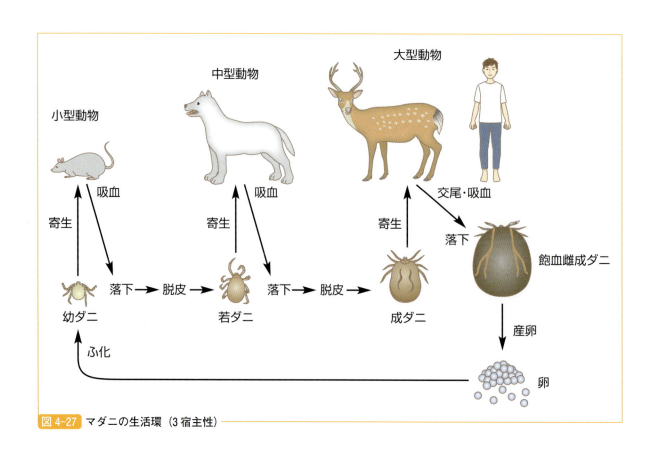

図 4-27 マダニの生活環（3宿主性）

❻人への感染

マダニは宿主特異性が低いため，人体寄生例も多く知られている。日本にもマダニが伝播する人の感染症が何種類も発生しているため（たとえばSFTS），とくにマダニが多く生息する場所に立ち入る際には，人も予防対策が必要である。

2　ニキビダニ（毛包虫）

❶形態

犬には2種ないし3種，猫には2種の固有のニキビダニが知られている。広く認められる犬の *Demodex canis*（イヌニキビダニ）の体長は雌成ダニで0.25〜0.3 mm，雄成ダニで0.22〜0.25 mmである。ほかの微小なダニ類とくらべて体が細長く，脚も短い（図4-28）。

❷生活環

宿主動物の毛包や皮脂腺に寄生し，その部位で卵→幼ダニ→第1若ダニ→第2若ダニ→成ダニの全生涯を過ごす。第2若ダニと成ダニが皮膚に移動するといわれる。おもに母親からの授乳時に感染する。

❸症状

宿主動物とは共生関係にあり，多くの場合無症状である。犬では遺伝的素因や基礎疾患，化学療法などの要因

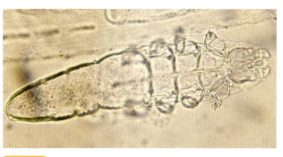

図 4-28　イヌニキビダニ

が加わると発症する場合がある。成犬で病変が全身性に及ぶと治療は困難になる。猫の発症例は比較的少ない。

❹検査法

皮膚深部掻把試験や抜毛検査あるいは皮膚生検法などがあるが，虫体の検出はしばしば困難である。

❺治療

最近ではモキシデクチン（マクロライド系）を含む製品に効果効能が追加され，またイソキソザリン系の製剤にその有効性が期待されている。

❻人への感染

ニキビダニは宿主特異性が高いため，異種動物への感染はない。

第2章-5 人獣共通感染症

人獣共通感染症とは

　人獣共通感染症（Zoonosis）は、「人と脊椎動物の間を自然に行き来することができる感染症」と定義されている。つまり、人と動物の共通感染症である。

　人医療ではすべての感染症が"自分自身"にふりかかるので、人の看護師は細心の注意を払い看護にあたる。しかし、動物看護では動物の感染症の一部が人獣共通感染症であるがゆえ、緊張感が少なくなり、"自分自身"に感染する危険性を忘れがちである。

　人獣共通感染症の発症には、①動物と人ともに症状がでるパターン、②動物に症状はでるが、人は無症状に近いパターン、③動物は無症状で、人で症状がでるパターンがある（図5-1）。問題となるのは動物が無症状で、人が発症するパターンである。動物が無症状なので、知らずに感染することになる。人の感染症は約1,700種あまり報告され、約半数の800種が人獣共通感染症である。その中で重要とされているのは約150種で、日本国内で問題になるのは約40種である（表5-1）。しかし、国際化が進んだ昨今では、航空機を介して、日本では発生報告のない外国の人獣共通感染症も容易に侵入する機会がある。

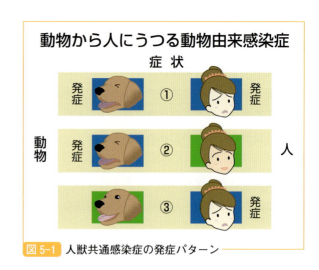

図5-1 人獣共通感染症の発症パターン

表5-1 日本国内で問題となる可能性のある人獣共通感染症

寄生虫関連	疥癬	回虫症	肝蛭症	糞線虫症
	小型条虫症	瓜実条虫症	エキノコックス症	ジアルジア症
	クリプトスポリジウム症	トキソプラズマ症	アメーバー赤痢	マラリア
真菌（カビ）関連	皮膚糸状菌症	クリプトコックス症		
細菌関連	パスツレラ症	猫ひっかき病	レプトスピラ症	炭疽
	破傷風	野兎病	サルモネラ症	腸管出血性大腸菌感染症
	カンピロバクター症	ブルセラ症（病）	結核	細菌性赤痢
	エルシニア感染症	ペスト	カプノサイトファーガ カニモルサス感染症	
	コリネバクテリウム ウルセランス感染症			
リケッチア関連	オウム病	Q熱	ツツガムシ病	ライム病
ウイルス関連	狂犬病	高病原性鳥型インフルエンザ	日本脳炎	ニューカッスル病
	ウエストナイル熱	Bウイルス病	急性E型ウイルス肝炎	サル痘
	ニパウイルス感染症	重症熱性血小板減少症候群（SFTS）		
プリオン関連	牛海綿状脳症			

各論

●回虫症／犬回虫幼虫移行症，猫回虫幼虫移行症

人へ回虫が感染する経路は複雑で，動物の糞便から排泄された虫卵が口を介して感染するパターンと，犬回虫や猫回虫に感染した家畜の生の臓器（肝臓や肉の刺身など）を食べて感染するパターンがある。免疫力のある人ではほとんど問題はない。しかし，免疫力の低い人や幼児では，虫卵が腸の中でふ化し，肝臓・眼・神経など全身の内臓に移動して，いろいろな症状がでる（幼虫移行症）。公園の砂場は回虫の卵で汚染されているとの報告もあるが，手洗いでほとんど防ぐことができる。

病原体：*Toxocara canis, T. cati*
感染動物：犬，猫
管理：動物の定期的な検便で早期発見に努めたり，定期駆虫で根本から排除する。糞便は手袋を着用し，処理する

●疥癬

ヒゼンダニは非常に小さく，犬，猫（図 5-2）をはじめ，ウサギや牛，馬，人などで広く感染する。その生活環は皮膚の下にトンネルを掘り，一生涯をそのトンネルの中で生活する。動物のヒゼンダニ（図 5-3）は，人の皮膚で長期にわたり生活ができない。そのため，動物の治療を行い，動物のヒゼンダニがいなくなると，人の症状は治まる。ヒゼンダニが犬や猫の体から離れると2日以内に死滅する。

病原体：*Sarcoptes scabiei* ほか
感染動物：犬，猫
管理：皮膚症状のでている動物を直接触らない，触ったら手洗いを行う。動物の疥癬を治療すれば，人の症状は治まる

●皮膚糸状菌感染症

皮膚糸状菌感染症をおこす菌は数種類ある。感染部は円形に広がり，脱毛部と有毛部の生え際がきれいにわかれ（限界明瞭），その円の外周の毛をつまむと，簡単に抜けるのも特徴。菌の種類によっては，検査用のライトで蛍光色に光ることもある。子犬，子猫，ウサギで発生すると，抱く機会の多い子供や女性の皮膚に感染することがあり，腕や首周りなど直接接触する部位に赤い皮膚病変がみられる（図 5-4）。

病原体：*Microsporum canis*（犬小胞子菌），*M.gypseum*（石膏状小胞子菌），*Trichophyton mentagrophytes*（毛瘡白癬菌）
感染動物：ウサギ，猫，犬，ハムスター，モルモットなど
管理：皮膚症状のでている動物を直接触らない，触ったら手洗いを行う

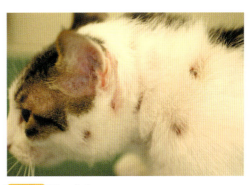

図 5-2 猫の疥癬

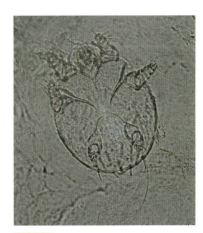

図 5-3 ヒゼンダニ

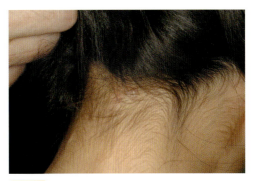

図 5-4 小学2年生女児のうなじにみられた発赤

●トキソプラズマ症

多くは子猫が感染し発症する。下痢が主訴で、下痢便内にトキソプラズマの感染源であるオーシストを排泄する。感染した猫が一度耐過すると、感染源にはならない。

猫の糞便や完全に熱調理されていない肉の中に入っているトキソプラズマが人の口から入ると、トキソプラズマ症になることがある。トキソプラズマの感染率は年齢が上がるにつれて高くなり、成人の約30％はすでに感染した経験があると報告されている。過去に感染した人が妊娠しても問題はない。妊娠中にはじめて感染したときに原虫が胎子へうつる可能性があり、うつっても異常を示す可能性はさらに低いと報告されている。欧米では猫の糞便からの感染よりもトキソプラズマに感染した生肉を食べることで感染する機会が多いと報告されている。

病原体：*Toxoplasma gondii*
感染動物：猫、豚などの哺乳類
管理：糞便は手袋を着用し、処理する。妊娠前に抗体価の測定を行い自己管理を行う

●パスツレラ症

パスツレラ菌は、健康な犬や猫の口の中に存在する細菌（口腔内正常細菌）であり、犬で75％、猫で97％が保菌している。犬や猫による咬傷後の腫脹の原因菌の多くはパスツレラ菌である。また、猫は肢をなめる習性があり、爪にもパスツレラ菌が存在するので、ひっかかれることによっても感染が成立する。人では咬・掻傷後、数十分から24時間で激痛を伴う腫脹と異臭のある滲出液が排液される。また、咬・掻傷による感染以外に、就寝中に顔をなめられパスツレラ菌を吸引し、重篤な副鼻腔炎を発症したとの報告もある。

動物ではほとんどが無症状だが、呼吸器症状を呈することもある。

病原体：*Pasteurella multocida*（パスツレラ菌）ほか
感染動物：犬、猫
管理：ひっかかれたり、咬まれないようにハンドリングに気をつける。なめられたら手洗いを行う。寝室をともにしない

●猫ひっかき病（バルトネラ症）

猫にひっかかれたり、咬まれたりした後に発症する。人では発熱や咬傷部位の発赤、リンパ節の腫脹（図5-5）がおこるが、感染している猫ではほとんど症状を示さない。バルトネラ菌は猫ノミにより媒介され、感染した猫ノミに刺されたり、感染した猫ノミのいる犬から感染することもある。動物と触れあう機会が多い子供に感染が多く、15歳以下が半数を占め、感染源としては、成猫よりも子猫に多い。

病原体：*Bartonella henselae*（バルトネラ菌）
感染動物：猫、ノミ
管理：ひっかかれたり、咬まれないようにハンドリングに気をつける、ひっかかれたら手洗いや消毒を行う

●サルモネラ症

食中毒菌として有名で、近年、鶏卵や肉などで増加傾向にある。輸入直後の爬虫類のサルモネラ菌の保有状況は高率（40％～）との報告がある。海外では小児を中心に爬虫類からのサルモネラ菌感染で死亡報告もあり、輸入数の多いミドリガメ（ミシシッピアカミミガメ）は、国内で年少者の飼育が多く、公衆衛生学上問題であると考えられている。

病原体：*Salmonella enterica* ほか
感染動物：爬虫類、産業動物（牛、豚、鶏など）、犬、猫
管理：爬虫類を触った後は、十分な手洗いを行い、水槽などの飼育環境も清潔に保つ

●ブルセラ症（病）

ブルセラ症は犬に流産をおこす病気で、犬以外に産業動物にも重要な人獣共通感染症である。ブルセラ菌が人に感染すると1～3週間（長いときは数カ月）後に熱がでて、風邪のような症状や全身的な筋肉痛、倦怠感を周期的に繰り返し、それが2～3週間（長いときは数カ月）つづく。ほとんどは自然に治るが、症状が重くなること

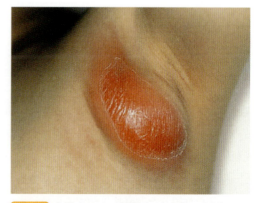

図5-5 左腋窩リンパ節腫大（15歳、女性）
写真提供：公立八女総合病院　吉田　博先生

もある。産業動物では家畜伝染病予防法による徹底した検査・淘汰が行われており，近年は発生が減少しているが，犬では流産以外に無症状の場合が多く，繁殖犬などで問題となっている。

病原体：*Brucella canis* ほか
感染動物：犬，産業動物
管理：流産が頻発する繁殖施設では，雌だけではなく雄を含めた検査を行う。産科介助には手袋を着用する

●レプトスピラ症

レプトスピラ菌は，おもにドブネズミが感染源で，菌が尿から排泄され，河川や土壌で皮膚をとおして感染する。衛生環境の改善とネズミの駆除が進み，近年は激減し散発的になったが，アウトドア志向でカヌーや川遊びなどのレジャー時に犬も人も感染する事例が増加した。ほとんどの哺乳類が感染し，黄疸，腎不全，内臓や皮下出血など重篤な症状を示すこともある。入院中の感染犬の尿も人への皮膚を介した感染源となる。犬での発生は家畜伝染病予防法で届出疾患に指定されている。

病原体：*Leptospira icterohaemorrhagiae* ほか
感染動物：犬，ネズミ，産業動物
管理：犬用のワクチンがある。入院中の排泄物に直接触れないこと，発生地域ではとくに注意が必要である（人の発生報告地：北海道，青森，秋田，福島，茨城，千葉，東京，埼玉，神奈川，福井，山梨，静岡，三重，奈良，滋賀，京都，大阪，兵庫，和歌山，広島，山口，愛媛，高知，福岡，佐賀，長崎，熊本，宮崎，鹿児島，沖縄など）

●オウム病

オウム病クラミジアは，オウム・インコ類，家禽，野鳥と幅広く鳥類に感染する。オウム病クラミジアは鳥から人に感染し，とくに成人で発症することが多く，子供への感染は比較的少ないとされている。

鳥が感染した場合，元気がなくなり痩せ，下痢をおこし，重症化すると死亡する。人が感染した場合は，1〜2週間後，突然の発熱と咳がでて，頭痛，全身倦怠感，筋肉痛，関節痛などインフルエンザに似た症状がおきるが，一般的な抗菌薬では良化しない。

病原体：*Chlamydophila psittaci*（オウム病クラミジア）
感染動物：鳥
管理：ケージは清潔に保ち，乾燥した糞便が舞い上がり，吸入することのないように注意する

●狂犬病

狂犬病は症状がでると，ほぼ100％死に至るとても恐ろしい病気である。日本では，島国であること，検疫で侵入を防止していること，狂犬病予防法でワクチン接種の義務化と登録を行っていることで，1957年以降は動物での発生はない。そのため，現在は危機意識が低くなり，犬へのワクチン接種率が低下している。日本以外の国では毎年数万人が死亡している。2006年に海外で日本人旅行者が感染し，帰国後，発症し死亡した事例が2例ある。

病原体：*Rhabdoviridae*, *Lyssavirus*
感染動物：犬，猫，哺乳類
管理：予防注射のみ

●エキノコックス症

キツネ（犬）の糞便に虫卵を排出し，その虫卵を中間宿主である野ネズミが食べて感染する。その野ネズミの肝臓内でエキノコックスの幼虫が待機し，再びキツネ（犬）に捕食され感染環が成立する。人へはキツネ（犬）から排泄される虫卵の経口感染で感染が成立する。北海道のキツネの地方病と考えられていたが，北海道内の飼育犬（陽性率1％）や青森県の養豚，埼玉県，愛知県での捕獲犬で感染が確認され，全国への拡大が懸念されている。人のエキノコックス症の感染初期（約10年以内）は無症状のことが多く，そのまま進行すると重篤な肝機能障害がおこり死に至る。「感染症の予防及び感染症の患者に対する医療に関する法律」（感染症法）で獣医師の届出疾患となっている。

病原体：*Echinococcus multilocularis*（多包条虫）
感染動物：幼虫-野ネズミ，豚，人
　　　　　　成虫-キツネ，犬
管理：動物の北海道への移動歴や北海道内でネズミを食した可能性がある場合は，注意して扱う

●カプノサイトファーガ カニモルサス感染症

犬や猫の口腔内に常在する細菌で，咬まれたり，ひっかかれたりすることで感染・発症する。高齢者や免疫機能低下者（脾臓摘出者，アルコール中毒，糖尿病などの慢性疾患，免疫異常疾患，悪性腫瘍など）で重篤化しやすいが，非常にまれな疾患である症状は，発熱，倦怠感，腹痛，吐き気，頭痛など，重症化すると，敗血症，

髄膜炎から播種性血管内凝固（DIC），敗血性ショック，多臓器不全に進行する。敗血症では，約30％が，髄膜炎では約5％が死亡と報告がある。

病原体：*Capnocytophaga canimorsus*
感染動物：犬，猫
管理：ひっかかれたり，咬まれないようにハンドリングに気をつける。高齢者や免疫機能低下者が受傷した場合，直ちに医療機関へ受診する

●コリネバクテリウム ウルセランス感染症

感染すると，人や動物は，初期に風邪に似た症状で，くしゃみ，鼻汁，咽頭痛，咳を呈し，扁桃や咽頭周囲に粘膜潰瘍を認める。また，皮膚症状を認める場合もある。しかし，無症状の動物も報告されている。重篤化すると呼吸困難を呈し，死に至る場合もあるが，まれな疾患である。

病原体：*Corynebacterium ulcerans*
感染動物：犬，猫，牛ほか
管理：ひっかかれたり，咬まれないようにハンドリングに気をつける

●重症熱性血小板減少症候群（SFTS）

2011年に中国で見つかった新しい感染症で，潜伏期間はマダニに咬まれてから6日～約2週間。初期症状は発熱，全身倦怠感，消化器症状で，重症化すると，頭痛，筋肉痛，神経症状（意識障害，痙攣，昏睡），血小板減少を呈し，死に至る場合もある。猫から人，人から人への感染事例の報告がある。

病原体：重症熱性血小板減少症候群（SFTS）ウイルス
感染動物：SFTSウイルスを保有するマダニ（野生動物，犬，猫などに寄生）による刺咬で媒介，また，発症中の猫の咬傷でも感染することもある
管理：マダニなどの駆除，マダニの居る環境へは行かないことなど

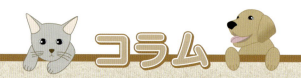

コラム

狂犬病〜島国と危機意識〜

昭和25年に狂犬病予防法が施行されて，わずか8年で国内から狂犬病が消えた。それは，犬の登録，狂犬病予防注射，野犬の捕獲など，国民が協力したからといわれている。当時，発症するとほぼ100％死亡する狂犬病が大きな問題だったからであろう。それから半世紀以上がすぎ，狂犬病を経験した世代がほとんどいなくなった。そのため，狂犬病接種率は年々下がり，実際には40％を切ったという報告もある。しかし，多くの国々では狂犬病は撲滅されずに，今なお脅威である。2006年にフィリピンで2名の日本人旅行者が犬に咬まれ帰国した。残念ながら，発症し死亡した。狂犬病は，発症前に治療をすれば助かる病気でもある。このように，海外では危険な感染症が多い。安全神話は通用しない。自分を守ることができるのは正確な知識である。感染症をむやみに恐れることはない。知識で防衛しよう。

動物の検疫

グローバル社会において，海外転勤や海外旅行にペットを連れて行く光景は珍しくない。しかし，ペットの検疫は人ほど簡単なものではない。相手国の条件もあり，帰国時の日本の入国審査も厳しい。多くの国では狂犬病予防は必須としており，日本へ入国（帰国時も含む）する際は，狂犬病の抗体価の測定（0.5国際単位以上）も条件としている。ほかに，レプトスピラなどの検疫を行っている国もある。詳細は年々変化するので，動物検疫所のホームページ（http://www.maff.go.jp/aqs/）を参照されたい。

予防

● **病原体のライフサイクル**（図 5-6）

① 回虫の感染例

a：犬→妊娠犬（胎盤・乳汁感染）→多くは子犬期のみ
→虫卵排泄→人へ感染

b：猫→妊娠猫（胎盤感染のみ）→子猫～成猫→虫卵排泄→人へ感染

＊犬や猫の回虫は，人-人間では感染はおこらない。

② トキソプラズマの感染例

a：感染肉（小動物など）を食して猫が感染→便へ排泄（短期間）→人へ感染

b：産業動物が猫の糞便から感染→感染生肉（豚・鶏など）→人へ感染

＊人-人間では感染はおこらない。

③ エキノコックスの感染例

a：感染ネズミを食して，キツネや犬が感染→糞便や虫卵排泄（数カ月）→豚や人へ感染

＊人-人間，豚-人間では感染はおこらない。

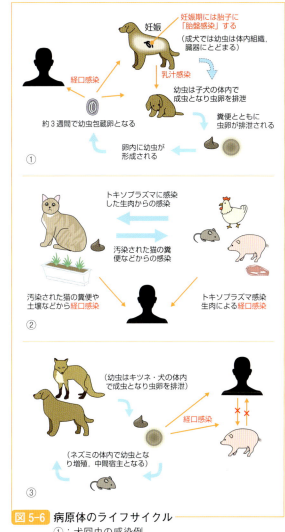

図 5-6 病原体のライフサイクル
①：犬回虫の感染例
②：トキソプラズマの感染例
③：エキノコックスの感染例

法律

人の感染症の医師の法的義務にくらべて，犬の感染症に関する獣医師の法的義務（以下の3つ）は少ない。さらに猫に関しては皆無である。しかし獣医療従事者が，法的義務がないことを理由に重大な感染症（人獣共通感染症含む）をないがしろにする理由はない。近年は海外より感染症が容易に侵入する。感染症を疑い"おかしい"という勘がはたらけば，専門機関に相談することが大切である。

① **家畜伝染病予防法**

犬のレプトスピラ症の届出義務

② **「感染症の予防及び感染症の患者に対する医療に関する法律」（感染症法）**

犬のエキノコックス症の届出義務

③ **狂犬病予防法（罰則：30万円以下の罰金）**

犬を入手後，30日以内に市町村へ登録の義務
90日齢以上の犬へ狂犬病予防注射の接種義務

第3章
飼育管理

1　栄養学

2　行動管理・健康管理学

第3章-1 栄養学

動物看護における栄養学

　植物は動物とは異なり，光合成によってエネルギーをつくり，獲得することができる。人の場合は自分で食事をとることによって，自ら栄養素を獲得することができる。伴侶動物となった犬・猫は，飼い主から食事を与えてもらわないと栄養素を得ることができない。また誕生時から死に至るまで，それぞれのライフステージによって栄養に関する状況は変化し，さまざまな病気の状態でも変化する。そして動物看護においては犬，猫，エキゾチックアニマルなど，さまざまな食性をもつ動物を対象とすることから，さらに幅広い知識が必要となる。獣医学の進歩，飼育環境の改善などにより，犬・猫の平均寿命は以前よりも高齢化しており，動物病院における飼い主やその家族からの食事に関する相談も増えている。それとともに，入院時における食事管理も重要になっている。このことから，栄養に関する知識を学ぶことは動物看護に携わるものにとって非常に大切である。

●栄養・栄養素とは

　「栄養」という言葉は食物から摂取した物質を消化，吸収によって体内にとりこみ，分解，合成によって成長および生活活動に必要な物質に変換させるという一連の流れのことを指している。「栄養素」とは栄養のために食物から摂取される要素のことをいう。一般によばれている「栄養」は「栄養素」のことを指している。

●消化とは

　生物が食物を吸収しやすいように変化させるはたらきのことである。咀嚼などによる機械的消化，消化酵素によって加水分解する化学的消化，腸内細菌による生物学的消化の3段階がある。

●代謝とは

　生体内の物質とエネルギーとの変化のことである。外界からとり入れた物質を基にした合成と分解とからなる物質の交代と，その物質の変化に伴っておこるエネルギーの生産や消費からなるエネルギー交代とが密接に結びついている。

●栄養素のはたらき

　栄養素は，動物の体内で①エネルギーを生む，②体をつくる，③体の調子を整える，という3つの大きなはたらきをしている。

> ①エネルギーを生む：体を動かすために必要なエネルギーをつくる
> ②体をつくる：全身の細胞を新しくつくる
> ③体の調子を整える：内臓の各器官の生理機能を管理する。エネルギーをつくり，体をつくるためには内臓の力が必要となる

5大栄養素

　エネルギーを生む栄養素は糖質（炭水化物），蛋白質，脂質で，これを3大栄養素とよぶ。これらに体の調子を整えるビタミン，ミネラルを加えて5大栄養素とよんでいる。これらのほかに水分，食物繊維なども重要である（図1-1）。これら栄養素は，ただ摂取すればよいのではなく，バランスのとれた摂取が必要である。その

ため，摂取不足のみではなく，過剰に摂取した場合も生体に悪影響を及ぼす。

●蛋白質

　蛋白質は筋肉・内臓・皮膚・血液・ホルモンなど，体のさまざまな器官や組織をつくる材料である。水分に次

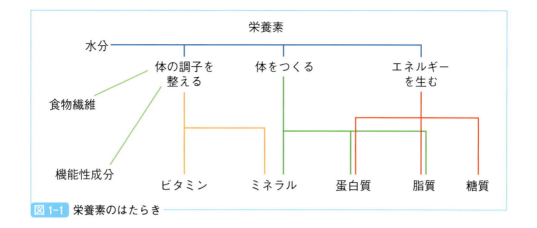

図1-1 栄養素のはたらき

いで2番目に多い生体成分であり，約20％を占める。またエネルギー源として有効に利用される（4 kcal/g）。蛋白質は多数のアミノ酸がペプチド結合したものからなる。体内に摂取された蛋白質はアミノ酸にまで消化されて，吸収後に蛋白質に再合成される。

〈蛋白質のおもな機能〉

蛋白質の機能は多岐にわたっている。
・代謝などの化学反応をおこさせる触媒としてはたらく（酵素蛋白質）：アミラーゼ，ペプシン
・筋骨格系の軟部組織を構造（構造蛋白質）：コラーゲン，エラスチン
・皮膚，毛髪，爪の構成成分（構造蛋白質）：ケラチン
・筋肉の収縮に使われる（収縮蛋白質）：アクチン，ミオシン
・血液中の物質輸送（輸送蛋白質）：ヘモグロビン，アルブミン，血漿リポ蛋白質
・細胞伝達に関与（調節蛋白質）：ペプチドホルモン（インスリン）
・免疫に関与（感染防御蛋白質）：免疫グロブリン，インターフェロン
・物質の貯蔵にはたらく（貯蔵蛋白質）：カゼイン，フェリチン，ミオグロビン
・脱アミノ化後にエネルギー源として利用される
・DNAおよび窒素を含む物質のさらなる産生のために窒素源としてはたらく

〈蛋白質の供給源〉

動物性蛋白質は肉，魚，鶏卵からの摂取が可能。植物性蛋白質の供給源には野菜，豆，穀物がある。

〈過剰摂取〉

蛋白質の過剰摂取は肥満の原因となる。腎臓病の動物では病気の悪化につながるので，注意が必要である。

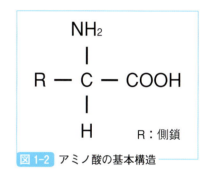

図1-2 アミノ酸の基本構造

〈摂取不足〉

蛋白質の摂取不足は成長率の低下，被毛と皮膚の脆弱，貧血，脱毛，繁殖力の低下，哺乳中のミルク産生能の低下，筋肉萎縮，血液蛋白質の血中濃度の低下などをおこす。

●アミノ酸

蛋白質の構成成分であるアミノ酸は炭素にアミノ基，カルボキシル基，水素，側鎖が結合した基本構造を有している（図1-2）。側鎖構造の違いによりアミノ酸は分類され，動物の体蛋白質を構成するアミノ酸は20種類ある。

アミノ酸は必須と非必須の2つのグループにわけられる（表1-1）。必須アミノ酸は体内での合成が不可能であり，食事から得なければいけない。犬はタウリンを代謝性前駆物質のシステインより合成できるが，猫は合成できないため，必須アミノ酸に加えられる。犬・猫それぞれの体に必要なアミノ酸をバランスよく含んだ，良質な蛋白質を摂取することが栄養学的に重要となる。猫の場合，とくにアルギニンとタウリンが不足すると，健康面で重大な障害が生じることがある。アルギニンが欠乏すると，尿素回路でのアンモニア無毒化が行われず，アンモニア血症がおこり，重症の場合は死亡する。タウリンは魚介類に多く含まれており，肝臓の機能を高めた

表1-1 人・犬・猫の必須アミノ酸の比較

アミノ酸	人	犬	猫
アルギニン		○	○
ヒスチジン	○ (子供のみ)	○	○
イソロイシン	○	○	○
ロイシン	○	○	○
リジン	○	○	○
メチオニン	○	○	○
フェニルアラニン	○	○	○
スレオニン	○	○	○
トリプトファン	○	○	○
バリン	○	○	○
タウリン			○

○:必須

表1-2 糖類の分類

	構造	おもなもの
単糖類	糖類の基本形	ブドウ糖,果糖,ガラクトース
少糖類 (オリゴ糖)	2個の単糖類が結合したもの	乳糖,ショ糖,麦芽糖
	3〜9個の単糖類が結合したもの	ラフィノース,スタキオース
多糖類	複数の単糖類が結合したもの	アミロース,アミロペクチン,グリコーゲン,セルロース

り,血圧を正常に保ったり,心臓の機能を強化させたりするはたらきがある。また,眼の網膜の中にも多く含まれ,網膜細胞の再生には不可欠である。タウリンが不足すると,眼の網膜変性がおこって失明したり,拡張型心筋症を引きおこしたりすることもある。これは,猫にタウリンを含んでいないドッグフードのみを与えてはいけないとされる大きな理由である。

●炭水化物

炭水化物は栄養素の①糖質と,非栄養素の②繊維分からなる。米やパンなどに含まれる炭水化物は,人にとって主要なエネルギー源となっている。犬や猫の場合は,アミノ酸より糖類を合成するため,人ほど重要ではない。完全な肉食である猫は,肝臓の代謝のしくみから炭水化物を速やかに消化できない。しかし,動物性食品だけではビタミンやミネラルなどの摂取が偏り,栄養バランスがくずれてしまうことがあり,腸の機能にも負担がかかるため,適量の炭水化物は栄養素として有効である。

①糖質

炭水化物の主要な構成成分であり,単糖類,少糖類(オリゴ糖),多糖類(表1-2)にわけられる。糖質は人の場合,効率よく体内に吸収される主要なエネルギー源である(4 kcal/g)。脳や神経,血液,筋肉などはエネルギーとしてブドウ糖を必要としている。

犬や猫にとっても,糖質は必要な栄養素ではあるが,人ほど重要ではない。犬や猫の主要なエネルギー源は,蛋白質と脂肪であり,人と同じ食事内容で糖質を中心にエネルギーを得ようとすれば,栄養が偏ってしまい,内臓にも負担がかかる。

とくに肉食の猫は糖質の消化・吸収能力があまり高くない。雑食性の犬は,糖質を消化する能力は猫よりは優れているが,糖質からのエネルギー量は総エネルギーの半分以下が好ましいといわれている。

〈過剰摂取〉

過剰の糖質は脂肪に変換され,脂肪組織に蓄積されるため,体重増加をおこし得る。

〈摂取不足〉

食事性炭水化物が欠乏すると,脂質および蛋白質からブドウ糖が合成されるので,炭水化物欠乏による発生はまれである。猫は独特な代謝様式を有しており,低炭水化物,高蛋白食で適切な血糖レベルを維持できる。

●オリゴ糖

ブドウ糖・果糖などの単糖類が3〜9個位結合した糖のことをオリゴ糖とよぶ(結合する単糖類の数ははっきり定まっていない)。

胃や小腸で消化・吸収されずに大腸までとどく性質がある。腸内に達したオリゴ糖は,ビフィズス菌をはじめとする善玉菌の増殖・活性化を助ける。また,悪玉菌の活動を抑え,排泄物のニオイを和らげる効果がある。いわゆるプレバイオティクスとしても投与される。

②繊維

繊維は複合炭水化物である(糖質とは異なり栄養素ではない)。食物繊維は澱粉とは異なり,体内の消化酵素では消化されず,そのまま大腸に送られる。繊維は哺乳類の酵素による消化に抵抗する。繊維は水への溶解性により,次のように分類される。

水溶性食物繊維:ペクチン,アルギン酸ナトリウムなど
　　　　　　　　―海藻や果物などに含まれる。

不溶性食物繊維:セルロース,ヘミセルロース,リグニンなど―野菜や穀類・豆類などに含まれる。

水溶性食物繊維は腸内の善玉菌を活性化したり，コレステロールの吸収や血糖値の上昇を防いでいる。不溶性食物繊維には大腸を刺激して便通を整え，便秘を防ぐ整腸効果がある。

犬・猫にとって適量の食物繊維は，便秘や下痢の予防効果を示す。高齢になると胃腸の機能も低下するため，食物繊維を与えるようにすることで，胃腸の調子を整える作用が期待できる。さらに猫では，体をなめた際に体内に入った抜け毛の排泄をスムーズにし，毛球症を防ぐ効果もある。

〈過剰摂取〉

繊維の過剰投与はミネラルのような必須栄養素との結合をおこし得る。ある種のミネラル欠乏が認められたなら，食物繊維の量を考慮すべきである。

〈摂取不足〉

繊維欠乏は犬および猫では通常，記されていない。犬および猫では少量の繊維の摂取が勧められている。

● 脂質（表1-3）

体を維持するために必要な5大栄養素のひとつで，体を構成する基本成分である。生体内には10〜40％含まれている。蛋白質や炭水化物などのほかの栄養素にくらべて2倍以上のカロリーをもつ，最も濃縮されたエネルギー源である（8 kcal/g）。人とくらべると，犬や猫は高脂肪の食事を必要とし，脂肪から効率よくエネルギーを消化吸収している。

脂質（lipid）は脂（fat，室温では固形），油（oil，室温では液体）からなる。動物由来のものは脂，植物由来は油の場合が多い。魚類から得られたものは動物由来であるが，室温で液状であるため魚油とよばれている。動物性には，牛脂，豚脂（ラード），チキンオイル，魚油などがあり，植物性には，大豆油，アマニ油，菜種油などがある。

体内に摂取された脂質は消化酵素によって脂肪酸とグリセリンに分解される。脂肪酸は飽和脂肪酸と不飽和脂肪酸に分類される。不飽和脂肪酸には，n-6脂肪酸（リノール酸，γ-リノレン酸，アラキドン酸），n-3脂肪酸（α-リノレン酸，エイコサペンタエン酸〈EPA〉，ドコサヘキサエン酸〈DHA〉），n-9脂肪酸（オレイン酸）などがある。また，動物自身の体内で合成できない脂肪酸は必須脂肪酸（EFA）とよばれ，犬および猫のEFAにはリノール酸があり，猫ではアラキドン酸も含まれる。成犬はリノール酸からリノレン酸とアラキドン酸を合成できる。しかしながら猫ではリノレン酸を合成できるが，アラキドン酸を合成することはできない。アラキドン酸は動物由来の脂肪源でしか認められず，猫が肉食しなくてはならない理由のひとつでもある。ほかに重要なn-3脂肪酸にはEPAとDHAがある。これらは皮膚の正常化に役立っている。またDHAは脳の活性化，EPAは血液の抗凝固作用もある。

注）猫の黄色脂肪症

不飽和脂肪酸は酸化・変性しやすいという欠点がある。アジ，サバ，カツオなどの不飽和脂肪酸を多く含む魚ばかり食べている猫では，腹部などの皮下脂肪が酸化・変性して炎症をおこし，「黄色脂肪症（イエローファット）」という病気になることがある。予防は，酸化を防ぐはたらきのあるビタミンEをあわせてとることである。

〈脂質のおもな機能〉

脂質には重要な多くの機能がある。

- 1gあたり利用可能なエネルギー量は糖質・蛋白質の2倍である
- 脂溶性ビタミン（A・D・E）の吸収
- 構造を保持するためのリン脂質（例：細胞膜）
- 脂肪組織による内臓の保護

表1-3 脂質の分類

分類	種類	構造	機能
単純脂質	中性脂肪 ろう セラミド	脂肪酸とアルコールが結合	エネルギーの貯蔵組織の保護
複合脂質	リン脂質 糖脂質 リポ蛋白質	単純脂質の一部にリン酸，糖質などを結合	細胞膜の構成成分
誘導脂質	脂肪酸 ステロイド など	単純脂質や複合脂質から分解によって誘導される化合物	細胞膜の構成成分 胆汁酸 性ホルモンなど

・断熱作用による体温の維持
・ホルモン（例：アルドステロンとプロスタグランジン）
・DHAなどの構成成分：脳を活性化する
・被毛および羽毛の防水
・食事の嗜好性を改善

〈過剰摂取〉

　過剰な脂肪は組織内および内臓周囲に脂肪組織として貯蔵されている。過剰な摂取が消費を超えれば，肥満がおこり得る。肥満はさまざまな病気に影響する因子となる。

〈摂取不足〉

　発育不良，損傷治癒の遅延，皮膚炎，脱毛，皮膚や被毛の艶が悪くなるなどが認められる。重度の低下では衰弱，免疫力の低下をおこす。

● ビタミン（表1-4, 5）

　ビタミンは，体内の正常な生理機能を維持するために必要な有機化合物である。また，炭水化物・蛋白質・脂肪や酵素のはたらきをスムーズにする「潤滑油」のようなものである。ビタミンはその性質から①脂溶性と，②水溶性に分類される。

①脂溶性ビタミン

　脂肪とともに消化管から吸収されるビタミン。ビタミンA・D・E・Kの4種類がある。

　脂溶性ビタミンは体内の脂肪に蓄積されるため，日常的な摂取は必要ない。逆に過剰に摂取すると過剰症になるので，適度なバランスが重要である。

②水溶性ビタミン

　水分に溶けるビタミンで，ビタミンB群とCなどがある。

　水溶性ビタミンは体内に蓄積することができないため，毎日食事からとる必要がある。一方で，過剰に摂取しても，尿中に排泄されるため，過剰症になることは少ない。

● ミネラル（表1-6, 7）

　ミネラルは酸素・炭素・水素・窒素以外の総称で，食事内の灰分を構成し，生体内の4～5％を占める。生体は炭水化物や蛋白質，脂質などの栄養素から構成されているが，その栄養素はいくつかの元素が結びついてできている。栄養素をつくるのに必要な元素には，酸素，炭素，水素，窒素の4種類があり，生体内の9割以上（人では96％）を占めるが，この4種以外の元素を総称して「ミネラル（無機質）」とよぶ。主要ミネラルにはカルシウム，リン，カリウム，ナトリウム，塩素およびマグネシウムがある。このほかの微量ミネラルには，鉄，亜鉛，銅，ヨウ素などがある。

　ミネラルは生体を構成する材料そのものであり，体のバランスを調整して機能を保つためにも欠くことのできない栄養素である。体内で合成することができないので，食事などから摂取する必要がある。また，ミネラルが体内で正常に機能するためには，ほかのミネラルとのバランスも重要である。体内で，ある1種類のミネラルの量が過剰になると，ほかのミネラルと結合して，そのミネラルの吸収を妨げる。結果として，吸収を妨げられたミネラルが欠乏することになる。つまり，特定のものだけをとりすぎたり，特定のものが不足したりすると，さまざまな健康上の弊害があらわれる。

表1-4 脂溶性ビタミン

ビタミン	機能	摂取源	欠乏症	中毒
ビタミンA	網膜色素の成分 細胞分化および細胞構造の維持	肝臓，卵黄，緑黄色野菜など	夜盲症，発育不全，被毛脂漏，細菌感染しやすくなる	肝障害，関節の硬直症，とくに頚椎および前肢腸骨
ビタミンD	腸からのカルシウムの吸収を刺激 骨からのカルシウムの溶出に関係	魚油，卵黄など	若齢ではくる病，成齢では骨軟化症	高カルシウム血症がおこり，持続すると軟部組織，肺，腎臓および過剰な石灰化をおこし，歯および顎を変形させる
ビタミンE	酸化障害に対して細胞膜を保護	肝臓，魚類，植物油，小麦胚芽など	黄色脂肪症，骨格筋萎縮，繁殖障害，犬では免疫反応不全	比較的高用量によく耐えるため，発症はきわめてまれ
ビタミンK	凝固因子形成（第Ⅶ，Ⅸ，ⅩおよびⅫ因子）を管理	腸内で細菌が合成 緑色野菜でも認められる	通常は腸内細菌によってビタミン合成されるため，おこりにくい ビタミンK拮抗剤（ワルファリン）を摂取していると出血をおこす	若齢動物では貧血，および他の血液異常をおこし得る

栄養学

表 1-5 水溶性ビタミン

ビタミン	機能	摂取源	欠乏症	中毒
ビタミン B_1（チアミン）	炭水化物代謝および神経系の維持	酵母, 魚類, 卵黄, 穀物, 緑色野菜	食欲不振, 神経疾患, 大量の生魚（チアミン分解酵素を含む）を与えられたなら, おこり得る	チアミンは中毒性が低い
ビタミン B_2（リボフラビン）	細胞成長, 炭水化物, 脂質および蛋白質代謝において必要であり, 成長を補正する	肝臓, 腎臓, ミルク, 卵, 穀物。腸内で少し合成	眼・皮膚病変および精巣低形成	報告されていない
パントテン酸	コエンザイムAの構成物質, 炭水化物およびアミノ酸の代謝に必要	肝臓, 腎臓, 卵, 小麦胚芽	脂肪肝, 消化器障害, 痙攣, 成長障害	報告されていない
ナイアシン（ニコチン酸アミドおよびニコチン酸）	2つの補酵素の構成物質。多くの栄養素の利用に必要な酸化還元反応に必要	肉, 肝臓, 魚, 米, ジャガ芋, 豆	舌潰瘍, 口内炎	中毒性が考えられない
ビタミン B_6（ピリドキシン）	窒素およびアミノ酸代謝に関連した多くの酵素系に関連	筋肉, 卵, 穀物, 野菜	食欲不振, 体重減少, 貧血	中毒性が考えられない
ビオチン	被毛および爪を維持する。脂質およびアミノ酸の代謝にも必要	腸内で細菌が合成。食事供給源として肝臓, 卵黄, ミルク, 酵母	皮膚炎, 脱毛, 成長低下。細菌が合成しているためおこりにくいが, 抗菌薬の投与後は注意。アビジンを含む生卵白が与えられているなら, おこり得る	報告されていない
葉酸	骨髄内の赤血球の分化。核酸合成および細胞複製	魚, 肝臓, 腎臓, 腸内で合成も	貧血, 白血球減少症, 腸内細菌合成のためおこしにくい	報告されていない
ビタミン B_{12}	葉酸の機能に密に結合している。脂肪と炭水化物の代謝にも関連	肝臓, 腎臓, 心臓	貧血と神経症状	報告されていない
ビタミン C	損傷治癒, 血管および粘膜維持	正常でも体内でグルコースより合成される 人とモルモットは食事（新鮮果実と野菜）から得る必要がある	壊血病	報告されていない

表 1-6 主要ミネラルの比較

主要ミネラル	機能	摂取源	欠乏症	中毒
カルシウム（Ca）	骨, 歯の硬い構造を維持。血液凝固, 筋肉と神経機能および酵素活性	ミルク 卵 緑色野菜	栄養性二次性上皮小体機能亢進症 哺乳中の犬で子癇をおこす	成長期の過剰なとりこみに関連している状態には股関節などの骨格異常, 骨軟骨症, ウォブラー症候群
塩素（Cl）	浸透圧, 酸塩基および水分平衡の維持。胆汁および塩酸（胃液）の主要成分	通常塩	水分平衡の維持不全 発育遅延, 疲労	正常な量を超える水分のとりこみに続いて多尿
マグネシウム（Mg）	健康な歯および骨に必要, エネルギー代謝および酵素活性	肉 緑色野菜	筋肉虚弱	きわめて高い量のとりこみで猫下部尿路疾患の増加と関連
リン（P）	歯と骨の成長, エネルギー利用, 細胞膜内のリン脂質, 核酸の構成	ミルク 卵 肉 野菜	骨成長阻害	カルシウム濃度が関連しており, 低値ならCa/P比が非平衡になり, 低カルシウム血症がおこる
カリウム（K）	神経および筋肉機能, エネルギー代謝, 酸塩基平衡および体液の浸透圧維持に必要	肉 果実 野菜	筋肉虚弱, 成長遅延, 水分吸収減少, 水分平衡の維持不可, 乾燥皮膚, 脱毛	水分とりこみ増加
ナトリウム（Na）	筋肉および神経活動 浸透圧 酸—塩基および水分平衡の維持	塩 ミルク 肉 卵 野菜	疲労, 水分平衡の維持不可	水分とりこみ増加 多飲・多尿になり得る

表 1-7 微量ミネラルの比較

微量ミネラル	機能	摂取源	欠乏症	中毒
銅 (Cu)	赤血球の形成および活性 多くの酵素系の補因子 皮膚および被毛の正常色素沈着（メラニン）	肝臓 肉 魚	貧血 ヘモグロビン合成減少 骨疾患もおこり得る	貧血もおこり得る 遺伝性欠如のため銅中毒をおこし得る 結果，肝炎および肝硬変をおこす
ヨウ素 (I)	甲状腺ホルモンの構成成分	魚 貝	甲状腺腫，甲状腺機能低下症：皮膚および被毛の異常，カルシウム代謝異常および繁殖不全	急性の症状は欠乏に類似している 中毒は甲状腺ホルモン合成を阻害し，中毒性甲状腺腫をおこす
鉄 (Fe)	ヘモグロビンとミオグロビンの必須成分。細胞呼吸における多くの補酵素に存在	肝臓 肉 緑色野菜	元気消失および疲労を伴う貧血	犬で食欲消失と体重減少
マンガン (Mn)	炭水化物と脂質代謝に必須 骨成長における成長因子 酵素活性因子 結合組織の成分	肝臓 腎臓	成長および繁殖不全 代謝異常（とくに脂質）	報告されていない
セレン (Se)	グルタチオン酸化酵素の必須成分，抗酸化物質である ビタミンEと関連しており，ある程度まで置換できる	肉 内臓 穀物	犬で骨格および心筋の変性 ほかの動物種では繁殖疾患および水腫	高用量で高い中毒性
亜鉛 (Zn)	蛋白質と炭水化物の酵素系代謝の成分	肝臓 魚 貝	成長不良，食欲減退，精巣萎縮，やつれ，皮膚病変，わずかな欠乏が皮膚および被毛状態の悪化としてあらわれる	

● 水分

　水分は生命を維持していく中で最も重要な物質であり，5大栄養素に水分を加えて6大栄養素ということもある。生体内の約70％を占めている。動物は食事なしで自身の脂肪および筋肉をエネルギー産生のために使用して数週間生存することが可能であるが，自身の水分のわずか10％が喪失することで生命に危険を生じる。

〈水分のおもな機能〉
・物質を溶解して，体内での化学反応を促進
・栄養素および細胞代謝の最終産物の輸送
・代謝反応で産生した熱を吸収，運搬
・消化酵素による加水分解に必要
・老廃物の除去（尿）
・皮膚の伸縮性の維持，関節と眼の潤滑，神経系の保護
・肺胞の湿度および拡張を維持し，呼吸時のガス交換を助ける

栄養状態の評価法

● ボディコンディションスコア（表1-8，9）

　動物の食事管理を行う場合や食事の話を飼い主とする場合に，動物の栄養状態を評価しなければならない。一般に，理想体重の約20％を超えると"肥満"といわれているが，理想体重自体が不明なことが多い。そこで客観的に栄養状態を把握するためにボディコンディションスコア（BCS）が用いられている。BCSは腹部，腰部，肋骨の皮下脂肪の状態から評価するものである。BCSの評価法には5段階法と9段階法がある。動物の体重とBCSの評価を基に，動物に供給されているカロリーが不十分／適切／過剰かを確認できる。

● 体脂肪率

　動物が肥満になった場合に，体脂肪率を測定することも評価法として有効である。評価を数字として具体的に示すことができるため，飼い主に説明する際の手助けに

表 1-8 犬のボディコンディションスコア（BCS）の基準

BCS	1 削痩	2 体重不足	3 理想体重	4 体重過剰	5 肥満
理想体重（%）	≦85	86〜94	95〜106	107〜122	123≦
体脂肪（%）	≦5	6〜14	15〜24	25〜34	35≦
肋骨	脂肪に覆われず容易に触ることができる	ごく薄い脂肪に覆われ容易に触ることができる	薄い脂肪に覆われ触ることができる	脂肪に覆われ触ることは難しい	厚い脂肪に覆われ触ることは非常に難しい
腹部	脂肪がなく骨格が浮き出ている	脂肪はわずかで骨格が浮き出ている	薄い脂肪に覆われ、なだらかな輪郭をしており、骨格は触ることができる	やや厚みがあり、骨格はかろうじて触ることができる	厚みがあり、骨格に触ることは非常に難しい
体型	横から見ると腹部のへこみは深く、上から見ると極端な砂時計型をしている	横から見ると腹部にへこみがあり、上から見ると顕著な砂時計型をしている	横から見ると腹部にへこみがあり、上から見ると腰に適度なくびれがある	横から見た腹部のへこみや、上から見た腰のくびれはほとんどなく、背面はわずかに横に広がっている	腹部は張り出してたれさがり、上から見た腰のくびれはなく、背面は顕著に広がっている

（原図提供：日本ヒルズ・コルゲート㈱）

表 1-9 猫のボディコンディションスコア（BCS）の基準

BCS	1 削痩	2 体重不足	3 理想体重	4 体重過剰	5 肥満
理想体重（%）	≦85	86〜94	95〜106	107〜122	123≦
体脂肪（%）	≦5	6〜14	15〜24	25〜34	35≦
肋骨	脂肪に覆われず容易に触ることができる	ごく薄い脂肪に覆われ容易に触ることができる	わずかな脂肪に覆われ触ることができる	脂肪に覆われ触ることは難しい	厚い脂肪に覆われ触ることは非常に難しい
骨格	容易に触ることができる	容易に触ることができる	なだらかな隆起を感じられる	やや厚い脂肪に覆われている	厚く弾力のある脂肪に覆われている
体型	横から見ると腹部のへこみは深く、上から見ると極端な砂時計型をしている	腰にくびれがある	腹部はごく薄い脂肪に覆われ、腰に適度なくびれがある	腹部は丸みを帯びやや厚い脂肪に覆われ、腰のくびれはほとんどない	非常に厚い脂肪に覆われ腰にくびれはない

（原図提供：日本ヒルズ・コルゲート㈱）

なる。なお，犬では直接体脂肪率を測定する器械が動物病院用に販売されており，より具体的に状態を示すことが可能になってきた（図1-3）。また，猫においても第9肋骨周囲の腹囲（ウエスト周り）と膝蓋骨から足根部の長さで体脂肪を評価する方法がある。

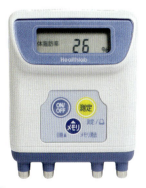

図 1-3 犬用体脂肪計（写真提供：花王㈱）

エネルギー

動物が生活していくために，体内では常にエネルギーが消費されている。エネルギー要求量はライフステージや動物種，品種，体格，飼育条件，運動量，健康状態などによって異なる。エネルギー要求量は，正しい食事管理を行うための目安として役立つ。そして食事中のエネルギーと個体のエネルギー要求量をもとに必要な食事量が計算される。

●食事中のエネルギー

食事中のエネルギーは以下のようにあらわされる。

①総エネルギー(Gross Energy：GE)
　＝可消化エネルギー(Digestible Energy：DE) +
　　糞中排泄エネルギー
②可消化エネルギー(DE)
　＝代謝エネルギー(Metabolizable Energy：ME) +
　　尿中排泄エネルギー
③代謝エネルギー(ME)
　＝正味エネルギー＋消化・吸収，代謝過程で生じた熱

すなわち，③代謝エネルギー(ME)は食物に含まれるすべてのエネルギーから，尿と便に失われるエネルギーを差し引いた残りのエネルギーということになる。食事中のエネルギー量の含有量は，実際には①総エネルギー量(GE)であるが，すべてを消費することは不可能であるため，この③代謝エネルギー(ME)で算出する。

●動物のエネルギー要求量

動物側からのエネルギー要求量は，次のような項目であらわされる。

基礎エネルギー要求量
(basal energy requirement：BER)

健康な動物が適温の環境下で，食後12時間おきている以外に運動をしないで必要とされるエネルギー量のことである。基礎代謝(細胞活動維持，呼吸，循環など)に必要な最小限のエネルギー消費量をあらわす。

安静時エネルギー要求量
(resting energy requirement：RER)

健康な動物が適温の環境下で，食事をしているが安静にしているときに必要なエネルギー量のことである。消化・吸収・代謝および採食に際しての運動からの回復に必要なエネルギーを含んでいるのでBERとは異なる。

動物の体重より，次のように計算する。

体重が2kg未満の場合：
　RER(kcal/day) = 70×(体重 kg)$^{0.75}$
体重が2〜45kgの場合：
　RER(kcal/day) = 30×(体重 kg) + 70

維持エネルギー要求量
(maintenance energy requirement：MER)

MERとは，中程度に活動する動物が適温下で必要とするエネルギー量のことである。最適な体重を維持するために採食，消化，吸収に対するエネルギーが含まれている。自発的な運動は含まれているが，強制的運動，繁殖などのために必要なエネルギーは含まれていない。

犬の平均MERはRERの2倍，猫は1.4倍である。

1日エネルギー要求量*
(daily energy requirement：DER)

DERはいかなる動物の1日に必要な平均エネルギー要求量であり，ライフステージおよび活動性によって変わる。DERはRERとライフステージ因子から計算される。

[犬]・子犬(0〜4カ月齢) = 3×RER
　　・不妊・去勢した犬 = 1.6×RER
　　・未不妊・未去勢犬 = 1.8×RER
　　・活発／労役犬 = 3〜8×RER
　　・妊娠21日より後の犬 = 3×RER
　　・授乳期の犬 = 4〜8×RER (子犬の数による)

[猫]・子猫(0〜4カ月齢) = 2.5×RER
　　・中性化した猫 = 1.2×RER
　　・肥満傾向の猫 = 1.0×RER
　　・減量が必要な猫 = 0.8×RER
　　・未不妊猫 = 1.4×RER
　　・活動する猫 = 1.6×RER
　　・妊娠中の猫 = 1.6〜2×RER
　　・授乳期の猫 = 2〜6×RER (子猫の数による)

＊これらの値は概算であり，BCSおよび体重の増加と喪失によって個々の動物にあわせるべきである。

栄養学

●水分要求量

前述したように，動物が生活していくにはエネルギーのほかに水分も必要である。1日に必要な水分量を知っておくことで，とくに入院中の動物看護に役立ったり，また多飲・多尿の症状を示す病気を見つける際の手助けにもなる。

正常な犬・猫が1日に必要な水分量は，体重1kgあたりおおよそ50～60 mLである。また1日に必要なエネルギー量（kcal/day）ともほぼ同量である。

以下の式において求めることもできる。

1日水分必要量（mL）＝
［犬］1.6×（30×体重 kg）＋70
［猫］1.2×（30×体重 kg）＋70

脱水状態の補正

また，水分欠乏状態すなわち脱水状態にある場合，ほかの栄養素の要求を満たす前に脱水状態を補正しなければならない。脱水状態の評価は動物の状態を把握する上で，きわめて重要である（表1-10）。

表1-10 一般身体検査所見による脱水の程度

脱水量（％）	身体検査所見
＜5	嘔吐や下痢の病歴があっても，身体検査で異常なし
5	口腔粘膜の軽度乾燥
6～8	皮膚ツルゴールテスト*の中程度の低下（皮膚つまみ試験の持続時間：2～3秒）
	口腔粘膜の乾燥
	毛細血管再充填時間（CRT）：2～3秒
	眼球のわずかな陥没
8～10	皮膚つまみ試験：6～10秒
10～12	皮膚ツルゴールテストの激しい減少（皮膚つまみ試験の持続時間：20～45秒）
	口腔粘膜の乾燥
	毛細血管再充填時間（CRT）：3秒
	眼球の明らかな陥没
	中程度から高度の沈うつ
	不随意的な筋肉の攣縮
12～15	明らかなショック状態
	切迫した死

*皮膚の張り（緊張）をみることで脱水の状態を評価するテスト

ペットフードとは

日本ではペットフード公正競争規約により，ペットフードとは，「穀類，いも類，でん粉類，糖類，種実類，豆類，野菜類，果実類，きのこ類，藻類，魚介類，肉類，卵類，乳類，油脂類，ビタミン類，ミネラル類，アミノ酸類，その他の添加物等を原材料とし，混合機，蒸煮機，成型機，乾燥機，加熱 殺菌機，冷凍機等を使用して製造したもの，又は天日干し等簡易な方法により製造したもので，一般消費者向けに容器に入れられた又は包装されたもので，犬の飲食に供するもの又は猫の飲食に供するものをいう」とされている。

また，水だけ（水に栄養物質や嗜好性物質を加えたものは，ペットフードに含まれる）の飲料水，犬・猫のおもちゃとして利用される動物の皮，骨，腱などの材料でできたもの，動物または家禽類などの肉および副産物を，なんらかの加工や添加もしない，冷蔵あるいは冷凍品，主食でも副食でもなく栄養補助剤（ビタミン剤や鉄剤など）のように，ある時期に特定の目的で使用されるものはペットフードには含まれない。

また犬・猫に食べさせるものを，すべてドッグフード・キャットフードというのではなく，犬用として加工されたものをドッグフード，猫用に加工されたものをキャットフードとしている。

●ペットフードの種類

①成長段階別種類

ペットフードは対象となる成長段階（ライフステージ）により代用乳，離乳食，幼犬・幼猫（パピー・キトン用）食，成犬・成猫食，高齢食（各社で高齢表示が異なる）などにわかれており，各成長段階ごとにフードを選択する必要がある。

②目的別種類

a：総合栄養食

毎日の主要な食事として与えることを目的につくられたペットフードのことをいう。犬や猫が必要とする栄養素をすべて含み，そのフードと新鮮な水を一緒に与えるだけで健康を維持することができるように，理想的な栄養バランスに調整されている。「総合栄養食」と表示のあるフードは，ペットフード公正取引協議会が定めた分析

試験, あるいは給与試験によって確認されたものである。

b：間食

ジャーキーやガムといった, おやつやスナックなどのことで, しつけのご褒美などとして与えるものである。

c：そのほかの目的食

「総合栄養食」と「間食（おやつ, スナック）」のどちらにもあてはまらないペットフードのこと。特定の栄養素の調整, カロリーを補給, 嗜好の増進を目的としている。パッケージには,「一般食（おかずタイプ）」「一般食（総合栄養食と一緒に与えてください）」「栄養補完食」「カロリー補給食」「副食」のいずれかが表示されている。

d：特別療法食

特定の疾病に対応するために栄養バランスが考慮されたペットフードがある。病気の症状によって, 必要な栄養素やバランスが異なるので, 獣医師からの専門的なアドバイスや処方に従って与える必要がある。特別療法食には, 尿石症・アレルギー・消化器疾患・心疾患・肝疾患・腎疾患・肥満などに対応したものがある。

③水分含有量による分類

ペットフードはフード中の水分含有量によって「ドライ」「セミモイスト」「ソフトドライ」「ウェット」の4タイプに分類される。この分類は, 品質を保つ方法や給与量を決める上で重要になる。最近では「ドライとセミモイスト」「ドライとソフトドライ」など, 混合タイプのフードも発売されており, 明確な分類が難しくなっている。

a：ドライフード（図1-4～6）

水分含有量が10％程度以下のフードをドライフードとしている。原材料を混ぜあわせて加熱発泡処理を行った固形状のものである。水分含有量が13％以上ではカビの発生や腐敗がおこりやすいため, 12％以下に保つ必要がある。安全性に配慮して, 多くのドライフードは水分が10％以下になっている。

b：セミモイストフード

水分含有量25～35％程度の, いわゆる半生タイプのやわらかいフードを指している。ドライフードと同様に原材料を混ぜあわせ, 押しだし機などで製造する。発泡や乾燥は行っていない。水分保持のため, 湿潤調整剤を使用している。キャットフードよりもドッグフードで多い。

c：ソフトドライフード

水分含有量が25～35％程度のフードで, ドライフードと同様に原材料を混ぜあわせ, 押しだし機で粒状にしたものを発泡させている。乾燥はしていない。セミモイスト同様に水分を保つために湿潤調整剤が使用されている。

d：ウェットフード（図1-7～9）

水分含有量75％程度のフードのことで畜肉を主原料とし, ドライフード以上に素材のもち味が活かされているため, 嗜好性も高くなっている。品質を保つために殺菌工程を経て, 缶, アルミトレーやレトルトパウチなどに詰められている。密封して加熱殺菌してあり, 中身は無菌状態なので, 開封しなければ品質は長期間保たれる。

●ペットフードの表示

日本で販売されているペットフードの表示には, 表1-11の項目がある。また, それらの項目の記載を義務付けている関連法令などを, 表1-12に示す。

注）p.238 コラム参照

2009年6月1日にペットフード安全法が施行され, 法律で基準・成分規格などを定めることになった。

●ペットフードの賞味期限と保存法

ペットフードの賞味期限は, 未開封かつ指定された保存状態であった場合において, 栄養と食味を保障する期間として定められている。ペットフードは人間の食料と同様, 直射日光を避け, 温度変化や湿度の少ないところで保存することが勧められる。開封後の賞味期限はドライフードで約1カ月, ソフトタイプで約2週間である。缶詰やレトルトパックは外から雑菌が侵入し, 腐敗しやすくなるので早めに使いきるようにする。残った場合は別のパックなどに移して冷蔵庫で保管しなければいけない。

栄養学

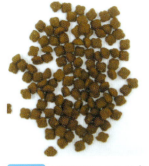

図 1-4 幼猫用ドライタイプ

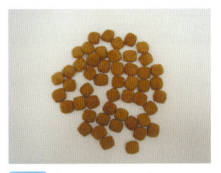

図 1-5 成猫用ドライタイプ

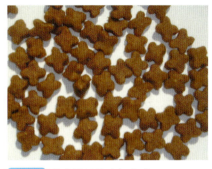

図 1-6 成犬用ドライタイプ

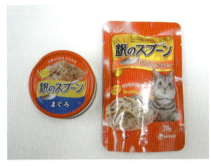

図 1-7 缶詰（左）とパウチタイプ（右）

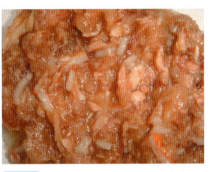

図 1-8 キャットフード，缶詰の中身

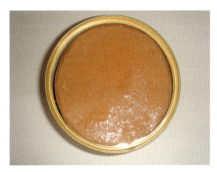

図 1-9 ウェットフード

表 1-11 ペットフードの表示に関する項目

表示項目	内容
1) 犬用あるいは猫用であるか	"ドッグフード"あるいは"キャットフード"のように，犬用か猫用かを表示しなければいけない
2) 目的	総合栄養食・間食・そのほかの目的食 3 種の，いずれかがわかるように表示する
3) 内容量	正味量の表示
4) 給与方法	体重，目的，年齢などによって給与する量が異なるので，表や文章でわかりやすく表示する
5) 賞味期限	未開封のまま指示された保存状態置かれた場合に，製品の栄養および食味を保証できる期間をアラビア数字で記載する
6) 成分	粗蛋白質，粗脂肪，粗繊維，粗灰分，水分の重量比を％で表示する
7) 原材料名	おもな原材料を使用料の多い順に記載し，10％以上使用している原材料は必ず表示しなければいけない。マグロ，チキンなど特定の原材料を商品名にするには 5％以上その原材料が含まれていなければいけない
8) 原産国名	ペットフードの最終加工が行われた国名を表示する
9) 事業所名または名称および住所	製造者・販売者・輸入者などの事業者の種類を明示した上で，氏名または名称，住所を表示する

表 1-12 ペットフードの表示例と関連法令など

表示項目	表示例	関連法令など
名称	ドッグフード	ペットフード安全法
目的	成犬用総合栄養食	ペットフード公正競争規約
内容量	2 kg	
給与方法	成犬体重 1 kg あたり 1 日○ g を目安として，1 日の給与量を 2 回以上にわけてあたえてください	
成分	粗蛋白質 18％以上，粗脂肪 5％以上，粗繊維 5％以下，粗灰分 8％以下，水分 12％以下	
原材料	穀物（とうもろこし，小麦），肉類（ビーフ，チキン），動物性油脂，野菜類（ほうれんそう，にんじん），ミネラル類（P, Ca），ビタミン類（ビタミン A, B, C），酸化防止剤（ミックストコフェロール）	ペットフード安全法
原産国	日本	
製造者	株式会社○○ペットフード 〒000-0000　東京都千代田区○○町 1-2-3	
賞味期限	2018.4	

231

犬・猫に与えてはいけない食物

人が食べても害はないが，犬や猫が食べると有害な食事，成分がある。

●ネギ類

長ネギ，タマネギなどのネギ類には，犬や猫の血液中の赤血球を破壊するアリルプロピルジスルフィドという成分が含まれている。犬や猫がネギ類を食べると，急性の貧血や血尿などの中毒症状をおこし，死亡することもある。この成分は加熱しても破壊されず，ネギ類を使った人間の食事を与えた場合におこる。ハンバーグ，肉じゃが，すき焼き，みそ汁，シチューや人間用のベビーフードなどは要注意である。

●チョコレート

チョコレートやココアの中に含まれるテオブロミンという成分は，犬や猫の心臓と中枢神経を刺激する。大量に食べると下痢，嘔吐，興奮，痙攣，呼吸困難などの中毒症状がおこることがある。最悪の場合は，急性心不全をおこして死亡することもある。

●キシリトール

ヒトのガムに含まれているキシリトールという甘味料を大量に摂取すると，重度の低血糖をおこす。過去には死亡例も報告されており，ボトルに入ったチューインガムの大量の誤食には要注意である。また，キシリトールは一部の犬・猫用オーラルケア製品にも含まれているが，使用指示どおりに用いていれば安全である。

●生卵

生卵の白身に含まれるアビジンという蛋白成分が，ビタミンB群の1種であるビオチンの吸収を妨げるため，ビタミンバランスを崩すことがある。アビジンは加熱によって変性するため，卵を加熱調理してから犬や猫に与えれば問題はない。

●生の魚介類

生のイカの内臓には，ビタミンB_1を分解する酵素が多く含まれているため，ビタミンB_1欠乏症をおこすことがある。猫が生イカを食べると急性のビタミンB_1欠乏症をおこし，ふらついて歩行困難になってしまうことがある。「猫がイカを食べると腰を抜かす」というのはこのことからきている。また，猫がアワビやサザエなどの貝類を食べると，貝の成分によって皮膚病をおこすこともある。

●レバー

レバーは，ビタミンAやB群が豊富に含まれる優れた食材で，フードの材料にも使用されている。しかし，過剰摂取するとビタミンA過剰症となり，骨の変形などをおこすことがある。

●鶏の骨

鶏の骨は，砕けやすく縦に鋭く裂ける特徴をもつため，食した際に消化器管などを傷つける恐れがある。骨付きのフライドチキンや料理の残りを，動物が誤食したりしないように注意する。ほかにも牛の骨でできた極端に固いスナックなどは歯を破折させる可能性があるので，注意すべきである。

●生の豚肉

生の豚肉は，人獣共通感染症のひとつである「トキソプラズマ症」の感染源となるトキソプラズマ（原虫）に汚染されている危険性がある。トキソプラズマ症は犬からの感染はないが，猫の体内に入るとオーシストが糞中に排泄され，人への感染源となる恐れがある。加熱すればトキソプラズマは死滅するため，問題はない。

●ブドウ

ブドウ（レーズン）を大量に摂取した場合に嘔吐，下痢，腹痛や腎不全の症状を示すことが報告されている。直接の原因は不明であるが，ブドウを与えることは避けておくべきである。

●味つけの濃いもの

犬や猫はほとんど汗をかかないため，人の約1/3程度の塩分しか必要としていない。そのため，とりすぎた塩分は体内に蓄積され，腎臓などに大きな負担をかける。人と同じ味つけの食物は，犬や猫にとっては塩分過剰となり，体に悪影響を及ぼす。また，糖質も人ほど必要ではなく，砂糖などは肥満を招き，さまざまな病気を引き

おこす原因となる。わさびやこしょう，唐辛子などの香辛料も胃を刺激して感覚を麻痺させたり，体に負担をかけるので避けるべきである。

ライフステージ別の食事管理

犬・猫の一生は，成長段階にあわせて「成長期（幼犬・幼猫）」「維持期（成犬・成猫）」「高齢期（高齢犬）」「妊娠・授乳期」に区切られる。成長には個体差があるが，一般的に，0～12カ月以下が成長期，1～7歳が維持期，7歳以上が高齢期とされている。人でも，乳幼児と成人では必要な栄養素が違うように，犬・猫も成長段階によって栄養バランスが異なるため，それぞれの時期にあった食事を選ぶことが重要になる。

●哺乳期の食事（生後0～30日ころまで）

生後3週間ころまでの子犬・子猫は，必要な栄養素はすべて母親の母乳からとり入れる。しかし，母乳が十分でなかったり，なんらかの事情で母乳を飲むことができなかった場合は，犬用および猫用の栄養量を満たす代用乳を与えるようにする。生後2週間ころまでは，1日6～8回，それ以降は4～5回に分けて与える。なお，母親からの免疫を受けとるために，なるべく初乳は飲ませる必要がある。

●離乳期の食事（生後20～60日ころまで）

生後3週間ころから乳歯が生えはじめてくるため，離乳食を開始する。補助的に母乳か代用乳を与える。消化の状況を便でチェックしながら，少しずつ子犬用・子猫用のフードへと切り替えていき，生後6～8週ころまでには完全離乳させる。なお，離乳食は消化がよく，かつ高蛋白・高カロリーのものを与える。

●成長期の食事（生後50日～約1年）

この間に子犬・子猫は成犬，成猫と同じ大きさにまで成長する。人とくらべると10倍以上の速さで成長するため，成長期はとくに多くのエネルギー量が必要となる。しかし，成長期前・中期にくらべると後期では成長のスピードがゆっくりになるため，後期ではカロリーオーバーにならないよう注意する必要がある（p.236「肥満」の項を参照）。

成長期の犬の食事

犬の成長は，体型や犬種によって異なる。小型犬で約10カ月，中型犬では1年，大型犬では1年半～2年かけて成犬になる。成長期には，成犬にくらべて体重1kgあたり約2倍のエネルギー量が必要になる。蛋白質，脂肪，カルシウムをはじめ，ほとんどの栄養素が成犬期より多く必要になる。ただし，消化機能が完全に発育していない子犬は一度にたくさんの量を食べることができないため，高カロリーの食事を少量ずつ，回数を多くして与える。

成長期の犬の食事回数
・生後2～3カ月齢：4～5回/日
・生後4～5カ月齢：3～4回/日
・生後6～7カ月齢：2～3回/日
・生後8カ月齢以上：2回/日

成長期の猫の食事

猫は生後6カ月で成猫の体重の75％位に達し，その後ゆっくりと成長して1年で成猫になる。生後2カ月の子猫で成猫の約3倍，生後6カ月で約1.3倍のエネルギー量を必要としている。成長期の子猫は成猫以上に高蛋白を必要とし，とくに必須アミノ酸のタウリンは子猫の成長に欠かすことができない。骨の形成にかかわるカルシウムやリンも，バランスよくとり入れる必要がある。ただし，犬同様に消化機能が完全に発育していない子猫は一度にたくさんの量を食べることが困難なので，高カロリーの食事を少量ずつ，回数を多くして与える。ちなみに猫は成長期にバラエティに富んだ食事を与えておくと，偏食になりにくいといわれている。

成長期の猫の食事回数
・生後2～3カ月齢：4～5回/日
・生後4～6カ月齢：2～4回/日
・生後7カ月齢以上：1～2回/日

●維持期（成犬期・成猫期）

犬・猫の一生の半分以上はこの時期に含まれるため，日々の食生活が健康に大きくかかわっている。そのため，栄養バランスのとれた良質の食事を，適正量摂取させることが重要になる。

維持期の犬の食事

維持期（成犬期）とは，小・中型犬では1〜8歳位，大型犬では2〜6歳位までのことを指している。成犬が1日に必要とするエネルギー量は，体型，飼育状況，運動量などによって異なり，体重1kgあたりのエネルギー量は，大型犬よりも小型犬の方が高くなる。また，不妊・去勢手術をした犬は，運動量の低下などによって太りやすい傾向にあるため，食事量を調節する必要がある。成犬には1日1回の食事でも，1日に必要なエネルギー量を消化吸収できる能力がある。しかし，1日2回にわけて与える方が空腹時間も短くなり，肥満の予防にもなる。

維持期の猫の食事

猫の維持期すなわち成猫期は，1〜7歳位までを指す。体重4kgの猫が1日に必要とするエネルギー量は，約270kcal，活発に運動している猫では約300kcalとやや多くのエネルギー量を必要とし，不妊・去勢手術をしている猫や，室内飼育であまり運動しない不活発な猫では約230kcalと少し低めになる。もともと自ら狩りをして獲物を得ていた猫には，獲物を捕まえられたときにだけ食事をするという性質が残っているため，食欲にムラがある傾向がある。猫は1回に食べる量が少ないため，1日の量を決めておいて自由に採食させる方法があるが，肥満を予防するためには1日2回位にわけたほうがよい。

●妊娠・授乳期

健康な子を出産し育てていくためには，妊娠・授乳中の母犬・母猫の食事管理がとても重要になる。この時期の雌は，子犬・子猫の成長のためのエネルギーも必要としているため，栄養バランスがよく，エネルギーが十分に摂取できる食事を与える必要がある。妊娠・授乳期用に調整された，高カロリーで消化率の高いフードが勧められる。子犬・子猫用と兼用になっているものもある。なお，子の成長とともに母親のエネルギー量は徐々に減らしていく必要がある。

妊娠・授乳期の母犬の食事

犬の妊娠期間は約9週間（約63日間）である。通常，犬の胎子は妊娠5週目ころから急速に成長し，8週目にピークを迎える。5週目ころから毎週15%ずつ食事量を増やしていき，出産時の食事量は妊娠前の60%増量になるように調整する。出産後の授乳期には，子犬の頭数によっても異なるが，母犬は母乳を与えるために維持期の2倍以上のエネルギー量が必要になる。また，授乳期には多くのカルシウムが母乳のために消費されるため，血中のカルシウムが欠乏して「子癇（全身痙攣）」をおこすことがある。しかし，カルシウムだけを補給すると，かえって子癇をおこす原因にもなるため，予防にはカルシウムとリンのバランスのとれた食事管理が重要になる。

妊娠・授乳期の母猫の食事

猫の妊娠期間は約2カ月（平均65日）である。犬と異なり，猫は妊娠1週目から母猫の体重が増えはじめ，出産するまで持続する。また，体重の増加とともにエネルギー要求量が増えるため，妊娠初期から食欲が旺盛になる。これは胎子が栄養を求めているためというより，胎子の発育・出産・育児にそなえて，母猫が脂肪を蓄えているためである。妊娠中の栄養は，妊娠前と比較して蛋白質35%以上，脂肪18%以上のフードが推奨されている。また授乳期になると，母猫は子猫に母乳を与えるために維持期の2〜3倍のエネルギー量が必要になる。猫はもともと1回の食事量が少ないため，食事回数を多くして栄養補給をするようにする。

●高齢期（維持期の後期にあたる6〜8歳以降）の食事

小型犬で8歳，中型犬で7歳，大型犬では5〜6歳，猫で7歳位から徐々に老化がはじまる。高齢になると内臓の機能が低下し消化機能も低下するため，体脂肪が増えて筋肉が減少し，基礎代謝も低下してくる。1日に必要なエネルギー量も維持期に比較して20%ほど低下する。しかし食欲そのものはあまり衰えないため，維持期と同じ食事を与えていては，カロリーオーバーで肥満や内臓への負担のリスクが増加する。そのため，摂取カロリーを制限する必要がある。代謝機能の低下により蛋白質の分解・合成能も低下するため，消化のよい良質な蛋白質を与えるようにする。高齢期のペットフードは脂肪分も少なく調整され，炭水化物を増量し，カロリーがコントロールされている。また，高齢期になると関節への負担がかかるため，コンドロイチン硫酸やグルコサミンといった関節形成・保護成分を与えることも勧めら

る。高齢犬では，痴呆症状の改善のために脳を活性化する不飽和脂肪酸のDHAが与えられることもある。高齢期は病気になりやすいが，状態にあわせた食事でQOLの維持を図ることが重要である。また，猫では高齢にな ると腎臓の機能低下から排尿量および飲水量が増加するため，いつでも新鮮な水が自由に飲めるようにしておく必要がある。

疾患別の食事の特徴

「ライフステージ」によって必要な栄養素のバランスが異なるように，疾患によっても異なってくる。各疾患による栄養学的特徴を理解し，食事管理を行うことは治療する上できわめて有効である。

●がん

がんの患者の体内では代謝の変化がおきている。炭水化物の代謝が変化し，与えることによってエネルギーを消耗するようになっている。蛋白質を与えることはがん細胞の成長を助長させていることになる。一方，蛋白質を制限しすぎると動物は削痩してしまう。また，ある種のがん細胞は脂肪を利用できない。よってがんの動物に与える食事は低炭水化物で，中程度量の良質な蛋白質を含み，エネルギー源として脂肪を多く含むものが勧められる。がんの動物に対する療法食も存在する。

●心臓病

僧帽弁閉鎖不全症に代表される心臓病は，動物の高齢化に伴い増えている疾患である。肥満は心臓病を悪化させる要因のひとつである。心臓病の動物が肥満状態である場合，体重の減量が勧められる。ナトリウムの過剰な摂取も心臓病を悪化，進行させる。また，心臓を保護する成分としてカルニチン，タウリンがある。これらを考慮した心臓病用の療法食を与えることが勧められている。

●腎臓病

腎臓病は高齢の猫では最も多い病気である。腎臓病が進行すると血液中のリン濃度が上昇し，それに反応してカルシウムと結合し腎臓に石灰沈着をおこす。また，蛋白質の給与は血中の窒素代謝産物を増加させ，腎臓への負担を高める。ナトリウムの過剰投与も腎臓病の動物には負担がかかる。よって腎臓病の療法食はリン，ナトリウムが制限されている。蛋白質も制限されているが，その代わりに良質な蛋白質を含み，非蛋白性のエネルギーが増量されている。

●肝臓病

肝臓は蛋白，脂質，糖質の代謝を行う部位であり，肝臓病が進行するとある種のビタミンやミネラルの代謝が低下し，栄養障害による体重減少が認められる。生体に有害な代謝副産物の分解，中和が十分に行われなくなると，高アンモニア血症などをおこし，肝性脳症などの神経系の合併症をおこすことがある。

肝臓病の食事管理における目的は，痩せないようにすることと肝臓細胞の再生を促進することにある。このため，蛋白質とエネルギーが必要になる。しかし，過剰な蛋白質の補給は肝臓への負担をかけてしまうので，消化のよい蛋白質をある程度制限して与える必要がある。そしてエネルギー源として，脂肪，炭水化物を中心とした食事になっている。また肝臓病の場合，銅が肝臓に蓄積されやすく（ベドリントン・テリア，ウエスト・ハイランド・ホワイト・テリアでは銅関連性肝炎が報告されている），銅の含有量を制限する必要がある。

●関節炎

関節炎は高齢，肥満，外傷などによりおこる。関節炎の食事管理の目的は関節の炎症および負担を軽減することにある。関節炎に関しては，療法食以外にサプリメントも多数つくられている。まず炎症を軽減させるためにエイコサペンタエン酸（EPA），ドコサヘキサエン酸（DHA）などのn-3脂肪酸が含まれている。活性酸素による炎症悪化の予防にビタミンEなどの抗酸化物質も含有している。関節の構成成分であるグルコサミン，コンドロイチン硫酸なども含まれている。体重増加が悪化の原因のひとつであるので，カロリーの制限も必要な場合もある。

●皮膚病

皮膚炎に対応した治療食としては食事アレルギーを考慮したものになる。そのため，以前に摂取したことのない蛋白源を使用したものが主体になる（例：蛋白源―アヒル，カンガルー，ナマズなど）。また重度のアレルギーのために特殊な処理を行い，蛋白質を加水分解し低分子化したものを用いたフードもある。皮膚の炎症を軽減させるためにn-3脂肪酸とn-6脂肪酸を含んだものがある。

●尿路結石症

尿路結石の中で一般的に一番多いのはストルバイト（尿酸アンモニウムマグネシウム）とシュウ酸カルシウムである。ストルバイトは尿のpHがアルカリ性で，マグネシウムが多いと発生のリスクが高くなる。シュウ酸カルシウムは尿pHが酸性に傾いており，カルシウムが多い場合にリスクが高くなる。ストルバイト結石を考慮した食事は尿pHが酸性に傾くように調整され，マグネシウムを制限している。またシュウ酸カルシウムに対応したものは，フード中の蛋白質含有量を制限し尿中のシュウ酸塩（シスチンや尿酸塩といったほかの成分も）が増加しないようにつくられている。以前は各々の結石に対応して使いわけられていたが，最近は両方の結石に対応したものが販売されはじめている。

●肥満

最近，肥満の犬・猫が増加傾向にあるといわれている。肥満は人と同様にさまざまな病気の原因になるため，まずは防止することが重要である（表1-13）。肥満には脂肪細胞の数が多いタイプと蓄積している脂肪が多いタイプにわけられる。一度増えた脂肪細胞は減少しないため，増加しないように予防しておくことが重要である。この脂肪細胞は成長期に増加しやすいため，不妊・去勢手術後に要注意である。最近では不妊・去勢手術後の体重増加を考慮した専用のフードも存在する。また，1日の食事量をしっかり守ることや間食を与えすぎないようにすることも重要である。

肥満になってしまった，あるいは肥満傾向の犬・猫のための療法食が存在する。脂肪分を制限し，繊維分を多く含むことによってカロリーを制限したものなどが各社から販売されている。

表 1-13 肥満による悪影響

呼吸器疾患
心臓疾患
関節疾患
泌尿器疾患
糖尿病
急性膵炎
抵抗力低下
麻酔からの覚醒遅延

その他

●食欲がない場合の給餌

食欲がない場合，なんらかの疾患が直接の原因であるならばその疾患を治療しなければならない。しかし，治療後に後遺症などにより経口的に食事をとれない場合は，カテーテルを通して直接，消化器管内に流動食を与えることになる。方法として経鼻食道瘻チューブ，咽頭食道瘻チューブ（図1-10），胃瘻チューブなどがある。

●手づくりフード

市販のフードではなく，家庭で手づくりしたフードを与える方法もある。飼い犬・猫に手づくりのフードを与えることによって，飼い主と動物との結びつきが強くなるという利点がある。一方，手づくり食のみですべてをまかなうには栄養学的な知識と手間がかかるため，その点を考慮しながら与えることになる。また，なんらかの病気になってしまった場合，処方食の代用にはならない

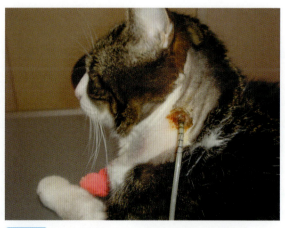

図 1-10 咽頭食道瘻チューブを使用している猫

ので注意が必要である。アレルギーの除去食試験の際に，手づくりフードを与えることがある。

●生肉フード

手づくり食同様に生肉を与えている飼い主もいる。しかし，生肉を衛生的に管理することは大変であり，生肉だけでは栄養素のバランスがとれていない。通常，飼い主には市販のフードを与えることを勧める。

●おやつ・間食

おやつ，および間食は嗜好性の高いものが多い。しかし，あまり与えすぎると栄養素のバランスが崩れてしまったり，通常のフードを食べなくなってしまうこともある。1日で与えるおやつの量は，なるべく10〜20%を超えない程度にする必要がある。

●サプリメント

人と同様に，犬・猫用の健康補助食品サプリメントが多数販売されている。関節炎の緩和，眼の保護，免疫の活性化，ダイエットの補助，感染症の緩和などを目的としたものが多い。これらは薬剤ではないが，なんらかの症状の緩和を目的としているため，動物病院で相談してから与えはじめることが望ましい。

●まとめ

2007年のメラミン混入事件によって，ペットフードの内容に関して注目されている。大切な家族の一員である犬・猫の身体に入るものが有害であってはならない。動物看護においてペットフードに関する知識を体得し，飼い主にアドバイスし，安心してもらうことが理想である。

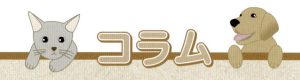

コラム

ペットフードに関連する団体とペットフード安全法

〈ペットフード公正取引協議会〉

1974年に設立され，わが国の「ペットフードの表示に関する公正競争規約」および「ペットフード業における景品類の提供の制限に関する公正競争規約」を円滑かつ適正に運営することを目的として活動している団体。

公正競争規約とは，事業者団体（ペットフード公正取引協議会）が公正な競争の確保と消費者保護のため，景品類の提供または表示に関する事項について自主的に設定されたルールのことである。業界の正常な商習慣が明文化されており，公正取引委員会により認定されている。

〈一般社団法人ペットフード協会〉

1969年10月に設立されたペットフード工業会が前身で，2009年4月1日に一般社団法人化された団体。国内でペットフードを製造または販売する企業80社で構成され，ペットフード市場の90％以上が会員社によってカバーされている。ペット飼育者の信頼に応え得るペットフードを提供するために，ペットフードの安全性・品質向上および啓発を行うとともに，ペットの飼育をとおして得られる心のゆとりと，情緒の健全化に資することにより，社会に貢献することを目的としている。

〈AAFCO〉

AAFCO（アフコ：Association of America Feed Control Officials）とは，米国飼料検査官協会のこと。ペットフードの栄養に関するさまざまな情報を，消費者にわかりやすく伝えるための表示ガイドラインなどを定めているアメリカの機関である。AAFCOのガイドラインは最新の情報に基づいて作成されており，世界的な栄養基準になっている。日本のペットフード公正取引協議会の規約でも，総合栄養食の栄養基準にAAFCOのガイドラインを反映している。AAFCOはあくまでも栄養基準などのガイドラインを提供する機関であり，認定や認証などペットフードの合否判定を行う機関ではない。

〈ペットフード安全法（愛がん動物用飼料の安全性の確保に関する法律）〉

2007年の春にカナダのペットフードメーカーのフードにメラミンという物質が混入し，このフードを食べた犬や猫が死亡するという事件が発生した。今まではペットフード工業会（現在の一般社団法人ペットフード協会）やペットフード公正取引協議会といった業界の団体が自主的にルールを定めて，フードの安全確保を行ってきた。しかし，この事件をきっかけに日本のペットフードの製造・輸入・流通に対し，法律の規制をすることになった。この法律の概要は以下のとおりである。

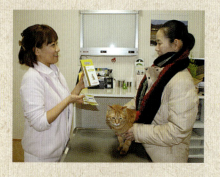

- 愛がん動物用飼料の製造の方法等について基準および成分についての規格を設定し，その基準または規格に合わないものの製造禁止
- 有害な物質を含む愛がん動物用飼料の製造禁止
- 有害な物質を含む愛がん動物用飼料等の廃棄命令
- 製造業者・輸入業者・販売業者の届出および帳簿の備え付け

この法律は2009年6月1日より施行され，行政のもとで製造方法・基準などを守らないフードや有害物質を含むフードについては，その回収・廃棄が行えるようになった。

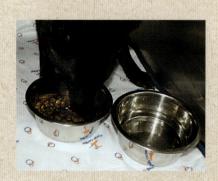
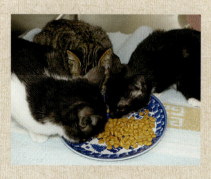

第3章-2 行動管理・健康管理学

「犬」,「猫」とは

　犬や猫を家族の一員として迎え入れるためには，健康と行動の管理について考える必要がある。健康管理には，日ごろから飼い主が行う食事の管理や排泄物の確認などがあるが，それ以外にワクチンや病気にかかわることも含まれるため，獣医師や動物看護師といった専門的な知識をもつ人の手助けが必要となる。行動管理を行うには，最低限，犬・猫の行動特性を考慮した飼育環境の設定が必要となる。このとき，飼い主はインターネットや書籍などから必要な情報を得ることができる。しかし，犬や猫が飼い主を困らせるような行動（問題行動）をとったとき，最初の相談窓口が動物病院になることは多い。さらに，散歩をするなど，飼い主と行動をともにする犬には，人社会で暮らす上でのマナーを教えること，すなわち『しつけ』が必要である。そして，犬に関する社会的問題（排泄物の放置，公共の場所でノーリードにする，吠え声など）が注目を集める中，飼い主の「しつけ」への意識向上が求められている。この状況において，動物の専門職に就く者には，犬・猫の健康管理だけではなく，問題行動やしつけといった行動管理の知識も求められている。

●犬とは（図2-1, 2）

　犬の祖先については諸説あるが，最も近縁な動物はオオカミである。北イスラエルのEin Mallaha遺跡（約1万2千年前）からは，老人と子犬の遺骨が寄り添うような状態で発掘されており，すでにこの時代から，現在のような人と犬の関係がはじまっていたと考えられる。

　人為的な繁殖と育種により，犬にはさまざまな特性をもった犬種が存在する。そして現在，世界には約800犬種が存在しており，国際畜犬連盟（FCI）は344犬種を公認している（2018年8月時点）。猫や馬といった家畜動物の中で，これほど多種多様な容姿や特性をもつのは犬だけで，犬種の歴史や行動の特性から牧羊犬・牧畜犬，使役犬，テリア，ポインター，セッターなどのグループに分類されている。犬種によっては，大きさにかかわらず相当な運動量が必要となるため，小さくて可愛

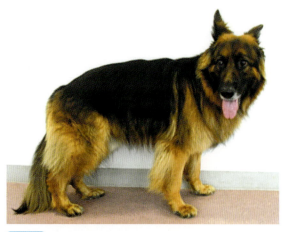

図2-1　ジャーマン・シェパード・ドッグ
起　源：1800年代
原産国：ドイツ
体　重：34〜43 kg
体　高：55〜66 cm
特　性：牧羊犬として作出され，作業犬としての才能がある。現在は警察犬として有名。正しい訓練を行えば，家庭犬として素晴らしい伴侶になる（写真はロングコートタイプ）

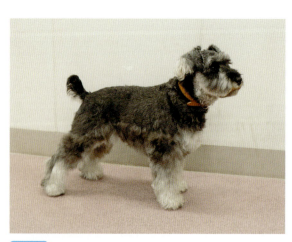

図2-2　ミニチュア・シュナウザー
起　源：1400年代
原産国：ドイツ
体　重：6〜7 kg
体　高：30〜36 cm
特　性：ネズミ捕りを目的に作出され，訓練性能も高い。現在は，その飼いやすさから人気のある犬種となっている。定期的な被毛の手入れが必要である

いから飼いやすいだろうと思うのは間違いである。まずは，各犬種がどのような目的で作出されたのかを知る必要がある。

● 猫とは

猫の祖先は，リビアヤマネコである。農耕の暮らしがはじまり，猫は穀物に被害を及ぼすネズミなどを捕食することから，人のパートナーになったと考えられる。犬と同じように，猫にもさまざまな体型や毛色・質をもったものがいる。例えば，スフィンクス（図 2-3）のように，一見，無毛のようだが産毛におおわれて耳がとても大きい猫や，スコティッシュ・フォールド（図 2-4）のように特徴的な耳をもつ猫もいる。しかし，犬にくらべ種類は少なく，猫種を認定する団体によってその数はさまざまである。さらに，猫種ごとの行動特性の違いはあまりみられない。

● 犬・猫の年齢（表 2-1）

犬の平均寿命 14.19 歳，猫の平均寿命 15.33 歳（2017年一般社団法人ペットフード協会）と，犬・猫の生活環境の改善や健康管理への意識の高まり，そして獣医療の発展より寿命が延びた。今後もさらに延びる可能性があることから，犬・猫の年齢を正確に人の年齢に換算することは難しい。しかし，動物の年齢を人の年齢に換算することで，犬・猫に対して子供や高齢者といったイメージを抱いて接するようになり，健康管理や栄養管理などに留意するきっかけになるのは確かである。

● 犬の行動発達

0〜2 週齢（新生子期，図 2-5）

1 日の約 90％は眠って過ごし，眼を覚ましている間は授乳を受ける。視覚と聴覚は未発達だが，味覚と嗅覚はある程度そなわっている。また，この時期の子犬は自分で排泄をすることができないため，母犬は子犬の陰部をなめて排泄を促し処理をする。

2〜3 週齢（移行期，図 2-6）

眼がみえ，耳も聞こえるようになり，歯が生えはじめる。また，固形の食物に興味をもつようにもなる。自分

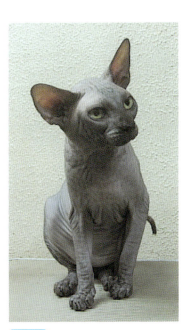

図 2-3　スフィンクス
起　源：1966 年
原産国：北米
体　重：3.5〜7 kg
特　性：皮脂腺から皮脂が分泌されるが，これを吸いとる体毛がないため，飼い主は皮膚の管理をする必要がある

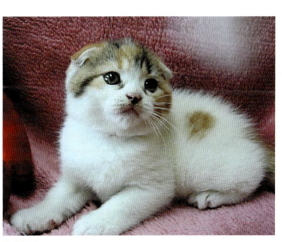

図 2-4　スコティッシュ・フォールド
起　源：1961 年
原産国：英国　スコットランド
体　重：2.4〜6 kg
特　性：耳が垂れ下がっているのが特徴的な猫。ほとんどの子猫は耳が立っており，約 3 週齢ほどで下がりはじめる

表 2-1　年齢簡易換算表

分類	計算方法	例
小型犬・猫	最初の 2 年で 24 歳＋（年齢－2）×4	・7 歳だと推定 44 歳 ・10 歳だと推定 56 歳
中型犬	最初の 2 年で 18 歳＋（年齢－1）×5	・7 歳だと推定 48 歳 ・10 歳だと推定 63 歳
大型犬	最初の 1 年で 12 歳＋（年齢－1）×7	・7 歳だと推定 54 歳 ・10 歳だと推定 75 歳

＊個体差があるので，すべての犬・猫には適用できない

で排泄ができるようになり，寝場所から離れたところで排泄をするようになる。そして唸ったり，尾を振ったりして同腹犬と遊びはじめるのはこの時期からで，新生子期でみられた行動パターンは消え，新しい行動パターンがみられはじめるきわめて短い時期である。

3～12週齢（3カ月齢，社会化期，図2-7）

五感が発達し，社会的好奇心が旺盛になる時期で，親犬や同腹犬同士のかかわりをとおして，さまざまな行動パターンの発現やコミュニケーション能力を身につける。つまり，この時期の早い段階での親犬や兄弟犬との分離は，将来の問題行動を引きおこす原因にもなる。さらにこの時期の子犬は，さまざまなもの・人・環境に慣れ親しませることで，それぞれに対する愛着を容易に築くことができる。このことから，子犬に社会性を身につけさせるためには最適な時期でもあり，子犬を対象としたパピークラスを行うのに適しているといえる（p.246コラム参照）。しかし，ワクチネーションとの兼ね合いがあるため，病気を考慮した社会馴致が必要となる。

つまり，社会化期の前半は，同腹犬たちと十分に触れ合い，遊ぶことで犬としてのコミュニケーション能力の基礎を身につけ，後半に入った段階で，新しい家庭環境での生活をはじめることで，社会性の基礎を学んだ犬が，新しい環境で暮らしはじめることができる。しかし現状では，同腹犬と引き離す時期や飼い主に渡る前（例えばペットショップなどで）どのように過ごすのが適切なのか，という課題が挙がる。

3～6カ月齢（若齢期，図2-8）

社会化期と若齢期を明確にわけることはできず，社会化がおこる時期に関しては犬種差や個体差が大きいため，明確なことを断言するのは難しい。

若齢期に入ると用心深さがでてくるため，初めて目にしたものを怖がるようになる。さらに，社会化期に慣れ親しんだものに対し，6～8カ月齢まで社会的強化（社会馴致）を継続しなければ，恐怖心を抱くようになることがある（Woolpy & Ginsberg, 1967）。このことから，社会化期や若齢期に行う社会馴致の重要性がわかる。

●猫の行動発達

0～1週齢（図2-9）

眼は開いておらず，未発達な嗅覚を用いて母猫の乳を

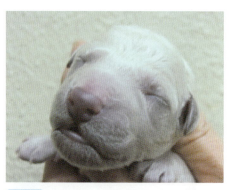

図2-5 0～2週齢（新生子期）

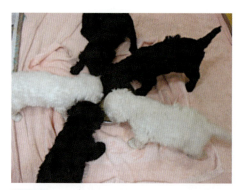

図2-6 2～3週齢（移行期）

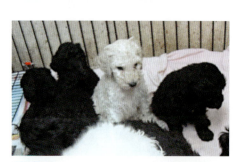

図2-7 3～12週齢（3カ月齢，社会化期）

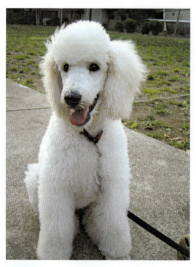

図2-8 3～6カ月齢（若齢期）

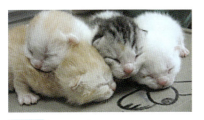
図2-9 0〜1週齢

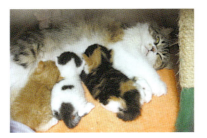
図2-10 1〜3週齢

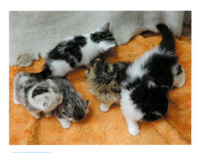
図2-11 3〜5週齢

探す。冷たい場所を避けて，温かいところに近づく。この時期は，まるで泳いでいるように四肢をばたつかせて移動する。

1〜3週齢（図2-10）

眼が開き，進む方向を探る上で視覚が大きな役割をもつようになる。嗅覚は完全に発達し，歯牙が生えはじめる。また，3週齢までの栄養補給は，すべて母猫の授乳によるもので，授乳は母猫のタイミングで行われる。

3〜5週齢（図2-11）

おぼつかない歩様がはじまり，社会遊戯行動がみられるようになるが，4週齢まで寝床を離れることはほとんどない。また，この時期から離乳がはじまり，野良猫であれば母猫が生きた獲物を与えることがある。一瞬，走るような行動や立ち直り反応があらわれはじめるのもこの時期からである。

5〜8週齢

自発的に排泄ができるようになり，母猫が陰部を刺激して排泄を促す必要がなくなる。離乳が完了し，眼と前肢の協調運動が発達することで，小さいものと遊ぶ行動が発達する。この後も，遊ぶ行動は頻繁にみられるが，12〜14週齢以降は次第に減少しはじめる。

犬・猫のコミュニケーション

犬同士，猫同士のコミュニケーションは，大きく，視覚・聴覚・嗅覚の3つにわけることができ，それぞれ特有の手法によって行われることがわかっている。一方，人同士のコミュニケーションにおいて，相手の真意を決定づけるのに頼りにするのは，顔の表情や身振り手振りといった視覚的な情報であることがわかっている（Mehrabian & Ferris, 1967）。このことからも，私たちは犬や猫の行動から，彼らの意思を推察することが多いように感じる。しかし，問題行動の対処を考える場合には，彼らの意思を可能な限り正確に理解する必要がある。

犬はうれしいときだけではなく，警戒しているときにも尻尾を振る。すなわち，犬が尻尾を動かしているのは，興奮を示しているのである。つまり，犬の感情を読みとるのに，尻尾の動きのみで判断することは難しく，尻尾の角度や姿勢，眼や被毛の状態，耳の傾き，口元の動きなどを総合的に観察し判断することが重要で，これは猫においても同様である（図2-12，13）。とくに犬の場合は，犬種によって異なる容姿をもつため，中には視覚的コミュニケーションが乏しい犬もいる。この点については，人が犬のしぐさを読みとるときにも注意が必要となる。さらに，犬・猫は視覚的な情報と同時に鳴き声

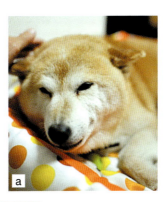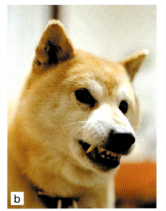

図2-12 犬のボディランゲージの例（顔の表情）
aは，なでられてリラックスしているときの様子。耳を倒し，眼を細め口元は閉じたままである。一方，bは威嚇の際にみせる表情（所有性による威嚇時）。耳は前を向き，眼を見開き口元が犬歯をみせるように上がっている

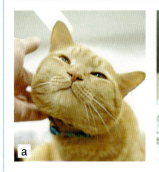

図2-13 猫のボディランゲージの例（顔の表情）
aは，犬と同様になでられてリラックスしているときの様子。耳は前方に向き，眼を細め口元は閉じている。bは威嚇の際にみせる表情（抱き上げられ嫌がっている）。耳はやや後方に向き，犬と同じように眼が見開き口元は歯をみせるように上がっている

表2-2	犬の吠え声の例

犬は遊びのときにも，警戒／威嚇しているときにも「ワンワン（bark）」と吠える。犬が置かれている状況や犬の様子を観察して，どの意味で吠えたり鳴いたりしているのかを確認すること。とくに，問題行動の対処をする場合には，吠えや鳴き声に含まれる意味によって対処を変える必要がある

鳴き声	行動
吠え声 （bark）	防衛 遊戯 あいさつ 寂しさ 注目の喚起 警報
満足気に鼻を鳴らす （grunt）	あいさつ 満足のサイン
唸る （growl）	防衛的警告 脅威のサイン 遊戯
悲しそうに鼻を鳴らす （whisper／whine）	服従 防衛 あいさつ いたみ 関心を引く

(Fox, 1978)

を発することもあるため，聞き耳を立てることも大切である（表2-2）。

嗅覚を用いたコミュニケーションとして，犬の場合には排泄物によるマーキングや皮脂腺からの分泌物によるものがある。猫の場合は，雄猫のスプレーとよばれる排尿や，頬や口の周りの皮脂腺から特有の分泌物をだし，人，もの，場所にマーキングしていると考えられている。

学習のしくみ ～しつけ*／トレーニング*，問題行動との関係～

犬や猫に限らず，動物が学習をするときには原理がある。その原理を知っておくことで，動物がおこした行動の理由や，問題行動の原因もみえてくる。さらに，犬に「Sit（座ること）」「Down（伏せること）」「Stay（待つこと）」といった基本的なトレーニングを行うことも容易になり，もちろん猫のトレーニングも可能となる。また，とくに犬の飼い主は家庭内でのルールを教えるだけでなく，近隣の迷惑にならないよう犬にしつけをしなければならない。しつけのためにはトレーニングが必要になると同時に，トレーニングは人が犬や猫とのよりよい関係を築くためのコミュニケーションツールにもなる。

*『しつけ』とは人社会でのルールを犬に身につけさせることで，『トレーニング』とは「Sit」，「Down」といったある刺激（コマンド）によって特定の行動をするように学習させること，と定義する。

● 学習（概説）

動物が学習するおもな原理には，「古典的条件づけ」と「オペラント条件づけ」がある。古典的条件づけと

は，簡単に説明すると，「その動物にとっては意味のない刺激が，意味のある刺激に条件づけられること」で，たとえば「餌をみたら→涎がでてくる」という無意識の反応（無条件反射）に対しておこる。

図2-14に示したように，餌を与えるときに鳴らされるベルの音は，はじめは犬にとって意味のない音だが，餌を与えるときに繰り返しベルの音を鳴らすようにすると，ベルの音を鳴らしただけで涎がでるようになる（条件反射）。つまり，犬にとって意味をもたなかったベル音が，涎を分泌させる刺激（条件刺激）に条件づけられたのである。

またほかの例として，犬・猫の爪切りの際，爪を切ったときに出血することを繰り返した結果，犬・猫は爪切り道具をみると恐怖反応を示すようになる。これも古典的条件づけの一例で，爪切り道具は恐怖反応を引きおこす刺激に条件づけされたことになる。つまり，古典的条件づけは情動反応においてもおこる。このような条件づけがされてしまった場合には，爪切り道具に対して馴致

を行った方がよい。方法としては，爪切り道具をみせたらご褒美を与えることを繰り返し，爪切り道具に対する恐怖反応を徐々になくしていくようにする。これは拮抗条件づけとよばれ，人における恐怖症などの対処としても用いられている。

オペラント条件づけには，刺激→反応→結果といった3つの要素が関連しており（3項随伴性），「Sit」「Down」「Stay」などを教える際のトレーニングでは，この条件づけが原理に用いられている（図2-15）。

オペラント条件づけは，簡単に説明すると，「特定の刺激に対する反応の後に，その動物にとっての快刺激（強化子）の結果がおこる（結果を与える）とその反応の頻度が増え，逆に，不快刺激（罰子）の結果がおこる（結果を与える）とその反応の頻度が減る」ことである。つまり，行動を操作（operation）する条件づけのため，オペラント条件づけとよばれる。

「Sit」のトレーニングを例に挙げると（図2-16），「Sit」といった（特定の刺激）後に犬が座り（反応），その後にご褒美を与える（結果），と考えることができる。このときのご褒美が犬にとっての快刺激（強化子）となれば，犬は再び「Sit」といわれたときに座る行動（反応）をする。つまり，座るという行動の頻度が快刺激（強化子）によって増加する。また，このときのご褒美は，犬にとって与えられて（正）反応が増えるもの（強化子）になっており，これを"正の強化子"という（図2-16，17a）。オペラント条件づけの「結果」は4つに分類され，図2-17b〜dの例を参考にすると理解しやすい。

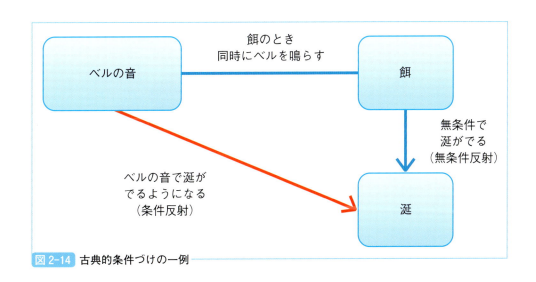

図2-14 古典的条件づけの一例

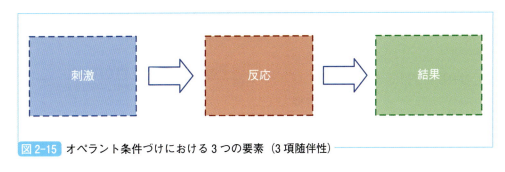

図2-15 オペラント条件づけにおける3つの要素（3項随伴性）

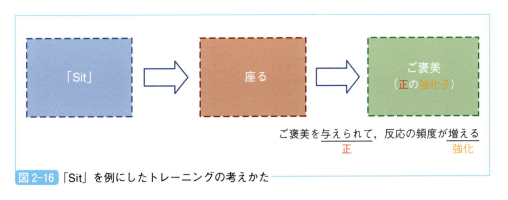

図2-16 「Sit」を例にしたトレーニングの考えかた

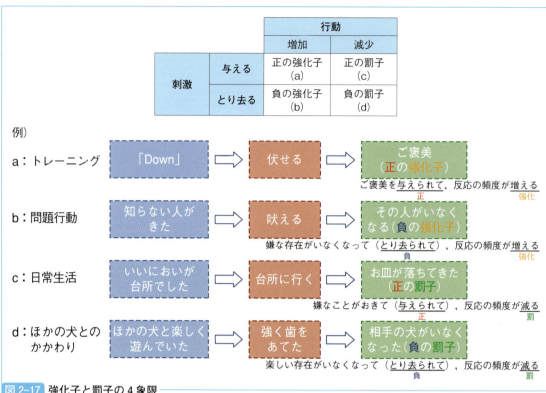

図2-17 強化子と罰子の4象限

コラム

パピークラスとは

犬のしつけには、「Sit」「Down」といったトレーニング以上に重要なことがある。それは下記に挙げるようなことで、とくに子犬の時期からはじめると効果的に学習させることができる。

- 社会馴致（いろいろな人やものをみせたり、さまざまな状況を経験させることで、社会性を身につけさせる）
- 体のどこを触られても嫌がらないようにする（健康管理を円滑に行えるようにする）
- 噛んでよいものとわるいものを教える（人に対する噛みつきを抑制する）
- トイレトレーニング（トイレシート上での排泄を教える）
- ハウストレーニング（留守番や来客時、災害時の共同生活のため）
- 名前に対するトレーニング（名前に対する反応を高める）
- 呼び戻し（リードが外れてしまったときの対処）

飼い主は、将来の犬との生活を見据えたトレーニング（しつけ）を子犬を迎え入れたときからはじめた方がよい（理想的には社会化期からはじめた方がよいが、ワクチン接種の時期が課題となる）。その最大の理由は、問題行動の予防につながるからである。最も重要なのは社会馴致を継続することで、飼い主以外の人と触れあったり、さまざまな音・もの、そしてほかの動物をみせたり、可能であれば触れあわせることが重要である。そうすることで、社会性豊かな犬となり、人にとってよりよい伴侶動物となる。

スタディ・ドッグ・スクール®のパピークラスプログラム（2009.6）
＊スタディ・ドッグ・スクール®では、5カ月齢以下の子犬が対象

●簡単なトレーニングの How to

犬・猫のトレーニングには，おもにご褒美（正の強化子）を用いる。どんなに複雑なトレーニングであっても，ご褒美とそれを与えるタイミングがポイントとなる。ご褒美は，トレーニングする犬・猫が欲しがるもの，たとえば食物や遊びを使う。それを与えるタイミングは教えたい行動の"最中"か"直後"である必要があり，これは，犬・猫がどの行動に対するご褒美（報酬）なのかを理解しやすくするためである。また，そのタイミングに「Good」などの褒め言葉やクリッカー音（図2-18）を鳴らし（二次性強化子），その後にご褒美を与える（一次性強化子）ようにすると，より効果的にトレーニングが行える。

犬に「Sit」を教える場合，犬が立った状態から腰を押して座らせる方法，座るまで待っている方法，そして座るようにハンドサインなどで誘導する方法，と3つのトレーニング方法がある。どの方法でも，犬に座る動作を教えることはできるが，目の前で動くものに意識が向きやすい犬の特性を考慮すると，手を動かす，つまりハンドサインで誘導しながら教える方法が簡単に実践できる方法といえる。そこで，図2-19, 20では，犬に誘導法を用いた「Sit」=座る，というトレーニングの How to を説明する。

●問題行動

問題行動の定義は，「飼い主，または第三者が問題と感じる動物の正常な行動，もしくは異常な行動」となる。さらに，犬・猫が示す行動が問題行動になるか否かは，飼い主の生活環境や価値観にも左右される。たとえば図2-21のように，犬が吠えるという行動は，住宅密集地では近隣の迷惑になるため問題行動となるが，閑散とした住宅環境では防犯につながるため，逆によいことと考えられる。しかし，住宅密集地であったとしても『犬は吠える生き物だし，防犯のために吠えてほしい』と考える飼い主は，犬が吠えることを問題行動だとは思

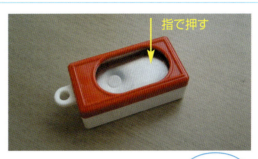
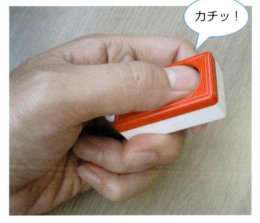

図2-18 クリッカー

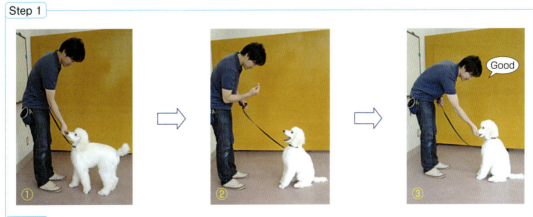

図2-19 誘導法を用いた「Sit」のトレーニング：Step 1
①犬の鼻先に食物（強化子）を近づけ，においをかがせる
②その手を上に上げて，犬を座る状態に誘導する
③犬が座ったタイミングに「Good」と声をかけ，食物を与える
①～③を何度も繰り返し，次は食物をもたずに手の動きのみで座れるようにトレーニングする。ここでのポイントは，「Good」（二次性強化子）などの褒め言葉をタイミングよくかけてから食物（一次性強化子）を与えるようにすること。これによって，「Good」=食物としての役割を果たすことになり，後に食物を与える回数を減らすことにつながる

Step 2

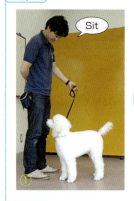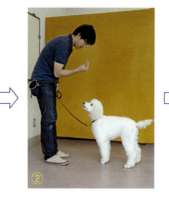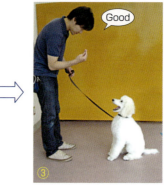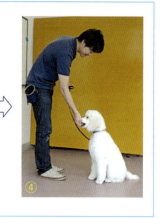

図2-20 誘導法を用いた「Sit」のトレーニング：Step 2
①手の動きをつける前に，「Sit」と言葉をいう
②手を動かして，犬を座らせるように誘導する
③④「Good」といってから食物を与える
徐々に，①と②の間隔をあけていく（はじめは①と②を同時にし，徐々に2～3秒ほどあける）と，次第に犬は「Sit」といわれたタイミングに座るようになる。そのときには，②のステップをとばして「Good」と言葉をかけて食物を与えるようにする。これを繰り返すことで，犬は"「Sit」→座る→「Good」＋食物"ということを学習する。また，はじめ④では毎回食物を与えるが（連続強化），「Sit」といった後に座れるようになったら，食物を与える機会をランダムにし（部分強化），犬の「Sit」＝座るという学習を維持しやすくする

わないだろう。

　問題行動の原因は，学習によるものや病気によるもの，ホルモンなどの影響や子犬・子猫の時期における社会化不足など，さまざまである。さらに問題行動の対処は，その原因によって多種多様であることから，さまざまな原因に疑いの目をもち，何が原因なのかを明確にすることが重要となる。そして，対処としてトレーニングや馴化といった行動療法だけではなく，場合によっては薬物療法や外科的処置を行う必要性もでてくる。

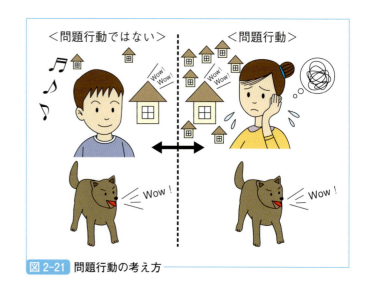

図2-21 問題行動の考え方

犬と猫の健康管理

　犬・猫は人の言葉で病気を訴えないからこそ，私たちは日ごろから健康チェックを欠かさず行い，病気の早期発見に努める必要がある。動物の様子の変化については，日ごろから行動をよく観察し，そして健康チェックとして，食欲や排泄物，眼，耳，口，被毛・皮膚，爪，肛門の周りなどを毎日，もしくは定期的に健診することが必要となる。健診にあたっては，体のどこの部分を触られても平気にしておくことが大切である。犬・猫と触れあう際には，背中や頭などをなでるだけでなく，眼や耳，口，肢，お腹などを触られることに馴らしておいたほうがよい。これによって，体の各部位の状態や，いた

みを伴う部分の有無を確認することができる。また，平常時の体温（図2-22），心拍数／脈拍数（図2-23），呼吸数を把握しておくことも大切で，それが正常な値かどうかは犬・猫の平均値を知っておくことで比較できる（表2-3）。

● 運動時の様子

　犬は散歩に連れだす機会が多いため，このときの行動（様子）から元気があるかどうかを判断することができる。一方，猫が活発に活動するのはおもに夜のため，その運動量を把握することは困難である。しかし，夜行性

行動管理・健康管理学

表2-3 犬と猫の体温，心拍数／脈拍数，呼吸数の平均値

体温（℃）	
犬	猫
（大型犬）37.5〜38.5 （小型犬）38.6〜39.2 ＊子犬の方が高い	37.8〜39.0 ＊子猫の方が高い

心拍数／脈拍数（回/分）	
犬	猫
（安静時）70〜120 （運動時）220〜325 （新生子／若齢）140〜275	120〜140 ＊小型の猫ほど多い

呼吸数（回/分）	
犬	猫
（睡眠時：24℃）18〜25 （起立時）20〜34	（睡眠時）16〜25 （起立時）20〜34

上記平均値は，あくまで健康時の範囲である。個体差があるため，各個体の平均値を把握しておくとよい

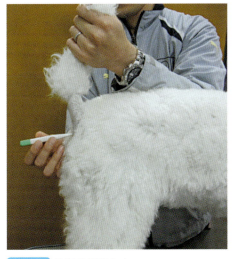

図2-22 体温の測りかた
肛門に体温計の先を2〜3cmほど差しこみ，体温を測定している様子

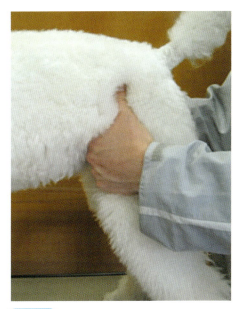

図2-23 脈拍数の測りかた
後肢内側の大腿動脈に指をあてて，脈拍数を測定している様子
＊心拍数は胸部に聴診器を当てて測定する

である猫でも，日中の間におきている時間がある。このときに猫用おもちゃなどで遊び，運動させることができる。そして運動時，犬・猫の歩様などを確認することで，関節部分などにいたみや違和感を感じていないかを確認することができる。

● 食事と飲水

日ごろからの犬・猫の健康管理には，食事と飲水の確認が必要である。動物は，多少体調がわるくなったとしても食事をするが，病気が進行していくと食べる量が減る。ただし，与える食事の量はその種類によって異なるため，動物の体重などから計算し適量を与える。適正量を踏まえた上で，食べるのにかかる時間や食いつき，そして残さずに食べているのかなどを確認するとよい。また，飲水量は生活環境，季節，運動量によって異なるため，飼育動物ごとに把握する必要があり，飲む頻度も日ごろから確認するとよい。

● 排泄

尿の回数や量，そして色を確認する。排泄体勢になったとしても，その時間が長いわりに尿がでておらず，これを繰り返し行うような場合，泌尿器系の病気が疑われる。さらに，尿が茶褐色である，にごっている，キラキラと光っているときも同様のことが考えられるため，まずは尿検査試験紙（図2-24）などで尿の状態を確認するとよい。

便の状態は，それを処理する際に色や，やわらかさなどを確認するようにする。健康な便の目安は，ティッシュでつまめる固さで，地面に少し痕跡が残る位がよい。つまめない位にやわらかい便の場合は，色や臭気についてもよく確認することが大切となる。軟便が続

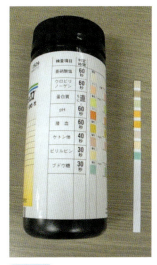

図2-24 尿検査試験紙
（簡易検査用）

いたり，図2-25のような便がみられる場合，なんらかの異常が考えられるため検査が必要となる。

●耳

耳に異常があるとき，動物は頻繁に頭を振ったり，耳を掻いたりするようになる（図2-26）。

また，耳介内の状態も確認したほうがよい。黒ずんでおらず，ニオイがとくにない状態が正常であるが，たとえば耳垢が多く悪臭がある場合は，ミミヒゼンダニの感染や外耳炎などをおこしている可能性がある。また，シャンプーのとき，耳には水が入らないように注意し，シャンプー後には耳の中を脱脂綿などで軽く拭きとり，清潔に保つ必要がある。

●眼

目やにや涙が頻繁にでていないか，眼球に傷はついていないか，眼球が白色や緑色がかっていないかなどを確認する。目やにや涙が頻繁にでるときは，細菌やウイルスに感染している可能性がある。また，睫毛が眼球を傷つけていることもあるので，よく確認する必要がある。眼球内の水晶体が白だくしていたら白内障，緑色がかっているときには緑内障が疑われるため，動物病院での検査が必要となる。

●口

口臭，歯石の有無，歯肉の状態などを確認する。少なくとも歯みがき（図2-27）は週に2〜3回程度行い，毛

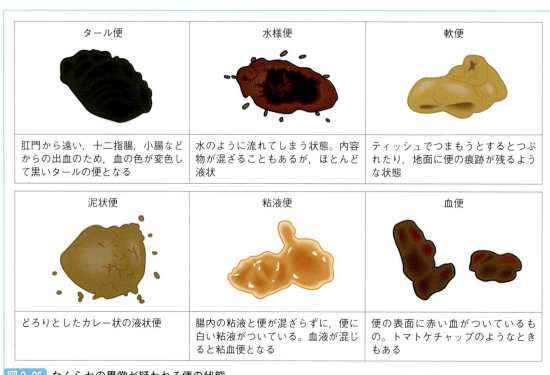

図2-25 なんらかの異常が疑われる便の状態

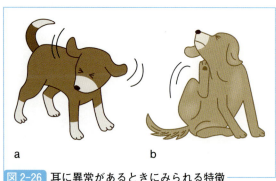

図2-26 耳に異常があるときにみられる特徴
a：頭を振るのは，炎症による分泌や寄生虫などの異物を耳の中から振り飛ばしたいため
b：耳の中にいたみや，かゆみがあるときに，頻繁にこのしぐさがみられる。耳の後ろや耳を後肢で掻く

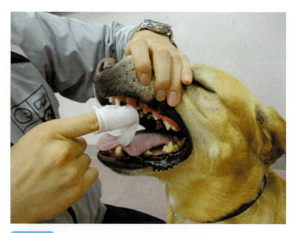

図2-27 ガーゼを用いた歯みがきの様子

行動管理・健康管理学

先が細く柔らかい歯ブラシを使用するのが理想的である。しかし，口に異物が入ることを嫌がる場合には，ガーゼなどを指に巻いて歯や歯肉を触ることから慣らすのもひとつの方法といえる（ただし，歯垢を歯周ポケットに押し込まないように注意をすること）。日ごろから歯磨きをすることで，歯のぐらつきや歯肉が腫れていないかを確認でき，口臭も確認することができる。酸っぱいニオイや，糞のようなニオイがする場合は，胃や食道の異常が考えられる。

歯石を防ぐために，歯みがきを定期的に行うのもひとつの方法だが，唾液を多く分泌させると歯石がつきにくくなる。そのためには，日ごろからドライフードを与えたり，硬いものを噛ませたり，適度な運動をさせるのがよい。

● 爪（図2-28〜30）

猫は日ごろから爪研ぎを行う習慣があり，爪を鋭い状態に保とうとする。一方，犬は自ら爪研ぎはしない。

犬・猫，いずれにおいても爪がのびすぎてしまうことで，接地する足が不安定になり，歩行に支障を来すことがある。このため，定期的に爪の状態を確認して，爪切りを行うことが望ましい。爪切りの際，爪の中には血管があるため注意しながら切る必要がある。また，狼指といって人でいうと親指にあたる指は，地面に接地しない

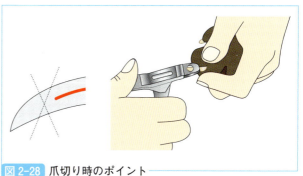

図2-28 爪切り時のポイント
犬・猫の爪の中には血管がある。爪切りの際には，点線のような角度で爪切りを当て，血管を切らないように気をつけながら行う。また，出血したときのことを考え，事前に止血剤を用意しておくとよい

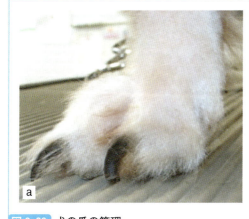 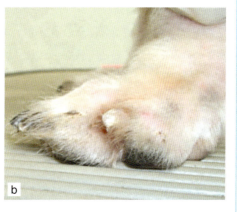

図2-29 犬の爪の管理
aは，爪がのびて地面に接地している状態。このまま放置すると，巻き爪となり歩行に支障を来すことがあるため，bのように爪を短く切る。このとき，爪の中の血管を切らないように注意する

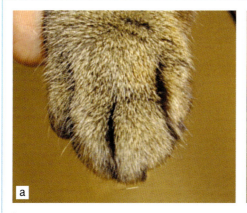 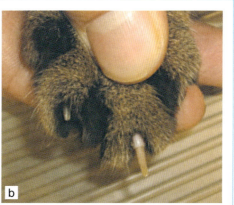

図2-30 猫の爪の管理
猫の爪は，犬とは異なり通常は隠れてみえない状態にある（a）。爪を切る際には，bのように爪をだして切るが，犬と同じく，爪の中には血管があるので，注意が必要となる

ため爪(狼爪)がのびやすい。放っておくと巻き爪になり、どこかに引っかけた際に爪が抜け、出血することもあるため注意が必要となる。

● 被毛

犬であれば、シャンプーの回数は夏場2回／月、冬場1回／月を目安に行うとよい。あまり頻繁に行ってしまうと、被毛や皮膚をいため、皮膚病などを引きおこす原因となる。猫の場合は、自分で毛づくろいを行うため、頻繁にシャンプーを行う必要はない。ただし、外にだす猫の場合は汚れの具合をみて洗ったり、ブラシをかけて被毛中のノミ・ダニを排除したりする必要がある。また、ブラシは用途にあわせてさまざまなものがあるので、使いかたなどをよく理解した上で使用し、犬・猫の皮膚を傷つけるような過度なブラッシングは避けるべきである。＊ブラッシング、シャンプーの方法については、p.18を参照。

さらに体を触ったときに、毛が抜けている部分はないか、毛玉ができていないか、赤くなっている部分はないか、フケはでていないかなどをよく確認する。たとえば、左右対称の脱毛の場合は、ホルモン分泌量の過不足が原因であることが疑われるため、くわしく検査した方がよい。

● 肛門嚢

肛門の位置を時計の中心と仮定したとき、4時と8時の位置にあるのが肛門嚢である(図2-31)。犬は、恐怖を感じたり興奮したときに、肛門嚢が収縮して分泌物がでてくることがある。さらに、排便のときにこの分泌物をだすことがある。肛門周辺はとくに汚れやすく、また分泌物が溜まりすぎると、おしりを気にして地面に擦りつけることがあるため衛生的によくない。シャンプーの際などに絞るようにするとよいだろう。猫にも肛門嚢があるが、犬のように定期的な管理は必要ない。しかし、疾患がおきないわけではないので、肛門周りを観察することを忘れてはならない。

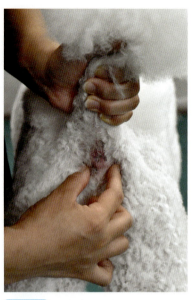

図2-31 肛門嚢の位置

● その他(吐出、嘔吐)

食べたものをすぐに吐きだし、胃液が混じっていない場合を吐出という。食道内に異物が存在していたり、傷ついていたりする可能性があるため、X線検査などが必要となる。また、胃液の混ざったものを吐きだした場合を嘔吐という。嘔吐の際に苦しんでいたり、血や異物が混ざっていたりする場合には検査の必要がある。しかし、その原因は無数にあるので、まずは吐き戻したものの検査と嘔吐時の様子を確認する必要がある。

行動管理・健康管理学

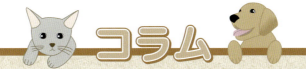

アニマルセラピーとは

アニマルセラピーと聞くと, 何をイメージするだろう。犬や猫をみたり触わったりすることで癒されること, と思う人もいるかもしれない。しかし, 本来のアニマルセラピーはAnimal-assisted therapy（AAT）といって治療などを目的とし, 医療従事者がかかわりながら行われるものである。また, これ以外に動物を介入させる活動はその目的によっていくつかのカテゴリーにわけられる。

AAT・AAA・AAEは, さまざまな研究や活動の結果として生まれた。たとえば,『ニューヨークで行われた人の心臓疾患患者に対する調査からは, 動物を飼っている人の方が, 飼っていない人にくらべて退院1年後の生存率が明らかに高いこと（Friedman, 1980)』や『犬を飼っている人の方が飼っていない人にくらべて, 病院への通院回数が少ないこと（Siegel J. M, 1990)』もわかっている。そのほか, 生理学や心理学の側面から, 動物の存在が人によい影響を与えることがわかってきている。

日本においては, 高齢者施設などへのAAAは行われているものの, 医療や教育現場に踏みこんだ活動は, まだはじまったばかりである。しかし, 今後の活動や研究により, AATならびにAAEはさらなる発展が期待できる。

AAI（Animal-assisted intervention：動物介在介入）
・AAT（Animal-assisted therapy：動物介在療法）
対象者となる患者の福祉や機能の改善目標を定め, 医療従事者がかかわりながら行うもの
・AAA（Animal-assisted activities：動物介在活動）
対象者の動機づけや, 生活の質（QOL）の向上を目標にして行われるもの
・AAE（Animal-assisted education：動物介在教育）
AAAやAATでいう対象者は, AAEでは学生となる。中には子供たちの読み書き能力の向上を目的としたR.E.A.D. programがある（SCAS：Society for Companion Animal Studiesより）。"教育"とひとことでいっても, その分野は多岐にわたるためAAEの定義づけは難しい

第4章

薬の基礎知識

第4章
薬の基礎知識

薬理学とは（総論）

　薬が生体にどのように作用するかをしらべる学問を薬理学（Pharmacology）という。薬理学はさらに，機能変化を研究する薬力学（Pharmacodynamics），薬の体内動態をしらべる薬物動態学（Pharmacokinetics），薬の副作用や中毒についてしらべる毒科学（中毒学，Toxicology），病気の治療において薬をどのように使うかを提示する臨床薬理学（Clinical Pharmacology）に細分類される。内科的治療で中心となるのは薬による治療法であり，動物看護師にとって薬理学を理解することは欠かせない。

●薬の作用

　動物の病気の治療に用いられる薬は，作用のしかたから大きく2つにわけられる。第1は動物の細胞に作用する薬で，これには病気によって損なわれた機能を「補う」ものや，逆にはたらきすぎの機能を「抑える」ものなどがある。動物の体の細胞に作用する薬の多くは，症状を軽くすることが目的で，後は動物本来の自然な治癒力に任せることを基本としている。このような治療法を「対症療法」という。第2は感染症の治療に用いられる薬で，原因となる細菌，ウイルス，寄生虫などの病原体に作用する。このような治療法は「原因療法」とよばれる。

●薬の体内動態（図4-1）

　薬の投与経路については3）薬の投与法で述べるが，生体内に吸収された薬物は血流に乗り全身の臓器に分布する。薬は動物にとっては異物であるので，動物はこれを無毒（無作用）なものに変えようとする。これを代謝というが，その中心的機能を担うのが肝臓である。肝臓では，さまざまな薬物代謝酵素の力を借りて化学構造の異なった物質に変換される。

　薬物代謝の様式は，酸化・還元・加水分解・抱合の4つに大別される。薬物はまず，酸化・還元・加水分解などを受けて無作用なもの，あるいは作用の減弱したものに変えられる。このプロセスを第1相反応という。第1相反応により生じた代謝物あるいはもとの薬物は，第2相反応によりグルクロン酸，硫酸などとの抱合物を形成して水に溶けやすくなり，腎臓から尿中へ排泄しやすい代謝物になる。

　薬物代謝による反応のうち，最も重要な反応は第1相反応で行われるシトクロムP-450（CYPと略しシップとよばれる）による酸化反応および還元反応である。CYPには複数の種類があり，それにより代謝される薬

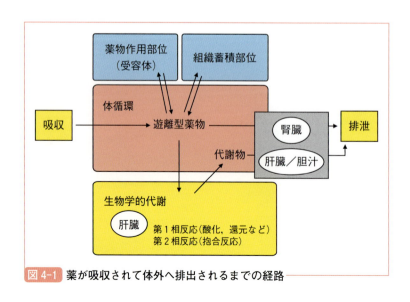

図4-1 薬が吸収されて体外へ排出されるまでの経路

物も異なる。CYPには遺伝的多型（遺伝子DNAの配列がわずかに違うことをいう）が存在する。薬物作用には個体差があるが、これは薬物代謝酵素の遺伝的多型がそのひとつの原因となっている。

薬物を連用すると薬物代謝酵素が増加することがあり、これを酵素誘導という。逆に、薬物代謝酵素を阻害（酵素阻害）する薬物もある。代謝酵素が誘導された場合には、薬物作用が弱くなるのでより高用量の薬が必要となる。酵素阻害がおきた場合には薬の効きかたが過剰になるだけではなく、代謝による無毒性化が抑制されるので副作用をもたらす危険性が高まる。

生体内で代謝された薬は体外に排泄される。一部の薬物は未変化体のまま排泄されることもある。排泄経路には尿中および糞便中、さらには汗、乳汁、呼気、唾液中などがある。これらの中でも尿中排泄がおもな経路である。

● 薬の投与法

薬の多くは体内に吸収されて血液中に入り、全身に運ばれる。それがスムーズにいくよう、病気の種類や症状によっていろいろな形態の薬を使いわける。薬の形態すなわち剤形には、注射薬、液剤、散剤（粉末）、錠剤、カプセル剤、軟膏、クリーム剤、吸入薬、パッチ剤などがある。薬を与える方法も複数あり、おもなものに①経口投与、②注射投与、③外用の3つがある。動物の状態や治療の状況に応じて、ひとつまたは複数の方法を選択する。同じ薬でも、剤形や投与法が違うと効きかたや効く時間が違ってくる（図4-2）。

① 経口投与

錠剤、液剤、散剤などを口から強制的に飲ませる（図4-3）、あるいは食事にまぜて与える方法である。口から入った薬は、おもに小腸で吸収される。この方法は簡単で、薬の作用がほかの投与法とくらべて比較的長時間続く。また、投与直後に薬の血中濃度が徐々に増加するので、急性の副作用がおこらないという利点がある。ただし、薬の種類によっては胃や腸で分解されてしまったり、腸から体内に吸収されないものもある。そのため、すべての薬が経口で投与できるわけではない。

② 注射投与

注射は、薬が分解されずに体内に速やかに吸収されるため、効果が確実で、しかも緊急の治療に適している。注射投与には静脈内注射、筋肉内注射、皮下注射があ

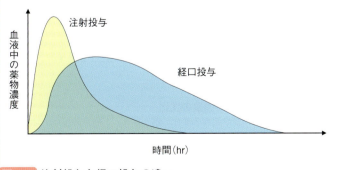

図4-2 注射投与と経口投与の違い

り，薬の種類や症状によって使いわける。注射の場合，薬の作用が急速にあらわれるため，注射直後の経過を注意して観察しなければならない。また，注射には消毒などの処理が必要であり，体に対し安全に注射するためには熟練した技術が必要であり，通常は病院内のみで行われる。ただし，慢性疾患などのために長期にわたって同じ薬を与え続けなければならず，しかも経口薬がない場合には，獣医師から飼い主が注射法を教わり，家庭で行うケースもある（糖尿病のインスリン注射など）。

③外用

体の表面に薬を塗布して作用させる方法を外用という。外用薬には，皮膚に塗る軟膏やクリーム剤，眼につける点眼薬，直腸に挿入する坐薬，パッチ剤などがある。ただし犬や猫は，皮膚に軟膏などを塗るとすぐになめとってしまうので，適切な方法とはいえない場合も多い。どうしても外用薬を用いる必要があるときには，動物の首にエリザベスカラーをつけて，患部をなめにくくする方法もある。外用薬は，通常は皮膚や粘膜などの局所で効かせることが目的だが，全身に吸収されてほかの臓器で効くタイプのものもある。

● 治療域と毒性域

薬が体内に吸収されて血液中に入っても，その血液中における濃度（血中濃度）があるレベル以上に達しないと薬は作用を発揮しない。このレベルを「閾値」という。閾値は薬の種類によって異なる（図4-4）。

閾値より上の，薬の効果が続く濃度範囲を「治療域

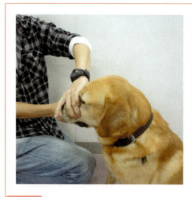
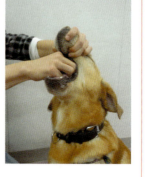

図4-3 経口投与をしている様子
写真提供：㈱Animal Life Solutions
長谷川成志先生

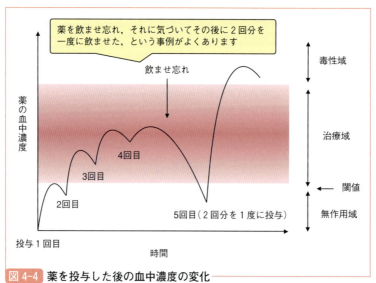

図4-4 薬を投与した後の血中濃度の変化
薬を投与した後の血中濃度の変化の例を示す。1回目の投与では血中濃度は治療域に達していない。しかし2回目以降では，血中濃度が変動しながらも治療域の範囲内にあり，薬の作用がしばらくは継続している。ここでは，薬の飲ませ忘れに気づいて5回目に2回分を一度に与えた場合に，治療域を超え毒性域に至る例を示す

（有効濃度）」とよぶ。治療域を超えると，薬は有害な作用すなわち副作用をもたらすことが多い。このような濃度範囲を「毒性域」とよぶ。一般に薬による治療では，血中濃度が治療域の範囲に常に保たれていることが重要である。

薬を飲ませ忘れたらどうしたらよいか，という質問を飼い主から受けることがよくある。薬は指示どおりに与えられることが大事だが，仮に忘れてしまっても，その分をまとめて一度に与えたりしないように注意する。まとめて投与すると，一気に血液中の薬の濃度が上昇し，毒性域に達してしまう。

また，薬を与える時間と食事との関係についての説明も重要である。薬を食前に飲むか食後に飲むかでは，投与後の薬の血中濃度の変化が異なる。一般に空腹時に薬を服用すると速く吸収され，かつ速く排泄される。一般に誤解されていることもあるが，食間に服用する薬とは食事の最中ではなく食事と食事の間に飲む薬を指す（図4-5）。

● 毒薬と劇薬，毒物と劇物

毒薬，劇薬とは，人や動物に副作用などの危害を起こしやすい医薬品である。「医薬品，医療機器等の品質，有効性及び安全性の確保等に関する法律」（薬機法）に基づいて厚生労働大臣が指定する。劇薬よりも毒性の強いものが毒薬であり，おおよそ10倍の差をもって決められる。一方，毒物，劇物とは，医薬品（あるいは医薬部外品）以外のものであり，区別される。

毒薬，劇薬の表示と保管管理

容器またはパッケージへの表示についても薬機法で定められており，毒薬には黒地に白枠，白文字でその品名および「毒」と，劇薬には白地に赤枠，赤字でその品名および「劇」と，表示しなければならない（図4-6）。病院内では，毒薬・劇薬はほかのものと区別して保管しなければならない。とくに毒薬は専用の施錠のできる保管庫に保管する。

● 薬効に影響を与える因子

① 投与法

薬物の全身投与法として，経口投与，注射投与（皮下注射，筋肉内注射，静脈内注射），外用などの投与法がある（前述）。注射投与は経口投与に比べて効き方は速くて強い。また持続時間は短い。注射投与法では，静脈内注射，筋肉内注射，皮下注射の順に効き方が速くて強い。また持続時間はこの順に短い。

② 薬の物理化学的性質

薬には水溶性のものと脂溶性のものとがある。たとえば経口投与の場合，脂溶性のものほど腸の細胞膜を通過しやすいので吸収が速い。

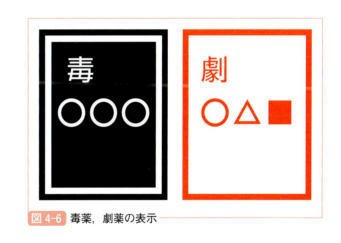

図4-6 毒薬，劇薬の表示

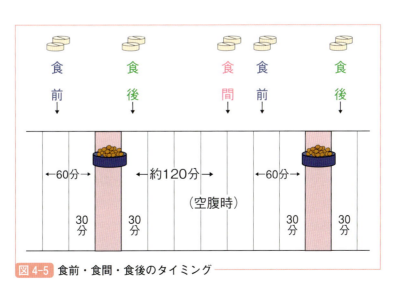

図4-5 食前・食間・食後のタイミング

③反復投与の影響

薬はくり返し使うと次第に効き方が弱くなるという性質がある。これを薬物耐性という。

④薬物の相互作用

複数の薬物を同時に使うことは多いが，単独で使用した場合とくらべ薬の効果が変化する場合がある。これを薬物相互作用という。協力作用（作用が強くなる）と拮抗作用（作用が弱くなる）の2つの場合がある。

⑤病的状態

肝臓の代謝機能に障害がある動物では，薬の代謝が遅くなるので作用時間が長くなり，副作用も出やすくなる。また，腎機能に障害のある動物も，薬の排出が遅くなるので作用時間が長くなり，副作用も出やすくなる。

⑥年齢差

薬の効き方は動物の年齢によって影響を受ける。胎子は薬物代謝酵素活性が低く，排泄機能が未発達なので影響を受けやすい。若齢動物も薬物代謝酵素活性が低く，また血液脳関門も未発達であるので注意が必要である。高齢動物では肝機能，腎機能ともに低下しているので，薬の副作用が出やすい。

●薬の有害作用（副作用）

薬がもたらす治療上望ましくない効果を，有害作用あるいは副作用という。薬はもともと，動物の体にとって本来の機能を変える効果をもつ「異物」である。いかに安全とされる薬であっても，使用法や使用量を誤れば副作用が生じることを知っておく必要がある。薬に副作用はつきものである。

しかし，いたずらに副作用を恐れるあまり薬の使用を拒否してしまう飼い主もいる。そのときは，薬を使用して病気を治すことのプラス面とその副作用がもたらすマイナス面とのバランスを，正確な知識をもとに判断すればよいとアドバイスする。飼い主へのインフォームドコンセントの基本となる事項である。

副作用といってもその内容はさまざまで，軽度なものから命にかかわるものまである。体内で重要な役割を果たしている臓器，たとえば有害な物質を無毒化して体外に排出する肝臓や腎臓，あるいは血液細胞の増殖を行っている骨髄などに障害をおこす重篤なものもある。重度の副作用は，一般に長期にわたって薬を投与し続けた場合にみられる。

しかし重大な副作用がでることを承知の上で，薬を使用しなければならないこともある。たとえば，抗がん剤はがん細胞だけを選択的に殺すことを目的につくられているが，その選択性には限界があり健全な細胞にまで作用してしまう。しかしほかに有効な治療手段がなく，副作用を考慮してもなお回復の効果のほうが大きいと判断した場合には，そのような薬でもあえて使う。

また，妊娠中の動物に薬を与えたときにおこる重大な副作用として「催奇形性」と「胎子毒性」がある。妊娠してから数日間は胎子の臓器ができはじめる重要な時期であり，この期間に胎子の遺伝子に影響を与えるような薬を妊娠動物に与えると，胎子に奇形が発生する危険がある。また胎盤を通過する物質で，母体にはあまり影響しないものの胎子に強く有害作用をおこすものもあり，これを胎子毒性という。

当然のことながら薬を開発する段階で，製薬会社は催奇形性の危険性の有無をしらべている。しかしそこで行われるのは通常，ネズミを使った実験なので，動物の場合にその薬が本当に問題をおこさないという保証はない。妊娠が予想される場合，あるいは妊娠していることがわかっている場合には薬の投与は慎重であるべきで，飼い主にその可能性を問いあわせることも必要となる。

犬と猫は哺乳動物の中でも生態学的に人にかなり近く，いくつかの例外をのぞき，病気の適応や副作用などについて人と犬で大差はない。したがって，多くの人用の薬が犬・猫に使われている。ただし，例外がときに大きな問題となることがある。その大部分は薬の代謝様式の違いからくる。薬物代謝の第1相と第2相については1）薬の体内動態で説明したが，第2相におけるグルクロン酸抱合反応は猫ではおこらない。また，アセチル抱合反応は犬にはない。そのほか，薬の分解に最も重要な酸化反応を担うCYPにも種差があり，薬の代謝速度が異なることがある。人で確立された用量を鵜呑みにして，動物の体内で代謝できない薬を投与すると重大な副作用をもたらすことがあるので注意する。

●薬の種類・分類

①一般名と製品名（商品名）

薬の名前には一般名と製品名がある。製薬会社では薬を開発していく初期段階では社内用のコード番号をつけているが，ある程度研究が進んだところで薬の成分や作用に基づいた一般名をつける。

これとは別に，市販されている薬のカプセルや箱に表示されている名前が製品名（商品名）である。ただし異なる製品名でも，特許権が切れた成分を複数の製薬会社が製造し，それぞれ独自の製品名をつけ販売しているもの（ジェネリック薬品）や，特許権の供与を受けた会社が独自の製品名をつけ販売しているものがある。たとえば抗ヒスタミン薬のひとつ，一般名がクロルフェニラミンマレイン酸塩は，ポララミン，シーベナ，ポラセミン，ヒスタールなどの製品名で販売されている。病院では製品名でよばれることが多いが，教科書や文献では一般名が使われるので，両方を覚えなくてはならない。

②動物用医薬品と人体用薬品

動物の病気の治療に際しては農林水産省が認可した動物用医薬品（動物薬）が使われるが，すでに述べたように同時に非常に多くの人体用医薬品（人体薬，厚生労働省が認可）も使われている。獣医療では，動物で治療効果が確かめられている動物用医薬品を使うことを原則とするが，わが国では十分な動物用医薬品が供給されているわけではなく，やむを得ず人体用医薬品を流用して使用しているというのが実情である。

③要指示薬と一般薬

薬局では，さまざまな人体薬を獣医師の指示を必要とせずに自分の判断で買うことができる。このような薬は一般薬あるいはオーティーシー（OTC：オーバー・ザ・カウンタードラッグの英語略）という。数は多くないが，駆虫薬，下痢止め，皮膚疾患治療薬，ノミとりの薬，目薬など，人体薬と同じように動物用薬にも一般薬がある。副作用などの点であまり問題とならないことから，薬局で一般向けに売られることが認められている。

一方，獣医師の処方が必要な薬は要指示薬といわれ，これらは一般の飼い主が勝手に手に入れることはできない。確実な効き目をもっているが，それだけに十分な注意を払って使用することが必要となる。

● 薬についてのインフォームドコンセント

インフォームドコンセントは「説明と同意」と訳される。くわしく説明すると，「医師が診断データや治療の方針について，患者に十分な情報を提供し，これを説明する。これに対して患者が理解・納得し同意あるいは選択した上で治療を受ける診療原則」ということになる。

動物病院と飼い主の関係においても，インフォームドコンセントはきわめて重要なキーワードである。獣医師が行うインフォームドコンセントとして，1）検査内容，2）病状，3）治療内容，4）予後，5）費用などがあるが，この中で治療内容，とりわけ治療の中心となる薬についての十分な知識を飼い主にもってもらうことは，治療効果を上げる上でも，あるいは医療事故を防止する上でもきわめて重要な事柄である。健康保険が存在する人の医療において費用面が問題となることはまれだが，獣医療ではこれも重要な項目となる。獣医師は飼い主に十分な説明をし，納得してもらった上で医療を開始することが重要だが，薬の受け渡しは動物看護師が行うことが多く，薬の飲ませかたや副作用などに関しては動物看護師の積極的な関与が求められる（図 4-7）。

● 服薬におけるコンプライアンス

コンプライアンス（compliance）とは，「要求・命令などに従うこと，応じること」を意味する英語で，とくに企業活動における法令遵守を意味する言葉である。医療の分野でも用いられるが，この場合は医薬品の服用を規則正しく守るという意味で使われる。すなわち，患者が処方どおりに服薬できている場合を「コンプライアンスが良好である」といい，そうでない場合を「ノンコンプライアンス」という。ノンコンプライアンスの一番の原因は飲み忘れであり，獣医療でよくある。獣医療でコ

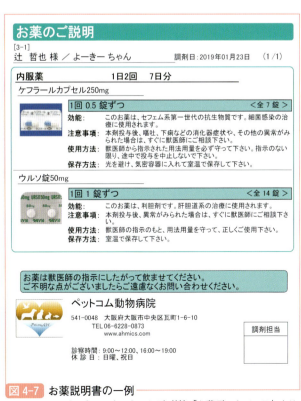

図 4-7　お薬説明書の一例
ペットコミュニケーションズ（株）「お薬データベース」より

ンプライアンスを良好に保つためには，投薬に際して獣医師と飼い主を仲介する動物看護師の役割が重要である（下記コラム参照）。

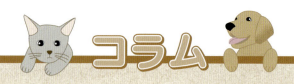

服薬コンプライアンスを向上させる話術

「薬をきちんと飲ませましたか？」

『はい……』

会話が途切れてしまう！
Yes or Noで答えを求める質問はよくない！

↓

「お薬を飲ませるとき，何か難しいことはありましたか？」

『うーん……この子なかなか飲んでくれないんです。すぐ吐きだすんです。』

「あー，吐いちゃうんですか。どうやって飲ませているんですか？」

『口の横から押しこむんですが，しばらくするとペッと吐きだしてしまうんです。』

「確かに難しいですよね…。」「でもこの薬は続けることが大事な薬です。ちょっとコツを教えましょう。」

CLINIC NOTE 2008.8. インターズーより改変

薬の投与経路と投与間隔

投与間隔に関する略語		投与経路に関する略語	
SID	1日1回投与	IV	静脈内投与
BID	1日2回投与	IM	筋肉内投与
TID	1日3回投与	SC	皮下投与
QID	1日4回投与	PO	経口投与
EOD	1日おき投与	IT	気管内投与
		IC	心腔内投与
		IP	腹腔内投与

投薬量の計算方法

例）タリビッド錠100 mg（用量が5～10 mg/kg/BID）の場合

Q：体重5 kgの犬に10 mgの薬用量として，10日分処方するには？

・10 mg×5 kg＝50 mg（1回量）
・1錠が100 mgなので半錠が1回量となる
・BID＝1日2回なので，1/2錠を1日2回与えることになる
・これを10日分用意する

A：10錠（1/2錠/BID/10 days）

＊獣医師の指示により薬用量と投薬量は変わります。必ず確認をするようにしましょう。

薬理学の各論

●循環器系の薬

動物の循環器系の病気として問題となるのは心不全である。心不全とは、「心機能が悪くなり、正常な体の要求量にみあう血液循環ができない状態」を指す。心不全の治療には、以下の3つの種類の薬が単独であるいは組みあわせて用いられる。

①強心薬：心筋に作用して心臓のポンプの能力を高める。
②利尿薬：尿をだして血管や心臓を流れる血液の量を減らし、心臓への負担を減らす。
③血管拡張薬：血管を広げ、血液を流れやすくして心臓の負担を減らす。

心不全はおもて立った症状がでていない段階で発見されることが望ましく、早ければ早いほど治療の効果は高まる。

①強心薬

心臓の拍動を強める薬であり、弱った心臓の機能を回復させる。重症の心不全に用いられることが多い。

ジギタリス製剤

ジゴキシン、ジギトキシン、メチルジゴキシンなどがある。ジギタリス製剤には、1）心筋の収縮力を高める作用、2）心拍数を減らす作用、3）心臓の中で発生する刺激の伝わりかたを遅くする作用の、3つの作用がある。

ホスホジエステラーゼ阻害薬

アムリノン、ミルリノンなどがある。これらの薬は、細胞内のサイクリックAMPの濃度を増加させ収縮力を高めるが、血管拡張作用もあわせもつ。

カテコラミン系薬

イソプロテレノール、エピネフリン（アドレナリン）、ドパミン、ドブタミン、ノルエピネフリン（ノルアドレナリン）、フェニレフリンなどがある。これらは緊急時に注射や点滴で用いられる薬である。

②利尿薬

利尿薬は尿の量を増やす作用をもち、これによって全身を循環する血液の量を減らし、心臓にかかる負担を減らして弱った心臓を保護する。また、心不全に伴う浮腫（むくみ）もとる。利尿薬は心不全以外に、高血圧症、腎機能不全などを原因とするむくみに、また薬物中毒時の中毒成分や尿路結石の排泄促進などのために用いられる。

チアジド系利尿薬

クロールチアジド、メフルシド、メトラゾンなどがある。尿細管におけるナトリウム吸収を阻害して利尿作用をもたらす。

ループ利尿薬

エタクリン酸、フロセミドなどがある。作用は強力で、現在臨床で最も多く用いられている利尿薬である。

カリウム保持性利尿薬

トリアムテレン、アミロライドなどがある。血液中のカリウム濃度がわずかでも下がると細胞機能が低下するが、この不都合が改善されている。

浸透圧利尿薬

マンニトール、グリセリンなどがある。尿細管から吸収されない物質が尿細管の中にあると浸透圧が高くなり、水が吸収できなくなるという物理的な作用を利用したものである。脳圧を下げる効果もある。点滴で使用する。

③血管拡張薬

血管を拡張させるには、1）交感神経系のはたらきを抑える、2）レニン-アンギオテンシン系のはたらきを抑える、3）血管平滑筋に直接作用してこれを弛緩させる、などの方法がある。血管拡張薬や利尿薬は心臓への負荷を軽減し、弱った心臓を休ませる薬で、心不全の原因をとりのぞく薬ではない。症状が回復したからといって薬の投与を止めると、すぐにもとに戻ってしまう。素人判断で薬を飲む回数や量を加減することは厳禁である。

交感神経系α遮断薬

プラゾシン、ブナゾシンなどがある。血管では交感神経が興奮すると、神経終末からノルアドレナリンが放出されてα作用により血管が収縮して血圧が上がる。このα作用を抑制する薬がα遮断薬で、強力に血管を拡張させる。

アンギオテンシン変換酵素阻害薬

カプトプリル、エナラプリル、ベナゼプリル、ラミプリル、テモカプリル、アラセプリルなどがある。レニン-アンギオテンシン系という血圧調節機構の中で直接血管を収縮させる物質はアンギオテンシンⅡである。そしてアンギオテンシンⅡをつくりだすのがアンギオテンシン変換酵素（ACE）で、この酵素を抑制して血管を拡張する。副作用が少ない優れた薬で、犬の僧房弁閉鎖不

全症に最も多く用いられ，病気の初期段階から使われる。

血管平滑筋に直接作用する薬物

アムロジピン，ベラパミル，ジルチアゼムなどがある。血管平滑筋の収縮は細胞内カルシウム（Ca）濃度が上昇することによりおこる。Caチャネル阻害薬はCaのとおり道を塞いでしまうので，血管平滑筋を弛緩させる。ベラパミルとジルチアゼムは抗不整脈薬としても使われる。

ニトロ化合物

ニトロプルシド，ニトログリセリン，硝酸イソソルビドなどがある。心不全で急性症状があらわれた際に使われる。

●消化器系の薬

食欲不振，嘔吐，便秘，下痢などの症状を呈する消化器疾患は日常的にみられる病気である。消化器系疾患に用いられる薬には，運動機能に影響するもの，分泌や吸収に影響するものなどがある

胃酸分泌抑制薬

シメチジン，ファモチジンなどのヒスタミンH_2受容体遮断薬（H_2ブロッカー），オメプラゾールなどのプロトンポンプ阻害薬がある。胃壁の酸分泌細胞にはたらいて胃酸の分泌を止める。

止瀉薬（下痢止め）

ロペラミド，ベルベリンなどがあり，腸の過度な運動を抑制して下痢を抑える。

瀉下薬（抗便秘薬）

硫酸マグネシウム，クエン酸マグネシウム，カルメロースナトリウムなどがある。便の水分量を増やすなどして腸の運動を刺激し，排便を促す。

制吐薬（吐き気止め）

メトクロプラミド，クロールプロマジン，ジフェンヒドラミン，グラニセトロン，マロピタントなどがある。消化器疾患に伴う嘔吐のほか，乗りもの酔いの防止，さらに抗がん薬の副作用としてしばしばおこる嘔吐に対しても使用される。

胃運動機能を調節する薬（プロキネティクス）

メトクロプラミド，モサプリドなどがある。嘔吐を伴う食欲不振に用いられる。

●炎症といたみに使われる薬

外傷などによって組織が損傷し，細菌や有害な物質にさらされると，これら異物を排除し障害を受けた組織をもとの組織へと復旧させるための炎症反応がおこる（図4-8）。炎症部位には白血球が集まり，サイトカイン，ヒスタミン，プロスタグランジン，ロイコトリエンなど炎症を進行させる物質がつくられる。炎症反応はしばしば過剰となり，組織をかえって障害することもあるので抗炎症薬が用いられる。

①抗炎症薬

抗炎症薬には非ステロイド系とステロイド系薬がある。

非ステロイド系抗炎症薬（NSAIDs）

アスピリン，インドメサシン，カルプロフェン，ケトプロフェンなどがある。炎症時に組織でつくられるプロスタグランジンの合成を阻害する。いたみや発熱にもこのプロスタグランジンが関与するので，鎮痛作用と解熱作用もあわせもつ。副作用として胃腸の粘膜障害と腎障害がある。最近，副作用の少ないフィロコキシブなどの新しい薬（COX-2選択的阻害薬）も登場している。

ステロイド系抗炎症薬

デキサメタゾン，プレドニゾロン，ベタメタゾン，フルメタゾンなどがあり，症状が進行し慢性化した場合に使われる。

②鎮痛薬

いたみは動物の体の損傷に対する警鐘反応だが，病気の動物にとっては耐え難い苦痛であり，これをとりのぞくことが必要である。

非ステロイド系抗炎症薬

抗炎症薬として使われる前述の非ステロイド系の薬は，いずれも鎮痛作用をもっている。

オピオイド

モルヒネ，フェンタニル，コデインなどは麻薬系の鎮痛薬で術後の鎮痛薬として，あるいはがんによるいたみなどに使われる。全身に投与すると嘔吐や排便，呼吸抑制などの副作用がでるので，硬膜外に注射することもある。そのほか，麻薬指定ではないブトルファノールなどがある。これらの薬はオピオイドと総称される。

●アレルギーの薬

アレルギー反応は，主として肥満細胞に由来するヒスタミン，セロトニン，キニン，プロスタグランジン，ロイコトリエンなど，炎症をおこす多くの生理活性物質が関与する。これらの物質が，1）つくられないように，2）細胞の外に放出されないように，あるいは3）目的

とする細胞に作用できないようにする作用をもつ多くの薬がある。

抗ヒスタミン薬

肥満細胞からは多量のヒスタミンが放出されるが，クロルフェニラミン，ジフェンヒドラミン，クレマスチン，メクリジン，ジメンヒドリネート，プロメタジンなどの抗ヒスタミン薬はヒスタミンが結合する部位（H_1受容体）に結合し，ヒスタミン自身が結合できないように作用し，かゆみをやわらげるはたらきをもつ。

ステロイド系抗炎症薬

デキサメタゾン，プレドニゾロン，ヒドロコルチゾンなどがあり，作用の強さや作用する時間が異なり，症状によって使いわけられる。作用は強力で，アレルギー以外の炎症症状にも使われる。

ケミカルメディエーター遊離抑制薬

クロモグリク酸ナトリウム，トラニラスト，アゼラスチンなどがある。抗ヒスタミン薬や副腎皮質ステロイド以外に，アレルギーの治療のみを目的として開発された一群の薬で，「ケミカルメディエーター遊離抑制薬」あるいは「抗アレルギー薬」とよばれている。

●副腎皮質ステロイド

生体内での副腎皮質ステロイドホルモン（グルココルチコイド，糖質コルチコイド）の作用は複雑であるが，抗原抗体反応によるアレルギー反応を抑制する，生体防御のはたらきをする免疫細胞にはたらいてその機能を抑制するなどの作用をもつ。副腎皮質ステロイドを薬として使う場合，これらの抗炎症作用を期待して用いられる。とくに慢性炎症を伴う疾患には劇的に作用し，いわば魔法の薬ともいえる薬で，現代の医療にはなくてはならない存在となっている。

副腎皮質ステロイドには「耐性」と「リバウンド」とよばれる困った現象がある。耐性とは，最初はよく効いていた薬が量を増さないと効かなくなる現象である。リバウンドとは投薬を突然中止した後，治療を開始した時点よりも症状がかえって悪化してしまう現象をいう。したがって，副腎皮質ステロイドを使う場合，みとおしもなくただ漫然と使い続けることは控える。たとえば，高用量を短期間に使い症状が改善されたところで直ちに投薬を中止するようにする。やむを得ず長期に投与する場合は，ほかの手段を併用しながら次第に薬の量を減らしていく，あるいは投与の間隔を次第に長くする（たとえ

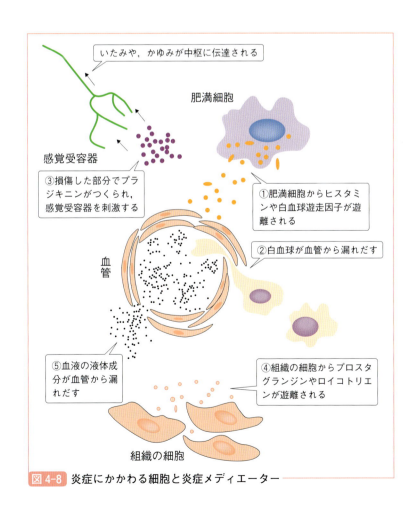

図4-8 炎症にかかわる細胞と炎症メディエーター

ば，毎日投与から1日おきの投与）などの方法がとられる。

短時間型（<12時間）
コルチゾン，ヒドロコルチゾンなどがある。作用もそれほど強くない。

中間型（12〜36時間）
プレドニゾロン，メチルプレドニゾロン，トリアムシノロンなどがある。プレドニゾロンは中間に位置する標準薬とされ，最もよく使用される。

長時間型（>48時間）
デキサメタゾン，ベタメタゾン，パラメタゾンなどがある。プレドニゾロンの10倍程度の効力をもつ。局所投与薬（塗り薬）としてよく用いられる。

●糖尿病の治療薬
犬と猫によくみられる内分泌疾患に糖尿病がある。インスリンというホルモンの分泌がうまくいかなくなるため（1型糖尿病），あるいはインスリンの効きかたが減弱するため（2型糖尿病）におこる病気で，人工的に合成したインスリンを外から補って治療する。インスリンの合成や分泌，作用を調節する薬剤も使われる。

インスリン製剤
速効型，中間型，遅効型の作用時間の違う3つのタイプのインスリンが使いわけされる。インスリンは消化管からは吸収されないので注射で投与する。

その他
グリベンクラミド，グリピジド，メトフォルミン，アカルボース，ピオグリタゾンなどがある。インスリンの分泌を促したり，腸からの糖の吸収を遅らせて血糖値を下げる。

●がんの薬
がん治療の基本は外科的な切除にあるが，抗がん剤による治療を選択することも可能である。あるいは両者を併用することにより完全治癒も可能となってきた。抗がん剤にはさまざまな種類があるが単独で用いられることは少なく，組みあわせて使うことが多い。

使用時には，1）どのくらいの量を，2）どのくらいの間隔で，3）どのような組みあわせで（多剤併用という）投与するかが重要で，きわめて専門的な知識が要求される。とくに抗がん剤の使用に際しては，副作用のでるぎりぎりの量を投与する必要があるとされ，厳重な管理のもとで治療が行われる。

正常な体の中で，消化管の内側の粘膜細胞と白血球や赤血球をつくる造血細胞が常に分裂増殖を繰返している。抗がん剤は盛んに分裂する細胞すべてに作用するので，これらの細胞にも作用してこれを破壊してしまう。消化管粘膜が障害を受けると，食欲が低下し，下痢・嘔吐がおこる。また，骨髄の造血細胞が傷害されると白血球や血小板が減少して免疫力が低下し，感染症にかかりやすくなったり，出血しやすくなる。

これらの副作用に対して，制吐薬，止瀉薬（下痢止め），粘膜保護薬，抗菌薬，免疫賦活薬を投与する，あるいは輸液を行うなど，副作用を和らげる手段が講じられる。がん治療に抗がん剤を使う場合，プラス面とマイナス面（副作用）をよく理解して治療に臨むことが必要である。

アルキル化薬
シクロフォスファミド，ダカルバジン，クロラムブチルなどがある。DNAの複製を阻害する。シクロフォスファミドは獣医領域では最も一般的な薬剤であり，リンパ腫や白血病にも有効である。リンパ腫に対してはとくに有効で完全治癒する症例もある。

代謝拮抗薬
メトトレキサート，シタラビンなどがある。核酸の合成を阻害する。リンパ腫の治療によく用いられている。

抗腫瘍性抗生物質
アクチノマイシンD，ブレオマイシン，ドキソルビシンなどがある。土壌中の細菌がつくる化合物で，DNAと結合して複製を阻害する。

ビンカアルカロイド
ビンクリスチン，ビンブラスチンなどがある。植物から抽出される化合物で，獣医領域では可移植性性器肉腫とよばれるがんに高い治療効果を示すことで有名である。

その他
副腎皮質ホルモン（プレドニゾロン，デキサメタゾンなど），イマチニブ，メロキシカムなどがある。

●動物の問題行動の治療薬
人の精神神経疾患に使う抗不安薬は，獣医療では検査や麻酔補助，あるいは簡単な外科的処置の目的で用いられてきた。しかし，最近これらの中のいくつかの薬が動物の問題行動の矯正に使われはじめている。

犬の攻撃行動に対して
ジアゼパムなどのベンゾジアゼピン系の鎮静薬と，クロミプラミン，アミトリプチリンなどの三環系の抗不安

薬が使われる。人のうつ病に頻繁に用いられているセロトニン選択的再とりこみ阻害薬（Serotonin selective reuptake inhibitor：SSRI）のフルオキセチン，パロキセチンも使われる。これらの薬物療法は，行動療法と組みあわせることが重要である。

犬の分離不安に対して

分離不安症（犬）とは，飼い主から引き離されることにより不安を感じ，留守中に家具を傷つけるなどの破壊行動をする，吠える，また不適切な排泄をしたりするなどの症状を指す。このような問題行動を抑制するための薬としてクロミプラミンやアミトリプチリン，SSRIが用いられる。

猫の行動異常に対して

猫にも犬と同様に攻撃行動がみられ，ジアゼパムなどの種々のベンゾジアゼピン系薬が使われる。さらに，定められた場所以外に猫が放尿するスプレー行動にもジアゼパム，さらにアミトリプチリン，パロキセチンなどが有効とされる。

●駆虫薬

動物に寄生する内部寄生虫には，蠕虫類（線虫，条虫，吸虫など，多細胞の寄生虫）と原虫類（単細胞の寄生虫）がある。都市化や飼育環境の変化によって，犬の寄生虫疾患は減ってきているとはいえ，まだまだ多くの感染例がみられる。衛生面に気を配ると同時に定期的に検査し，みつけたら駆虫薬で駆除することが必要である。

マクロライド類

イベルメクチン，ミルベマイシンオキシム，モキシデクチンなどは，回虫，鉤虫をはじめとするほとんどの線虫に有効である。犬糸状虫の予防薬としても広く用いられている。したがって，犬糸状虫の予防をしていれば自然と回虫，鉤虫の駆除もしていることになる。

ベンズイミダゾール類

フルペンタゾール，パーペンタゾール，フェバンテルなどがある。回虫，鉤虫，鞭虫，さらに吸虫や条虫にも効果がある薬で，作用スペクトルの広さと安全性に優れ最も多く用いられている。

プラジクアンテル／ニトロスカネート

条虫の駆虫薬で，経口薬のほかに注射薬がある。安全性が高く条虫の治療薬として多用される。

パモ酸ピランテル

回虫，鉤虫，鞭虫に効果がある。寄生虫の筋肉を持続的に興奮させ，痙攣性の麻痺をおこす。

サルファ薬

スルファジメトキシン，スルファモノメトキシン，ジミナゼンなどがある。コクシジウム症の治療に使われる。

●犬糸状虫症（フィラリア症）の薬

犬糸状虫（フィラリア）は心臓に寄生する寄生虫によっておこる犬の病気で，蚊によって伝染する。現在，優れた犬糸状虫予防薬が開発されており，月1度の投与（蚊がではじめる5月から開始し，11月ころまで）で確実に予防できる。心臓（右心室）と肺動脈に犬糸状虫の成虫が寄生するようになった場合には駆虫薬で駆除する。

成虫を殺す薬

メラルソミン，メラルソニル，チアセタルサミドなどがある。ヒ素を含む有機化合物で，筋肉内あるいは静脈内に注射する。ミクロフィラリアや幼虫には効かない。

ミクロフィラリアを殺す薬

ジチアザニンはシアニン色素で，青紫色の粉末である。この薬を投与している間は便が青く染まる。予防薬であるレバミゾール，イベルメクチン，ミルベマイシンオキシムも高用量で抗ミクロフィラリア作用を示す。

犬糸状虫感染予防薬

イベルメクチン，ミルベマイシンオキシム，モキシデクチン，セラメクチン，ラチデクチンなどがある。これらの薬はマクロライド系薬と総称され，犬糸状虫の感染幼虫にとくに強い殺滅効果を示す。犬糸状虫の感染期間，すなわち蚊に刺される可能性がある期間に連続投与し，犬に感染した直後の幼虫の段階で駆除する「感染予防薬」である。すでに犬が犬糸状虫に感染している場合，すなわちミクロフィラリアが血液中にある場合，上記の予防薬によって多数のミクロフィラリアが一度に死滅すると，発熱や全身のショック症状をおこすことがある。したがって，これらの予防薬を使う前には，必ず血液検査をして犬糸状虫に感染していないかどうかをチェックすることが大切である。

●殺虫薬

ノミ，ダニ，毛包虫などのさまざまな外部寄生虫に対して，殺虫薬が使用される。外用薬だけではなく，安全性の高い内服薬もある。

コリンエステラーゼ阻害薬

有機リン系殺虫薬としてフェンチオン，メトリホネート，ジクロルボス，フェンクロホス，サイチオアートなど，カルバメート系殺虫薬としてプロポクスル，カルバ

リルなどがある。いずれも，神経伝達物質であるアセチルコリンを分解するコリンエステラーゼ活性を阻害することにより，神経伝達を混乱させて殺虫効果を示す。副作用として，涎を流す，嘔吐するなどの症状がでる。さらに症状が重いと，ふるえや運動障害をおこし，身もだえや痙攣などの神経症状がでることもあるので注意する。

ピレスロイド系殺虫薬

ピレスリン（除虫菊の成分），レスメトリン，フルメトリンなど，虫の神経に存在するナトリウムチャネルにはたらき，殺虫効果をもたらす。

幼虫発育阻害薬

ルフェヌロン，ピリプロキシフェンなどがある。幼虫発育阻害薬の安全性は高く，ルフェヌロンは内服薬として，ピリプロキシフェンは滴下薬として使われる。寄生昆虫の表皮のキチンとよばれる硬い殻の形成や昆虫の変態を阻害する。

その他

フィプロニル，イミダクロプリド，ジノテフラン，ニテンピラム，ピリプロールなど，安全性の高い新しいタイプの薬剤が数多く開発されている。

●感染症の薬

①抗菌薬

細菌感染が原因となる動物の病気は，呼吸器，膀胱や尿道，消化器などの感染症や外傷による化膿などさまざまである。多くの抗菌薬があるが，それらには特有の抗菌スペクトルがあり，使いわけされる。

抗菌薬の使用に際して注意すべきことは，耐性菌の感染と出現である。細菌は環境に対する順応性が高く，抗菌薬を長く使用していると変異して抗菌薬を分解する酵素をつくったり，あるいは抗菌薬によって機能を止められた酵素に代わる別の酵素をつくりだして対抗しようとする。緑膿菌は一般の抗菌薬が効きにくい細菌である。この菌の病原性は低いといわれるが，強い抗菌薬を長く投与すると，もともと存在していた病原菌と入れ替わって増殖し，病原性をもつようになる。

βラクタム系薬

βラクタム系薬は，細菌の細胞壁の合成を選択的に抑えるので，高い安全性を示し，また種類によっては幅広い抗菌スペクトルを示す。βラクタム系薬は，現在最も多く使用されている抗菌薬である。

セフェム系注射薬：セファロチン，セファゾリン，セフスロジン，セフメタゾールなど

セフェム系経口薬：セファレキシン，セファクロル，セフィキシムなど

ペニシリン系：ベンジルペニシリン，アンピシリン，アモキシシリンなど

その他：ラタモキセフ，アズトレオナム，ホスホマイシンなど

アミノ配糖体

ストレプトマイシン，ジヒドロストレプトマイシン，カナマイシン，ゲンタマイシンなどがある。アミノ配糖体は，緑膿菌を含めたグラム陰性菌やブドウ球菌にも強い殺菌作用を示す，強力な抗菌薬である。その分，副作用が強いという欠点がある。

サルファ薬とトリメトプリル

スルフジメトキシン，スルファモノメトキシン，スルファジアジン，スルファメトキサゾールなどがある。サルファ薬は尿路感染症によく使われる。また原虫にも効果があり，下痢症などの病気によく使われる。トリメトプリムとの合剤として使われることが多い。

キノロン系

ナリジクス酸，ノルフロキサシン，オフロキサシン，エンフロキサシン，シプロフロキサシンなどがある。優れた抗菌スペクトルと抗菌力をもっており，膀胱炎などの尿路感染症をはじめ多くの感染症に使われる。

テトラサイクリン系

オキシテトラサイクリン，クロルテトラサイクリン，ドキシサイクリン，ミノサイクリンなどがある。テトラサイクリン系薬は毒性の少ない抗生物質として知られている。ほかの薬剤が効きにくいマイコプラズマ，リケッチア，クラミジアなどの細菌に対しても効果がある。

マクロライド系

エリスロマイシン，ジョサマイシン，ミデカマイシンなどがある。マクロライド系薬は肺炎球菌やマイコプラズマなどに抗菌作用を示すことから，急性の呼吸器感染症などに用いられる。

②抗真菌薬

真菌はほかの細菌と異なり動物や植物の細胞と同じように核をもつ細胞で，一般の抗菌薬は効かない。真菌症は動物の免疫系が低下した際に発症することが多く，慢性に経過して治りにくいことが多い感染症である。真菌を原因とする皮膚病はとくに多く，塗り薬あるいは飲み薬として使われる。

ポリエン系抗生物質

アンホテリシンBやナイスタチンがある。真菌細胞膜成分であるエルゴステロールという成分に高い親和性があり，細胞膜に組みこまれて細胞膜を破壊する。腎臓に対して毒性を示す。

アゾール系抗真菌薬

ミコナゾール，ケトコナゾール，フルコナゾール，イトラコナゾール，クロトリマゾールなどがある。ポリエン系薬とくらべ安全性は高いが，一部で肝障害や消化管毒性が問題となる。

その他

フルシトシン（5-FU），グリセオフルビン，チアベンダゾールなどがある。

第5章
エキゾチックアニマル

第5章 エキゾチックアニマル

エキゾチックアニマルとは

　エキゾチックアニマルとは"舶来"または"外来"の動物という意味であり、海外では鳥類は別に区分されるが、日本では一般的には犬・猫以外の動物の総称となる（図5-1）。エキゾチックアニマルは飼いやすく、忙しい現代人のニーズにあっている面が多いため人気が高い。ただし、中には生態などについては不明な点が多く、犬・猫より獣医学的情報が少ない、病院間での獣医療の格差が大きいといった点など、問題も少なくない。

●エキゾチックアニマルと人獣共通感染症

　犬や猫における人獣共通感染症には、エキノコックス症やレプトスピラ症をはじめとしてブルセラ症、猫ひっかき病、パスツレラ症、重症熱性血小板減少症候群（SFTS）、カプノサイトファーガ感染症、野兎病などがある。エキゾチックアニマルのおもな人獣共通感染症には、プレーリードッグ類が輸入禁止となった野兎病やペストや、フェレットがインフルエンザウイルスに感染したり、鳥類ではオウム病などがある。よって、動物看護師は飼い主への飼育指導の中で、正しい知識（おどかすのではない適切な対応などの情報）の説明責任と、感染症対策の啓発は重要な仕事となる。

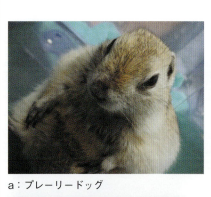
a：プレーリードッグ

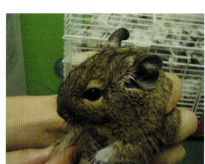
b：デグー

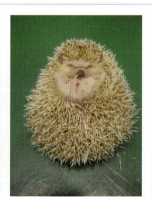
c：ハリネズミ

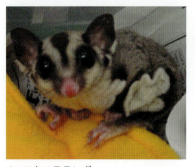
d：フクロモモンガ

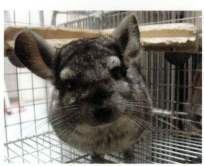
e：チンチラ

図5-1 エキゾチックアニマルの種類

ウサギ（*Oryctolagus cuniculus*）
ウサギ目　ウサギ科　アナウサギ属

● 種類

　現在，飼育されているウサギ（図5-2）はヨーロッパアナウサギの直系であり，上顎切歯の2列目（裏側）に小さな切歯（peg teeth）をもつのが特徴である（図5-3）。品種はネザーランドドワーフ種などのドワーフ（小型）種から耳の垂れたロップイヤー種，白い毛で赤目のニュージーランドホワイトなどの中型種，フレミッシュジャイアントなどの大型種まで，現在約150種ある。

● 生態

　ウサギは社会性（グループ生活）があり，穴居性（巣穴をつくる）で夜行性（夕方から活動）の草食動物である。また，被捕食動物（肉食獣に食べられる動物）なので，警戒心が強く，かつ逃げ足が速く，地上で過ごす時間を最小限にするために効率のよい消化システム（摂食後，未消化の糞をだし再びそれを食す＝食糞）を有している。行動的には目立たないようにするために派手な動きはせず，視覚より嗅覚が発達しそれに頼っている。グループ内の縄張りは雄が行い，雌は深い穴を掘って巣をつくる。雄はグループ内でボスの地位を確立しようとする。攻撃性は雄が高いが，巣穴に関してだけは雄より雌の方が強く守る傾向がある。縄張りは下顎の臭腺から分泌されるフェロモンや尿によりマーキングされ，重要な場所には糞塊を残す。トイレのしつけ方法は，この習性を逆手にとり応用したものである。巣穴は危険を察知した際の逃げ場であり，食糞をする場所でもある。そのため飼育する際には必ず巣穴のような環境を提供することでウサギの不安を緩和できるであろう。

● 生物学的データ

　表5-1を参照。

● ウサギの外貌（図5-4）

1. 眼

　眼の視野は広いが，直下は弱い。涙点はひとつある。疾患には流涙症（図5-5）や白内障（図5-6）がある。

2. 鼻

　呼吸は，口呼吸ではなく鼻呼吸である。鼻孔には多くの触毛が生え，敏感で，ニオイとともに食欲にかかわる

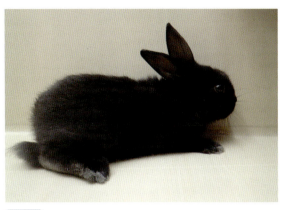

図5-2　ウサギ

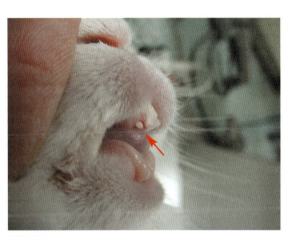

図5-3　上顎切歯の裏側にpeg teethをもつ

表5-1　ウサギの基本的な生物学的データ

体重	1〜6 kg
寿命	6〜13年
尿量	20〜250 mL/kg/24 hr（通常130 mL/kg/24 hr）
水分摂取量	50〜100 mL/kg/24 hr
最適な環境温度	15〜20℃
体温（直腸温）	38.5〜40℃
心拍数	130〜325回/分
呼吸数	32〜60回/分
血液量	55〜65 mL/kg
1回換気量	20 mL（4〜6 mL/kg）
消化管通過時間	4〜5時間
眼圧	15〜23 mmHg

部分である。スナッフルという呼吸器感染症が多い（図5-7）。赤く皮がむけたような皮膚病はスピロヘータが多い（図5-8）。

Point!　呼吸不全は鼻の動きで鑑別が可能である。

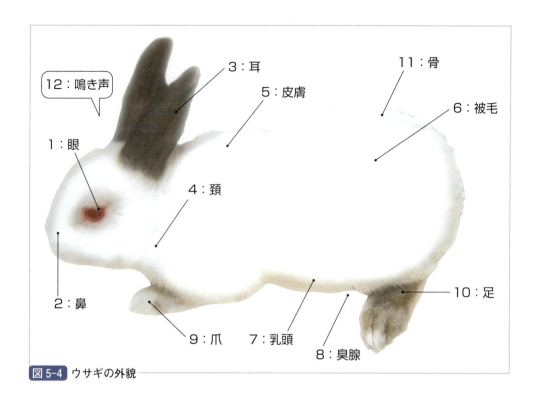

図 5-4 ウサギの外貌

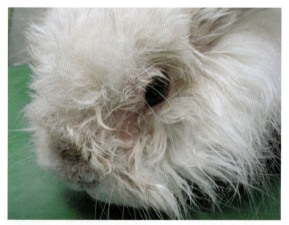

図 5-5 流涙症になる個体は多い

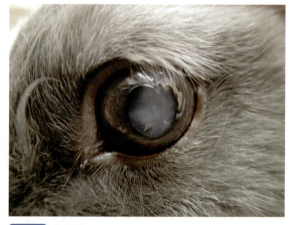

図 5-6 白内障

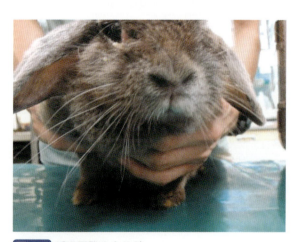

図 5-7 呼吸困難のウサギ

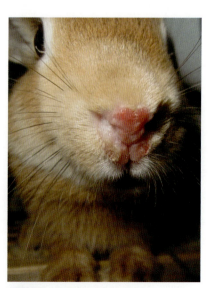

図 5-8 スピロヘータ感染症
鼻がびらん状態になっている

3. 耳

血管が豊富で，ラジエーター（体温調節のための放熱器）の役割をする。時に耳疥癬に感染していることがある（図5-9）。

Point！ 強くつかむと内出血してしまう。耳介血管にて採血ができる。

4. 頸

頸の皮膚は弛緩して下垂し，おもに雌で明確な肉垂（図5-10）を形成する。

Point！ 肉垂がある場合は，その個体は雌の可能性が高い。

5. 皮膚

薄いため裂けやすい。

Point！ 捕食者から逃げる場合には裂けやすいことが利点となるが，臨床的には欠点になる。

フケ症（耳間の頭頂部に好発しやすい）の場合，外部寄生虫に感染していることが多い（図5-11）。

6. 被毛

やわらかい下毛と硬い上毛からなる被毛が密に生えている。

Point！ 被毛は細く密な状態であるため，バリカンが入りにくい。

7. 乳頭

雄の乳頭は退化している。

Point！ 雌の乳頭が赤い場合，偽妊娠，卵巣・子宮疾患が疑われる。時に乳腺腫瘍がある（図5-12）。

8. 臭腺

臭腺（図5-13a）は膣または陰茎の両側の鼠径深部にある。下顎にも分泌腺がある（図5-13b）。

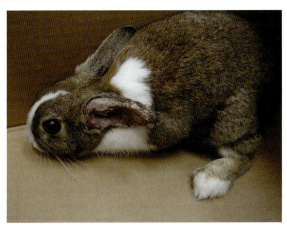

a：耳疥癬

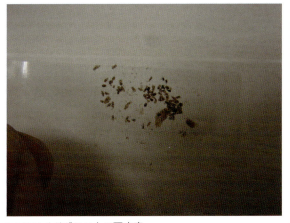

b：スライドグラス上の耳疥癬

図5-9 耳疥癬

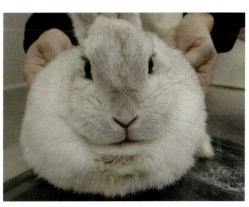

図5-10 肉垂

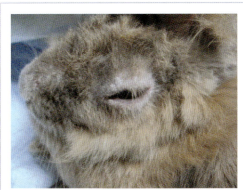

a：疥癬のウサギ

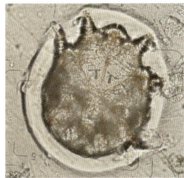

b：ヒゼンダニ（疥癬）

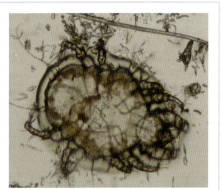

c：ツメダニ

図5-11 外部寄生虫の感染

9. 爪

穴を掘るための長い爪をもつ。

10. 足

足裏に肉球を欠き，代わりに厚い被毛でおおわれている。恐怖や不安時には，後肢で地面をトントンと鳴らす。
Point！ 肉球がないため，スノコ，フローリングなどの固い床では潰瘍になりやすい（図5-14）。牧草を床全体に敷くのが理想だが，新聞紙などを細かく切り，ボリュームを増やしてもよい。

11. 骨

速く走るために進化してきた結果，骨は軽量である。
Point！ 軽い骨のため保定時に無理に負荷をかけたりすると骨折しやすい（図5-15）。

12. 鳴き声

基本的には鳴かないが，恐怖や不安時に鳴くことが多い。中には，喜びや防御的に鼻歌（ブーブー）に近い声をだすウサギもいる。

臨床ポイント：その1

ウサギを含むエキゾチックアニマルを飼育することは，その種の生態を理解することが重要であり，それを理解していないと動物看護師としてのしごとに従事できない。生態を理解したいのなら飼育することが一番の早道だが，それができない場合は，動物図鑑などを利用し，原産地，気候，風土，食性，環境などを勉強するべきである。逆をいえば，その環境を提供されていないストレス状態のエキゾチックアニマルは，病気になる可能性が高い。たとえば，夜行性のウサギを昼間に溺愛してしまうこと，過剰な観察（じっとみる）により威嚇を示してしまうこと，さらに巣穴など隠れる場所がない生活（逃げ場がなく，盲腸便を食糞する静かな場所がない）と，常に緊張するためストレス状態となることがある。雄は性欲が強いため，そのストレスで攻撃的になったり，心臓病になることが知られている。よってその予防として去勢をする必要がある。また，雌は卵巣・子宮疾患が多いので避妊を勧める必要がある。ただしウサギは麻酔リスクが高いことが知られているため，ウサギの状態によって個々に獣医師へ相談する必要がある。

● ウサギの消化器

食物繊維はウサギの消化管に不可欠なものであり，また生涯のび続ける歯（常生歯）を適正な長さに保つ（磨耗を行う）ために必要な栄養素である。また，咀嚼は消化を助ける唾液分泌を促進する。

ウサギは低栄養素，高繊維の食物を食するのに適した盲腸・結腸中心の発酵（後腸発酵）を行う。後腸発酵とは，消化過程の最終産物を，結腸で不消化性の大きな繊維を含む粒子（通常の硬い便となる）と盲腸内の微生物

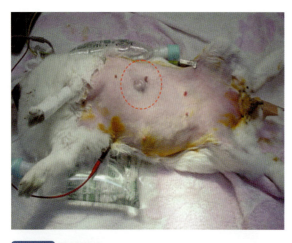

図5-12 乳腺腫瘍

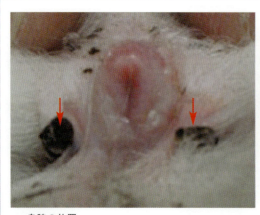

a：臭腺の位置　　b：下顎分泌腺

図5-13 臭腺

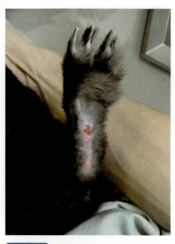

図5-14 足底潰瘍のウサギ

が代謝できる小さな粒子に分離し，選択的に送るシステムである。小さな粒子と液体は盲腸内に送られ，微生物発酵により揮発性脂肪酸が産生されて，蛋白質（アミノ酸）とビタミン類，ミネラルなどが合成される。そして，その物質はやわらかい盲腸便として夜間または早朝に排出され，ウサギが食糞することにより栄養素は胃と小腸で再吸収される（図5-16）。

このシステムをそなえることで，消化管内に大量の食物を蓄積しておく必要がなく，外界にいる時間を少なくできる。これは，捕食者に出会う危険性を下げる目的にもなり得る。

また，ウサギは強い胃酸を有しており，この胃酸から保護する目的で盲腸便はゼラチン質の粘膜でおおわれている。一見，軟便にみえるので注意が必要である。そのほか，体調の変化は便にあらわれやすいので，よく観察するとよい（図5-17）。

ウサギの消化の1日

ウサギの消化は，個体差はあるが，採食量はおもに午後3〜6時から増加（胃酸が一番強くなる）し，午前2時までに終了する。その後は盲腸便の排出がはじまり，それを摂食する。盲腸便の摂取は午前6時に最大となり，午前8時までには終了する。

● **ウサギのからだ**（図5-18）

1．歯

切歯，臼歯のすべては生涯のびつづける（約2 mm/週）。対をなす歯の咬耗（咀嚼）で長さが維持されるの

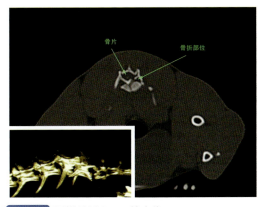

図5-15 腰椎骨折のCT検査像

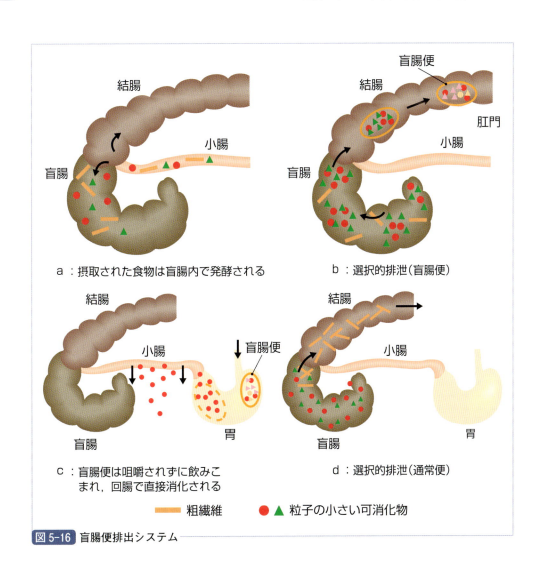

図5-16 盲腸便排出システム

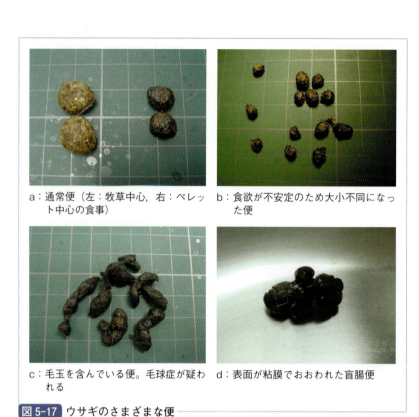

a：通常便（左：牧草中心，右：ペレット中心の食事）
b：食欲が不安定のため大小不同になった便
c：毛玉を含んでいる便。毛球症が疑われる
d：表面が粘膜でおおわれた盲腸便

図 5-17 ウサギのさまざまな便

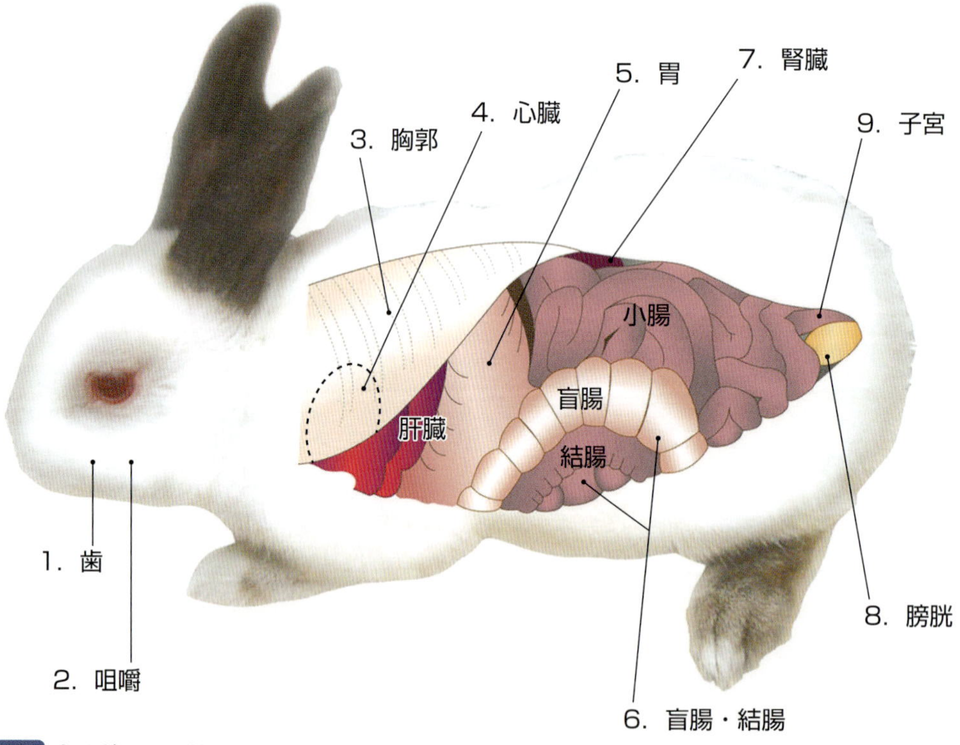

図 5-18 ウサギのからだ

1. 歯
2. 咀嚼
3. 胸郭
4. 心臓
5. 胃
6. 盲腸・結腸
7. 腎臓
8. 膀胱
9. 子宮

で，牧草を食べないと臼歯過長症（図5-19a）になりやすくなる。診断は食欲不振，よだれの確認，口腔内検査，X線検査（図5-20）やCT検査で判断ができる。切歯は草を切るためにあり，ケージなどで損傷し切歯不正咬合（図5-19b）となる。

臼歯の処置は麻酔下（図5-21a），または無麻酔下（図5-21b）で行う。切歯は破損をさけるため，マイクロエンジンで行うことが理想的である（図5-21c）。

エキゾチックアニマル

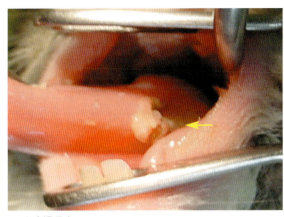

a：臼歯過長症

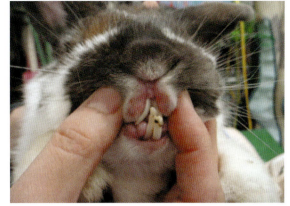

b：切歯不正咬合

図 5-19 歯の異常

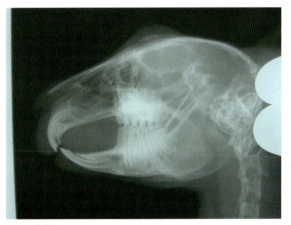

a：正常歯列

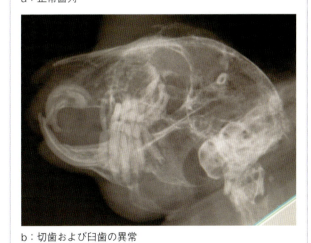

b：切歯および臼歯の異常

図 5-20 歯の X 線検査

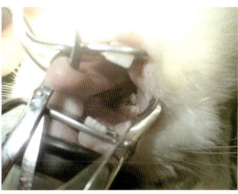

a：麻酔下での臼歯の処置

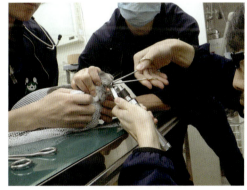

b：無麻酔下での臼歯の処置

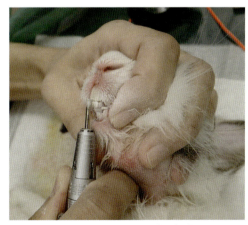

c：マイクロエンジンを用いた切歯の処置

図 5-21 歯の処置

2. 咀嚼

食物は顎の動きとともに、1分間に120回程度咀嚼され、アミラーゼを含む唾液が持続的に分泌される。
Point！ 臼歯過長症などの咀嚼障害をおこすと、よだれにより前肢が汚れる（図 5-22）。

3. 胸郭

体の大きさに対して小さく，弱い。高齢のウサギでは胸の腫瘍（胸腺腫，図5-23）が多くみられる。時に眼球突出（図5-23a）や皮膚病が併発することがある（図5-23b）。診断は超音波検査（図5-23c），X線検査（図5-23d），CT検査を行う。

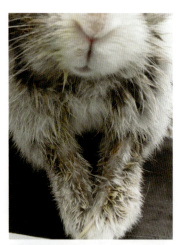

図 5-22 臼歯過長症
よだれによる前肢の汚れ

4. 心臓

拡張型心筋症（図5-24）や弁膜症（図5-25）がある。

5. 胃・十二指腸

胃は消化管の約15％を占める。発達した噴門部の括約筋と筋性の幽門部により，嘔吐はしにくいしくみとなっている。胃内の低いpH（1〜2）には殺菌効果がある。食物の胃通過時間は約3〜6時間である。十二指腸の閉塞により急性胃拡張によりショックで来院することがある（図5-26）。

6. 盲腸・結腸

盲腸（図5-27）は腹部臓器の中で最大である。盲結腸膨大部の開口部には，特有の正円小嚢（リンパ組織とマクロファージが多数集合）がある。腸関連リンパ組織（GALT）は虫垂にあり，全リンパ組織の50％以上を占める。よって脾臓は小さく発達していない。結腸の粘膜上には特有の小さな突起があり，腸の内容物の選択的分離に役立っている。なお，ウサギの結腸は横行，下行とはいわず，近位，遠位とよぶ。

7. 腎臓

微胞子虫であるエンセファリトゾーン*の寄生部位で

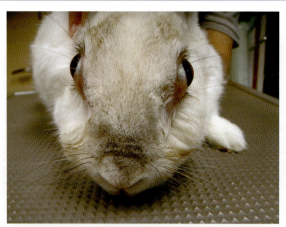

a：胸腺腫による眼球突出

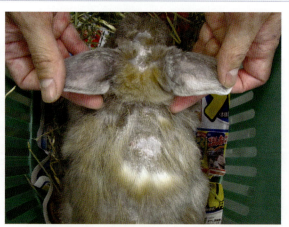

b：胸腺腫で特徴的な剥離性皮膚炎

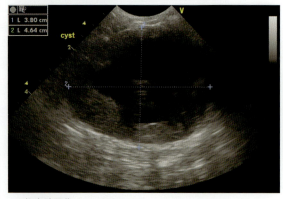

c：超音波画像
黒い塊がみられる

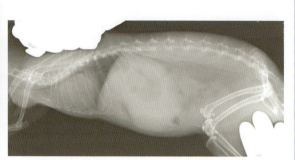

d：X線画像
心臓が大きくみえる

図 5-23 胸腺腫

エキゾチックアニマル

ある。またX線検査では，腎結石（図 5-28）が確認されることがある。

＊エンセファリトゾーン症（Ez）は，大脳と腎臓に微胞子虫（*Encephalitozoon cuniculi*）が寄生する感染性疾患である。飼育ウサギの感染率は約58％と高い。おもな症状は前庭症状（頚が傾く，ぐるぐるまわる）である。

8. 膀胱・尿道

カルシウム濃度の高い，混だくした尿を排泄する。尿路（膀胱・尿道）結石（図 5-29）になる個体も多い。中には膀胱内にあった結石が，尿道で閉塞し，急なしぶりを発現することがある。

9. 子宮

子宮疾患（図 5-30）が多く，触診やX線検査で確認できる。症状は血尿（実際はおりもの，図 5-30a）で，腹部触診による痛みを確認し，超音波検査（図 5-30b）やX線検査（図 5-30d）で診断する。治療は外科的方法により摘出する。

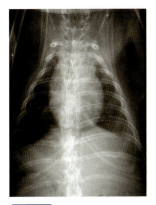

図 5-24
拡張型心筋症のX線画像
心臓が拡大していることがわかる

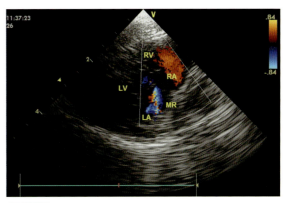

図 5-25 弁膜症の超音波画像

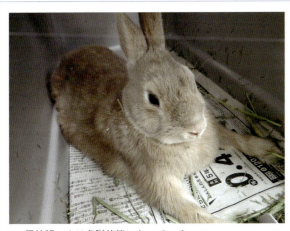

a：胃拡張により虚脱状態になっている

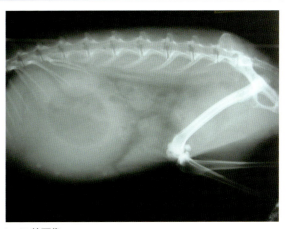

b：X線画像
重度の胃拡張が確認される

図 5-26 胃拡張

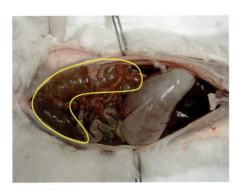

図 5-27 腹腔内には大きな盲腸が存在する

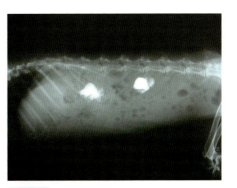

図 5-28 腎臓結石

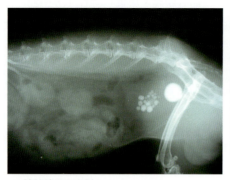
a：膀胱結石の症例1

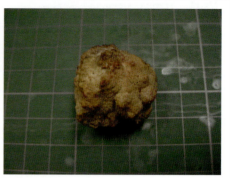
b：とりだされた結石

図 5-29 膀胱結石

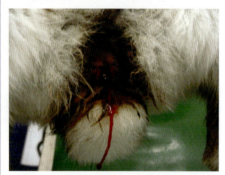
a：子宮癌による外陰部からの出血

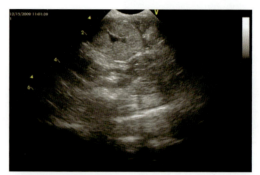
b：子宮癌の超音波画像

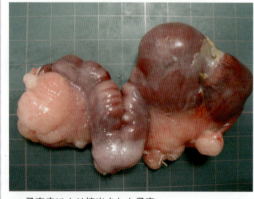
c：子宮癌により摘出された子宮

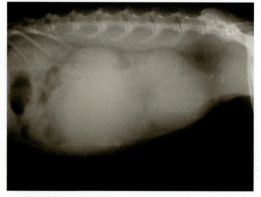
d：子宮水腫のX線画像

図 5-30 子宮疾患

臨床ポイント：その2

一般的に，ウサギの食事は第1に牧草（理想は体重の1.5％量以上），第2にペレットフード（理想は体重の1.5％量，成長期は3〜5％量）のみを与えることとし，市販されている副食類はできるだけ与えないことが好ましい。飼い主はこのような認識もなく，人の感覚で副食を与えてしまうので注意が必要である。ウサギは，とにかく草を食べる動物（草食動物）で粗食であることを理解する必要がある。

●繁殖の特徴

表5-2を参照。

臨床ポイント：その3

雌は持続発情のため，偽妊娠も多く，子宮疾患や乳腺腫瘍（図5-12）が発現しやすい。とくに子宮の悪性腫瘍（子宮腺癌）が多発するので，臨床的には早めの避妊手術が推奨されている。

表5-2 繁殖の特徴

性成熟	雄：6〜10カ月（精巣下降 10〜12週齢）
	雌：小型種 4〜5カ月，大型種 5〜8カ月
雌の発情	持続発情で，交尾排卵。外陰部の発赤と湿性腫脹がみられる
妊娠期間	約30日（触診やX線検査が可能なのは11〜12日以降）
分娩〜離乳	
分娩時間	朝方に約30分（数時間以上の場合もある）
分娩時の巣	雌の腹部と横腹または頸部から抜いた被毛でおおわれる
産子数	平均5〜8頭（乳頭は4対8個）
授乳	夜に1〜2回，1回あたり3〜5分，1回の摂取量は子ウサギの体重量の20%
母乳組成	蛋白質13〜15%，脂肪分10〜12%，炭水化物2%
離乳	子ウサギは約18日目に巣をでて，21日齢になると牧草をかじりはじめ，25日で離乳する
雄の睾丸	陰茎の横にある被毛が生えていない陰嚢の中に認め，鼠径部は開口した状態で，精巣を腹腔内に引き戻すことができる（精巣が腹腔内にあると雄と雌の判断を誤る場合がある）

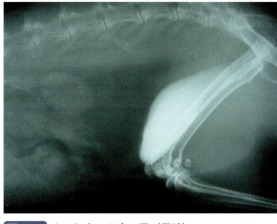

図5-31 カルシウムの高い尿（尿砂）

●代謝

消化管から吸収された高濃度のカルシウムは，おもに腎臓でのカルシウムの保存および尿への大量の排泄によってバランス調節されている（血液中のカルシウム濃度が高い）。

排泄されたカルシウムは，アルカリ尿の中で炭酸カルシウムの沈殿をつくり，ときに尿路結石となる（図5-31）。ウサギは血尿に似た特有の血色素尿を排泄することがある。血色素尿の原因は食物のポルフィリン色素であり，一部の野菜などの食事が原因で発現するが，生

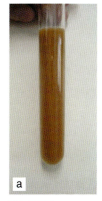 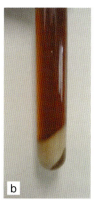

図5-32 高カルシウム濃度の尿（a）を遠心分離したところ，血色素尿と結晶に分離された（b）

理的作用なので病気ではない（図5-32）。また，ウサギは熱を効率的に放散させることができないため，熱射病にかかりやすい。

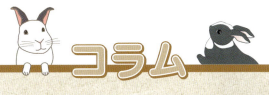

コラム

うちのウサギ痔みたいなのですが……

飼い主からこのような質問をされたとき，ほとんどの場合でウサギ梅毒（トレポネーマ；皮膚病）であることが多い。飼い主に「梅毒（性病の？）ですか……うつりませんか？」と不安気に聞かれたら，『ウサギ同士ではうつりますが，人への感染は報告されていません』と回答してあげるとよい。

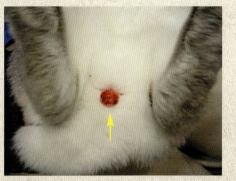

写真1 肛門全域がただれている

フェレット (*Mustela putorius furo*)
食肉目 イタチ科 イタチ属

● 種類

フェレット（図5-33）は被毛やファームのタイプにより，おもに8種にわけられる。

● 生態

形態は長い体と短い四肢をもつほか，発達した臭腺をそなえる。雑食性の強い肉食獣で，夜行性，非常に遊び好き，トンネルのような穴を好み，背中を丸めてぴょんぴょん跳ねるなどの特徴をもつ。盗み食いなどによる異物摂取が多い。消化は下手で，食事を摂取後4～6時間で排泄してしまうので，常に食事がとれる状態にしておかなくてはならない。中には空腹時に気性が荒くなる個体もいる。

● 輸入に関して

フェレットはほとんどが輸入個体で，飼い主の入手段階ではすでに不妊手術，肛門腺摘出手術，1回目のワクチン接種が済んでいることがほとんどである。

● 生物学的データ

表5-3を参照。

● 繁殖の特徴

性成熟は雌で7～10カ月，雄で8～12カ月である。繁殖期は3～8月である。持続発情で交尾排卵なので，交尾を行わないとエストロゲン中毒症になり貧血で死亡する個体もある。乳腺は4対ある。妊娠期間は42日で，平均産子数は8頭である。

● 飼育環境

高温・多湿に弱いので温度・湿度管理が大切である。また，隠れる習性があるのでフェレット用ハンモックなど，動物が包まれるような布を与える必要がある。

● 食事

専用ペレットフードのみでよい。糖分の高いものは与えるべきではない。

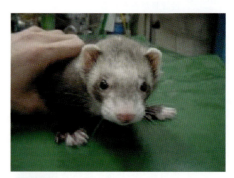

図5-33 フェレット

表5-3 フェレットの生物学的データ

寿命		7～10年
体長	雄	約40 cm
	雌	35 cm
体重	雄	1～2 kg
	雌	0.6～0.95 kg
体温		37.8～40℃
心拍数		200～255回/分
換毛		年2回
歯（永久歯）		34本

● 保定のコツ

おもに頚部の皮膚をつまんでつるしたり，脇を抱えるように保定する。

● 予防

犬ジステンパー，犬糸状虫（フィラリア）症の予防が必要である。

● 代表的な人獣共通感染症

ヒトインフルエンザ，消化管内・外部寄生虫など。

● おもな疾病

異物摂取（腸閉塞，嘔吐），耳疥癬，犬ジステンパー（ヒトインフルエンザとの鑑別が必要），インスリノーマ（低血糖，不全麻痺），副腎疾患（脱毛，陰部の腫脹，性格の変化〈攻撃性〉など），リンパ腫，心臓疾患，フェレットコロナウイルス感染症。

● 臨床ポイント

犬・猫より病気の発生率が高いイメージがあり，その

原因には早期の不妊手術が理由のひとつとして知られている。早ければ2歳時，平均3～4歳からなんらかの病態が発症するフェレットもいるので，定期的な検診（1年に1回のワクチン接種時でもよい）や検査が必要となる。

ハムスター*
ネズミ目（げっ歯目）　ネズミ亜目　ネズミ上科　キヌゲネズミ科
＊学名は種類により違うので以下に示す

● **種類**

ハムスター（図 5-34）は小型種と大型種にわけられる。小型のドワーフ種は，ジャンガリアンハムスター（*Phodopus sungorus*），キャンベルハムスター（*Phodopus campbelli*），チャイニーズハムスター（*Cricetulus griseus*），ロボロフスキーハムスター（*Phodopus roborovskii*）があり，大型のシリアン種は，ゴールデンハムスター（*Mesocricetus auratus*）である。

● **生態**

雑食である。食物を保管するための左右2つの頬袋（cheek pouch）を有する。地中生活に適応するため夜行性で，体はずんぐりとしていて四肢も尻尾も短いことが特徴である。歯は切歯のみ常生歯で，臼歯は永久歯である。臭腺は，ドワーフ種では口角部（1対）と腹部正中（ひとつ）にあり，シリアン種は1対の脇腹腺がある。胃は前胃と腺（後）胃にわかれていることが特徴である。

● **生物学的データ**

表 5-4 を参照。

● **繁殖の特徴**

ドワーフ種の平均妊娠期間は20日，平均産子数は5頭である。シリアン種の平均妊娠期間は16日，平均産子数は8頭である。

● **飼育環境**

高温，低温に弱いので温度管理には注意する。とくに冬は温度管理の不備により半冬眠状態で低体温となり，緊急的な処置が必要で病院に運ばれてくることが多い。穴を掘り，巣穴生活をする習性をもつので，飼育ケージには巣箱が必要である。そのほか，運動用の回し車，トイレ（販売されている砂は実は砂風呂用）を必ず提供しなくてはならない。

● **食事**

専用ペレットフードを主食とし，ひまわりなどの種子食はおやつ程度に与える。

● **保定のコツ**

手でおおうように保定するが，慣れない場合は手袋を使用するとよい。

● **代表的な人獣共通感染症**

消化管内・外部寄生虫，皮膚糸状菌症など。

● **おもな疾病**

消化器疾患（細菌，真菌，ウイルス，寄生虫など），

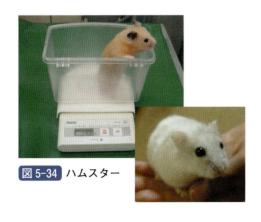

図 5-34　ハムスター

表5-4　ハムスターの生物学的データ

ドワーフ種	
寿命	約2年
体長	7～12 cm
体重	約15～40 g

シリアン種	
寿命	約3年
体長	16～18.5 cm
体重	約100～150 g

頬袋脱，切歯不正咬合，腫瘍性疾患，子宮疾患，皮膚病（真菌，外部寄生虫など），骨折。

● 臨床ポイント

飼育環境さえうまく提供できれば，エキゾチックアニマルの中で飼育が一番推奨される動物であると報告されているほどペットに向いている。ただし，寿命が短いことや，ドワーフ種では1年半を過ぎると腫瘍性疾患の発生率が高くなることを認識しなくてはならない。また，病気の発生率を下げるため，肥満や栄養の偏りがおきないような食事管理や，高温多湿に弱いので温度・湿度管理が重要である。

モルモット（*Cavia porcellus*）
げっ歯目　ヤマアラシ亜目　テンジクネズミ科

● 種類

モルモット（図5-35）は多くの異なった被毛の種類（短毛，巻き毛，長毛など）や色調（単色から斑，紋もあり）の品種により，おおまかに4つに分類されている。

● 生態

原産は南アメリカ。英文名がGuinea pigといわれるように，頭はブタのように大きく（体長の1/3），ずんぐりしている。眼や耳も大きく，キーキーという鳴き声を発することが特徴で，夜行性である。ウサギと同様に草食なので，歯はすべて常生歯である。指の数は少なく，前肢は4本，後肢は3本で，尾がない。

● 生物学的データ

表5-5を参照。

● 繁殖の特徴

性成熟は雄9～10週，雌4～6週，妊娠期間は59～72日（産子数による：小型げっ歯類の中では長い）。発情期や妊娠期間以外に，腟をおおう粘膜を有する。

● 飼育環境

最適温度18～24℃，湿度40～70%。

● 保定のコツ

下半身を支えながら肩部周囲をつかむ。

● おもな疾病

歯牙疾患，呼吸器疾患，尿石症，外部寄生虫，ビタミンC欠乏症（壊血病），卵巣疾患，雄の乳腺腫瘍（乳癌）。

● 臨床ポイント

体内でビタミンCが合成できないので，どんな病気であっても積極的にビタミンCの摂取を行わせる。ただし，強いストレス環境である場合には，栄養素をとりこむことができないので，環境問題の整備が重要である。

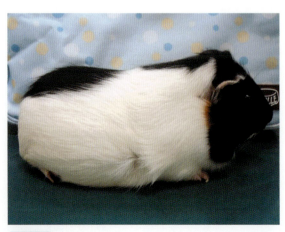

図5-35　モルモット

表5-5　モルモットの生物学的データ

寿命	5～7年
頭胴長	20～40 cm
体重	0.5～1 kg
体温	37.2～39.5℃

セキセイインコ（*Melopsittacus undulatus*）
鳥網　オウム目　インコ科

●種類

一般に鳥類は約9,000種あるが、一般臨床で遭遇する小鳥はおもに2目（オウム目、スズメ目）、7種である。

オウム目（嘴がカギ状で足が対趾足、胆嚢がない）：セキセイインコ（図5-36）、ボタンインコ、コザクラインコ、オカメインコ

スズメ目（嘴が円錐形で足が三前趾足、胆嚢がある、水を好む）：文鳥、十姉妹、カナリア

中でも本稿では、一番来院件数の多いセキセイインコを中心に解説する。

●生態

昼行性のため、夜は眼がみえにくい（鳥目）。樹上生活なので、止まり木で生活する。体表は断熱や外部刺激の保護および飛翔に不可欠な羽毛でおおわれている。皮膚は脆弱だが、骨格はきわめて軽量で強靱であり、筋肉は疲労をおこしにくい赤色線維が発達している。器用な嘴で食物をつかみ、そ嚢に貯蔵、腺胃や筋胃で消化する。呼吸器は肺以外に鳥類特有の気嚢という袋をもつ。尿の排泄はおもに尿酸（白い排泄物）であり、尿、便、卵は同じ排泄腔（総排泄腔）から排泄される。また、横隔膜がないのも特徴的である。

●生物学的データ

表5-6を参照。

●繁殖の特徴

発情周期は年中、産卵数5〜7個（1日おき）、ふ化日数17〜20日、巣立ち28〜32日、性成熟6〜7カ月、初回換羽3〜4カ月である。

●雌雄鑑別

雄は蝋膜（嘴上部の鼻口開口部）が均一の青紫色で艶がある。発情の際には生理的嘔吐（吐き戻し）がある。声まねがうまい。雌は蝋膜が白から茶色でガサガサしている。発情の際には眼の虹彩（虹彩）を絞り、尾羽を挙げる。声まねが下手である。雌雄が不明な場合は、遺伝子検査で鑑別する。

●代表的な人獣共通感染症

オウム病（クラミジア症）。

●おもな疾病

疥癬、肝臓疾患、金属中毒、繁殖関連疾患（卵づまり、輸卵管疾患など）、精巣腫瘍、原虫、メガバクテリア（AGY）、ウイルス疾患（PBFD、BFDなど）。

●臨床ポイント

過度な日照時間（蛍光灯含む）、栄養価の高い食事の多給、鏡やおもちゃなどの刺激を与えられている小鳥では、繁殖関連疾患が多く発生する傾向にある。そのため、早く寝かせる環境や粗食を与えるなどにより、刺激のない生活を提供してあげなければならない。

表5-6 セキセイインコの生物学的データ

原産国	オーストラリア
寿命	7〜8年
体長	18〜23 cm
体重	30〜35 g

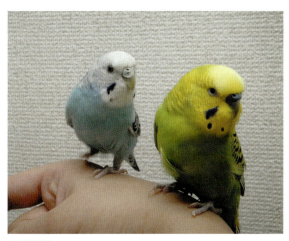

図5-36 セキセイインコ

カメ類
カメ目（曲頸亜目と潜頸亜目）　13科　約280種

● 種類

カメ（図5-37）はその形態，生息地，食性などの生態は非常に多様であるが，ほとんどが半水棲（ヌマガメ科のミシシッピアカミミガメ，クサガメ，イシガメなど），水棲（スッポンモドキ，ワニガメなど），と半陸棲（ハコガメやヤマガメなど），陸棲（ロシアリクガメ，ギリシャリクガメ，ケヅメリクガメなど）にわけられる。

英国の分類：陸棲（tortoise），淡水棲（terrapin），海水棲（turtle）

● 生態

カメは発達した四肢と甲羅をもつ卵生の爬虫類である。

水棲カメは肉食が多く，半水棲カメは雑食，陸棲カメは草食のものが多い。温帯域に棲息するカメは寒くなると冬眠するが，飼育下での冬眠は危険である。熱帯産のカメは冬眠ができない。甲羅は50個以上の骨で構築され，表面は強靭な上皮組織でできている。排泄される尿の成分は，陸棲カメはおもに尿酸で，水棲と半水棲カメはおもにアンモニアと尿素である。

● 代表的な人獣共通感染症

サルモネラ感染症，消化管内寄生虫など。

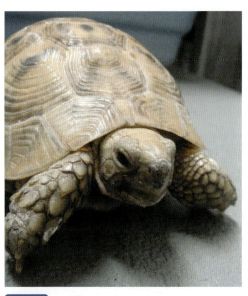

図5-37　カメ類

● おもな疾病

ビタミンA欠乏・過剰症，代謝性骨疾患，口内炎，中耳炎，肺炎，消化管内異物と寄生虫，甲羅の外傷，ペニス脱，卵塞など。

● 臨床ポイント

種類により生態がかなり異なるので，飼育環境の不備（紫外線照射不足など）・間違い（温度，湿度環境など）を見極める必要がある。

動物看護師のおしごと

エキゾチックアニマルは症状を隠す習性があるため，病気が見逃されることが多い。また病気は，生態を理解していないことによる飼育管理の不備がおもな原因である。したがって，動物看護師としての重要な仕事は，小さい動物の小さいサインを見逃さないために，飼い主から詳細な症状や経過，飼育環境を聴取することである。加えて，エキゾチックアニマルは犬・猫にくらべ，とても繊細なので十分に注意を払いながら優しく対応してあげる必要がある。

■ 観察力を磨く

身体検査を行う前に，キャリー内での様子を観察する（図5-38）。

姿勢，鼻孔の動き（呼吸数：正常は32～60回/分），眼，毛艶についての情報のほか，排便（排尿）の量および性状についても聴取する。たとえば図5-39のような背弯姿勢では，腹部痛や呼吸不全を呈していることがある。そのほか，疼痛症状として呼吸の変化，運動力低

下，不安な様子，突然の攻撃性，苦しく落ち着きがない（元気さとの鑑別重要），といった所見を得ることがある。なお，鼻呼吸をしているような呼吸状態が悪い場合は，すぐに酸素吸入をする必要がある。

■ウサギの保定について（図5-40～44）

ウサギの保定のポイントは，まず眼をおおうことである。眼を手でおおうと比較的おとなしくなる。後は頚部または両脇の皮膚を軽くつまむとよい。このとき重要な点は，急に暴れることが多いので，保定者は常に，いつ暴れても対応できるようにしておく必要がある。また，ウサギを診察台から落下させたり，暴れた際にさらに強く押さえたりすることで骨折させてしまうことがある。よって必要によっては床で保定したり，タオルや洗濯ネット（全身をおおわれるとおとなしくなる）などを使用するとよい。

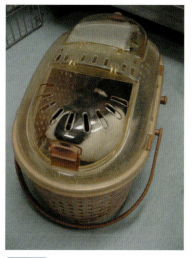

図5-38 キャリー内での観察

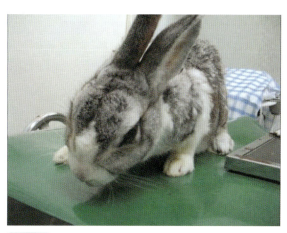

図5-39 背弯姿勢（背中を丸める状態）

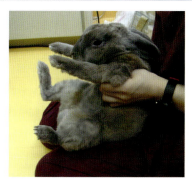

a：膝上での保定（横）

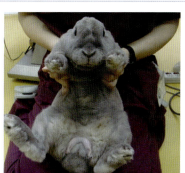

b：膝上での保定（正面）

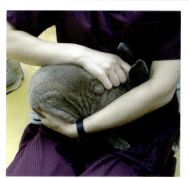

c：頭を抱えての保定

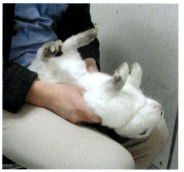

d：左右の皮膚をつまみ固定する

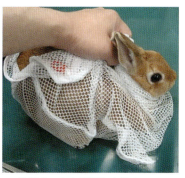

e：洗濯ネットを利用した場合（タオルでも可）

図5-40 さまざまな保定法

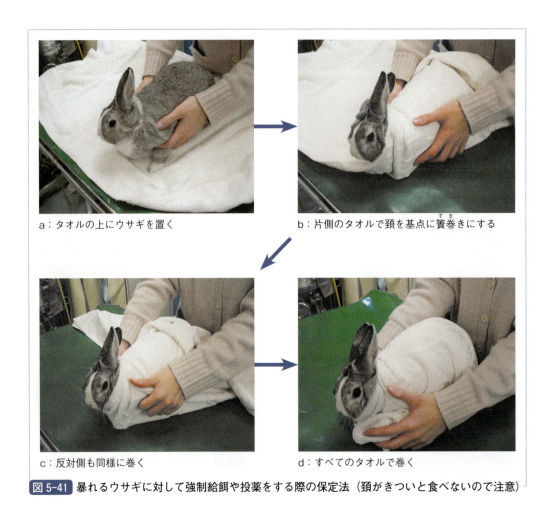

a：タオルの上にウサギを置く

b：片側のタオルで頸を基点に簀巻きにする

c：反対側も同様に巻く

d：すべてのタオルで巻く

図 5-41 暴れるウサギに対して強制給餌や投薬をする際の保定法（頸がきついと食べないので注意）

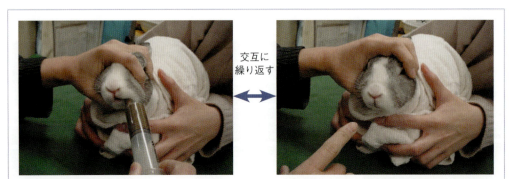

交互に繰り返す

図 5-42 強制給餌法
水に溶かした強制給餌専用餌を専用シリンジに入れ，シリンジ先端を臼歯に乗せるようなイメージで挿入する．挿入後は咀嚼の終了タイミングを待ち，次の挿入を行うようにする（小型の品種は小さいシリンジで少しずつ投与する）

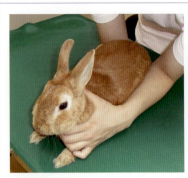

a：手でウサギを挟むように行う

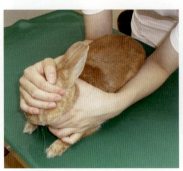

b：目隠ししながら行うとおとなしくなるが落とさないよう注意する

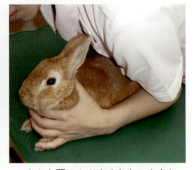

c：上から覆いかぶさるとキックをした際，骨折に注意が必要である

図 5-43 診察台上での保定

エキゾチックアニマル

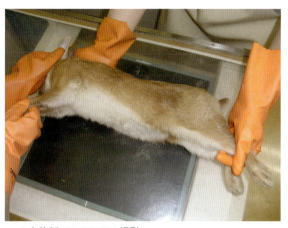
a：2人体制でのラテラル撮影

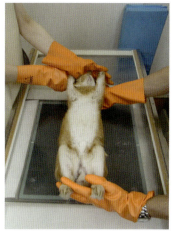
b：2人体制でのVD撮影

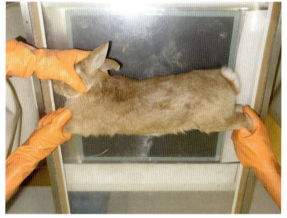
c：2人体制ではあるが，1人が中心となって保定する方法（ラテラル撮影）

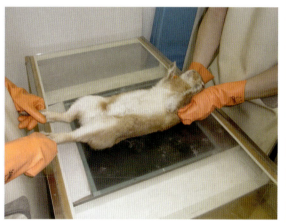
d：2人体制ではあるが，1人が中心となって保定する方法（VD撮影）

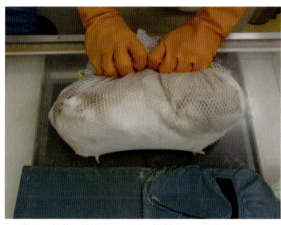
e：暴れる個体は洗濯ネット下で撮影することもある

図 5-44　X線検査時における2人での保定法
眼を覆い隠し，頭部か頚部を保持し，肢は軽く保持する（強く引かないこと）。動物が暴れた際には，すぐに肢の保定を解除するようにする

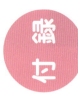

血液検査項目

血液検査は日常的に行われる大切な検査である。非常に多くの項目がある。すべてを理解するのは大変であるが、動物看護師がこれらの意義や正常値について知っておくことは重要である。検査項目は一般血液検査項目と血液生化学検査項目におけることができ、病気を発見するためのスクリーニング検査として行われることも多い。また病気における典型的な血液検査の異常もあるので、よくみられる病気に関しては覚えておくとよいだろう。以下に一般血液検査および血液生化学検査の正常値を記載するので、得られた検査結果とみくらべて、どこが異常であるのかをしらべてみてほしい。その際、単位が異なる場合があるので注意が必要である。

【一般血液検査項目】

	略語	単位	正常値（犬）	正常値（猫）	解説
白血球数	WBC	$×10^3/\mu L$	6.0〜17.0	5.5〜19.5	炎症によって上昇するため炎症の指標となるほか、白血球をつくる造血器官の病気の診断の手がかりとなる
赤血球数	RBC	$×10^6/\mu L$	5.5〜8.5	5.0〜10.0	赤血球数が減少すると貧血となり、酸素の運搬能力が低下する。逆に増加すると多血症となり血液の流れがわるくなる
ヘマトクリット値	HCT	%	37〜55	24〜45	HCTは血液全体のうち、赤血球が占める割合を示す。赤血球数と同様に、貧血では値が低下する
ヘモグロビン濃度	HGB	g/dL	12〜18	8〜15	酸素を運搬するのに重要な色素。赤血球数が正常でもヘモグロビン濃度が低ければ酸素の運搬能力は低くなる
平均赤血球容積	MCV	fL	60〜77	39〜55	これらは赤血球数、ヘマトクリット値、ヘモグロビン濃度の測定結果から計算される。くわしい赤血球の状態（大きさ、色素の濃さなど）を知ることができる
平均赤血球ヘモグロビン量	MCH	pg	19.5〜24.5	12.5〜17.5	
平均赤血球ヘモグロビン濃度	MCHC	g/L	32〜36	30〜36	
血小板数	PLT	$×10^3/\mu L$	200〜500	300〜800	血液の凝固に重要な細胞。止血機能の指標となる

【血液生化学検査項目】

	略語	単位	正常値（犬）	正常値（猫）	解説
グルコース	GLU	mg/dL	75〜128	71〜148	血糖値。糖尿病では高く、低血糖では低くなる。とくに猫では興奮や緊張によって健康な個体でも高くなることがあるので注意する
アラニントランスアミナーゼ	ALT／GPT	U/L	17〜78	22〜84	ALTとASTはともに肝臓の酵素であり、肝臓の病気によって肝細胞の破壊が進むと血液中のALT値およびAST値が増加する。病気によってALT値とAST値の増加のしかたが異なる場合がある
アスパラギン酸アミノ基転移酵素	AST／GOT	U/L	17〜44	18〜51	

項目名	略号	単位			説明
アルカリフォスファターゼ	ALP	U/L	47〜254	38〜165	ALPは肝臓、腸、骨などからでる酵素であり、これらの臓器の病気によってALP値は増加する。またグルココルチコイドによってALP値は増加するため、ステロイドホルモンの投与や副腎皮質機能亢進症でも高値となる場合がある
γ-グルタミントランスペプチダーゼ	GGT	U/L	5〜14	1〜10	GGTは主に肝臓の酵素であり、肝臓や胆管の病気、とくに胆嚢や胆管の病気によってGGT値は増加する
血中尿素窒素	BUN	mg/dL	9.2〜29.2	17.6〜32.8	尿素は主に肝臓でつくられ、腎臓から排泄される。BUNは腎不全で増加し、肝不全で低下する。腎臓が正常であっても脱水によって増加するので注意が必要である
クレアチニン	CRE	mg/dL	0.4〜1.4	0.8〜1.8	CREは筋肉でつくられる物質であり、腎臓から排泄される。そのため腎不全ではCRE値が増加する。BUNと異なり、脱水によってあまり増加しないことが特徴である
総蛋白	TP	g/dL	5.0〜7.2	5.7〜7.8	血中の主要な蛋白質にはアルブミンとグロブリンがあり、この2つで総蛋白のほとんどを占める。よって、血中グロブリン濃度は「TP-ALB」にはほぼ等しい
アルブミン	ALB	g/dL	2.6〜4.0	2.3〜3.5	
総ビリルビン	TBIL	mg/dL	0.1〜0.5	0.1〜0.4	ビリルビンは赤血球に含まれるヘモグロビンの代謝によってつくられる物質であり、肝臓でさらに代謝されて排泄される。肝不全があると血中のTBIL値が増加する
総コレステロール	TCHO	mg/dL	111〜312	89〜176	TCHOとTGは血中の脂質成分である。これらの値が高いと「高脂血症」と診断される。高脂血症は食事の問題や肥満、肝臓病や内分泌疾患などの原因によりおこる
トリグリセリド	TG	mg/dL	30〜133	17〜104	
カルシウム	Ca	mg/dL	9.3〜12.1	8.8〜11.9	CaとIPは骨の重要な構成成分である。ほかにも、Caは細胞間の情報伝達にはたらいており、IPは核酸や細胞膜、エネルギー代謝を担うATPの成分があるなど、非常に重要な役割をもっている。これらの血中濃度は腎不全や副甲状腺の病気、悪性腫瘍などで異常となる
無機リン	IP	mg/dL	1.9〜5.0	2.6〜6.0	
ナトリウム	Na	mEq/L	141〜152	147〜156	Na、K、Clは血液中の主要な電解質であり、正常な細胞の活動に必須である。脱水、消化器疾患、腎不全、内分泌疾患などさまざまな原因によって異常な値がみられる。とくにNaとKの値は輸液剤の選択に重要となる
カリウム	K	mEq/L	3.8〜5.0	3.4〜4.6	
クロール	Cl	mEq/L	102〜117	107〜120	
アンモニア	NH₃	μg/dL	16〜75	23〜78	アンモニアにはさまざまな毒性があるため、おもに肝臓で代謝されて無毒化される。そのため肝不全ではアンモニア値が増加する
クレアチンホスホキナーゼ	CPK	U/L	49〜166	87〜309	CPKは筋肉や脳に存在する酵素である。筋肉の病気、外傷のほか、心臓や脳の病気でもCPK値が増加する
乳酸脱水素酵素	LDH	U/L	20〜109	35〜187	LDHはあらゆる組織に広く分布しており、肝臓病、筋肉の病気、腫瘍などさまざまな病気によってLDH値は増加する
アミラーゼ	AMYL	U/L	200〜1,400	200〜1,900	アミラーゼは澱粉を分解する酵素であり、犬や猫ではおもに膵臓に存在する。そのため急性膵炎ではAMYL値が増加する（犬のみ）。近年ではAMYL値だけでなく、膵特異的リパーゼ（PLI）、血清トリプシン様免疫反応（TLI）などの項目（検査機関に測定依頼）とあわせて診断が行われている

血液塗抹検査

血液塗抹検査（図1〜7）とは採血した血液をスライドグラス上に薄く引き延ばし、染色した標本を顕微鏡で観察する検査である。血球の形態をしらべることができる点や、どの白血球の数に異常があるかをしらべられる点で意義が高い。

赤血球（図1）

最も多く含まれる血球で、酸素を全身に運ぶ役割をもつ。貧血では赤血球の数が減少するほか、赤血球の形状も病気の診断に役に立つ。

白血球

おもに免疫を担当する血球であり、次のような種類に分類される。血液に含まれる白血球の種類をパーセンテージであらわしたものを白血球百分比（または白血球百分率）という。

好中球（図2）

細菌などの感染症から身体を守る役割をもつ。感染症、ストレスなどで増加し、骨髄異常や抗癌剤の投与で減少する。

好酸球（図3）

アレルギー性疾患や寄生虫感染症などで増加し、ストレス、グルココルチコイド投与などにより減少する。

血小板（図4）

一次止血において血栓の形成に重要な役割を果たす。炎症などで増加し、播種性血管内凝固（DIC）や免疫介在性血小板減少症などで減少する。

リンパ球（図5）

ウイルスや腫瘍などを攻撃する役割をもつ。リンパ腫などで増加し、ストレス、グルココルチコイド投与などにより減少する。

単球（図6）

感染に対する防御の最前線で重要な役割をもつ。感染症などで増加し、骨髄異常などで減少する。

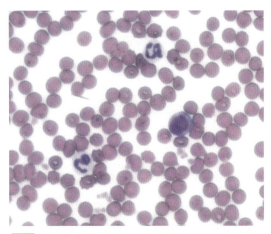

図1 血液塗抹像（赤血球、好中球、リンパ球、血小板）
末梢血中の各種の白血球の割合を白血球分画という。顕微鏡下で実際に計数して記録する

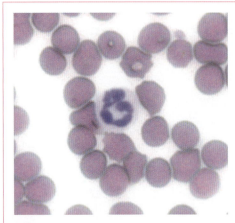
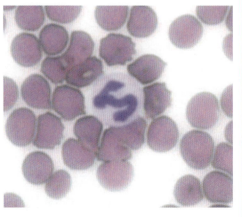

図2 好中球（分葉核球）
さまざまな形の核をもつ

英語表記	
好中球	neutrophil
桿状核球	band cell
分葉核球	segmented cell
単球	monocyte
リンパ球	lymphocyte
好酸球	eosinocyte
血小板	platelet

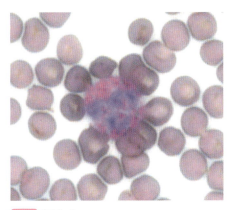

図3 好酸球
オレンジ〜赤色の顆粒をもつ

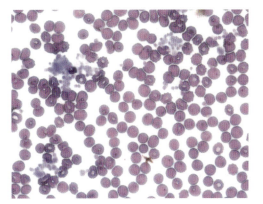

図4 血小板は写真のように凝集していることもある

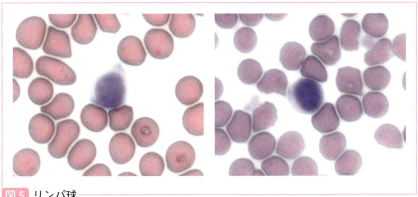

図5 リンパ球
核が丸く、細胞質が少ない

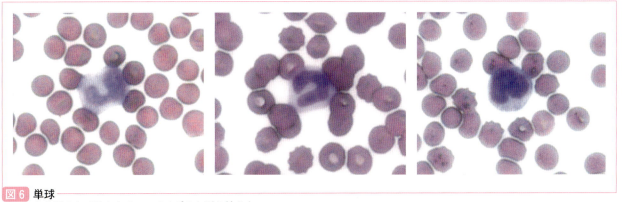

図6 単球
白血球の中で最も大きい。さまざまな形の核をもつ

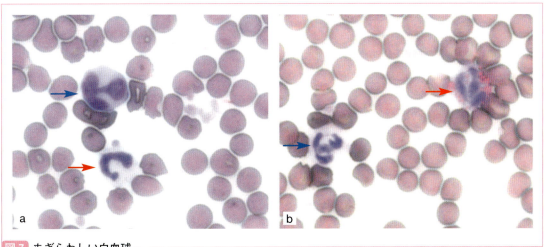

図7 まぎらわしい白血球
a：単球（→）と好中球の桿状核球（→），b：好中球（→）と好酸球（→）

INDEX

あ

- 愛着 …… 242
- アイメリア …… 203
- 悪性黒色腫 …… 16, 99
- アセチル抱合反応 …… 260
- アゾール系抗真菌薬 …… 269
- アドレナリン …… 149, 263
- アニマルセラピー …… 253
- アポクリン腺 …… 2
- アミノ酸 …… 221
- アミノ配糖体 …… 268
- アルカリフォスホターゼ(ALP) …… 124, 293
- アルキル化薬 …… 266
- アルドステロン …… 149
- アレルギー検査 …… 10
- アレルゲン …… 14
- アンギオテンシン変換酵素阻害薬 …… 263
- アンドロゲン …… 149, 158
- アンモニア …… 123

い

- 胃 …… 114
- 胃運動機能を調節する薬 …… 264
- 胃拡張(胃拡張捻転症候群) …… 118
- 威嚇瞬き反射 …… 58
- 閾値 …… 258
- 医原性副腎皮質機能亢進症 …… 152
- 移行期 …… 241
- 異所性尿管 …… 143
- イソスポラ …… 203
- 一般名 …… 260
- 一般薬 …… 261
- 遺伝子検査法 …… 180
- 胃内異物 …… 119
- 犬アデノウイルス2型感染症(犬伝染性咽頭気管炎) …… 189
- 犬アトピー性皮膚炎 …… 14
- 犬鉤虫 …… 197
- 犬コロナウイルス感染症 …… 189
- 犬糸状虫(フィラリア) …… 72, 200
- 犬糸状虫症(フィラリア症) …… 72
- 犬伝染性気管気管支炎(ケンネル・コフ) …… 85, 189
- イヌニキビダニ …… 211
- 犬パラインフルエンザウイルス感染症 …… 189
- 犬パルボウイルス感染症 …… 188
- 犬鞭虫 …… 199
- 胃の腫瘍 …… 119
- いびき音 …… 85
- 陰茎 …… 160
- 陰茎骨 …… 160
- 陰茎尿道 …… 141
- 咽喉頭 …… 81
- 飲水 …… 249
- インスリノーマ …… 127, 284
- インスリン …… 123, 149
- インスリン製剤 …… 266
- 咽頭 …… 81
- 院内感染 …… 181
- 陰嚢 …… 158
- インフォームドコンセント …… 261

う・え

- ウサギ …… 273
- 瓜実条虫 …… 202
- 運動量 …… 228
- 永久歯 …… 103
- 営巣行動 …… 174
- 栄養 …… 220
- 液性免疫 …… 181
- エキノコックス症 …… 215
- エネルギー要求量 …… 228
- エプリス …… 98
- 遠心沈殿法 …… 198
- 遠心浮遊法 …… 198
- エンセファリトゾーン症 …… 281

お

- 横隔膜 …… 82
- 嘔気 …… 118
- 黄色脂肪症(イエローファット) …… 223
- 黄体期 …… 177, 178
- 黄体形成ホルモン(LH) …… 162
- 黄体退行期 …… 173
- 黄体ホルモン(プロゲステロン) …… 162
- 黄疸 …… 124-126, 215
- 嘔吐 …… 128, 252
- オウム病 …… 215, 287
- 横紋筋 …… 114
- オカルト感染 …… 202
- オピオイド …… 264
- オプソニン効果 …… 76
- オペラント条件づけ …… 244
- おやつ …… 237
- オリゴ糖 …… 222
- オルトラニサイン …… 25

か

- 外耳炎 …… 17, 54
- 外歯瘻 …… 110
- 疥癬 …… 13, 213
- 外側上腕骨顆骨折 …… 32
- 回虫 …… 213
- 回虫症 …… 213
- 回腸 …… 115
- 外鼻孔 …… 80
- 外部寄生虫 …… 197
- 開放骨折 …… 32
- 海綿骨 …… 20
- 外用 …… 258
- 角質細胞層(角質層) …… 2
- 学習 …… 244
- 喀出 …… 128
- 角膜 …… 58
- 角膜潰瘍 …… 59
- 花彩 …… 209
- 下垂体 …… 150
- 下垂体性副腎皮質機能亢進症 …… 152
- 家畜伝染病予防法 …… 217
- カテコラミン …… 149
- カテコラミン系薬 …… 263

カプノサイトファーガ カニモルサス感染症 215
顆粒細胞層（顆粒層） 2
カルシトニン 148
眼圧 58
眼球 57
眼球振とう（眼振） 53
眼瞼 57
寛骨臼 27
間質細胞腫 171
肝腫瘍 124
肝小葉 122
間食 230, 237
乾性角結膜炎（KCS） 61
肝生検 124
関節可動域 24
間接感染 181
関節軟骨 20
感染症の予防及び感染症の患者に対する医療に関する法律（感染症法） 217
肝臓 122
環椎 20
眼底検査 58
冠動脈 67
眼軟膏 63
肝リピドーシス 125

き

気管 81
気管虚脱 90
気管支 81
寄生 180
寄生虫 196
拮抗条件づけ 245
基底細胞層（基底層） 2
偽妊娠 174
気囊 287
キノロン系 268
逆くしゃみ 87
嗅覚 40, 80
吸気努力 92
臼歯 102
臼歯過長症 278
急性腎不全 137
吸虫類 196
強化子 245

狂犬病 215
狂犬病予防法 217
胸骨 20
鋏状咬合 102
強心薬 263
共生 180
胸腺 75
胸椎 20
去勢 158, 176
巨大結腸症 120
巨大食道症 118
筋肉 21

く

空腸 115
駆虫 267
駆虫薬 267
屈折計 135
クモ膜 40
グルカゴン 123, 149
グルクロン酸 256
クレアチニン（Cre） 135, 293
群発発作 46

け

経口投与 257
脛骨圧迫試験 25
経卵（巣）感染 206
痙攣発作 45
血圧 76
血管拡張薬 263
血管平滑筋に直接作用する薬物 264
血色素尿 201, 283
血漿 75, 156
結晶尿 142
血小板 194
血小板減少症 165
血清 156
血清凝集反応 165
血清反応 180
結石 125, 136, 141
血栓塞栓症 71
血中尿素窒素（BUN） 135, 293
血中濃度 258
血中ホルモン濃度 155
結腸 116

血糖値 149, 151, 153
血尿 142
血便 250
結膜 57
結膜充血 59
ケトン体 151
ケミカルメディエーター 265
原因療法 256
検疫 216
犬歯 102
顕性感染 180
検体 156, 198
原虫類 196
原尿 133
原発疹 4
検便 213
幻惑反射 58

こ

コアワクチン 182
抗アレルギー薬 265
抗炎症薬 264
口外法 96, 107
口蓋裂 99
抗がん剤 266
交感神経 43
交感神経系α遮断薬 263
後臼歯 102
抗菌薬 268
口腔 94
口腔内腫瘍 98
好酸球 294
高血圧症 76
抗原抗体反応 180
硬口蓋 94
虹彩 58
虹彩異色症 65
高脂血症 125
口臭 96
抗腫瘍性抗生物質 266
甲状腺 148
甲状腺機能亢進症 152
甲状腺機能低下症 152
甲状腺刺激ホルモン（TSH） 150
甲状腺刺激ホルモン放出ホルモン（TRH） 150
甲状腺ホルモン 148

抗真菌薬	268	
好中球	294	
後腸発酵	276	
喉頭	81	
行動発達	241, 242	
喉頭麻痺	89	
行動療法	248, 267	
口内法	97, 107	
交尾	175, 178	
抗ヒスタミン薬	265	
交尾排卵	162, 283, 284	
抗不安薬	266	
酵母臭	14	
硬膜	40	
咬耗	277	
肛門嚢	19, 252	
抗利尿ホルモン（バソプレシン）	150	
高齢期	234	
誤嚥性肺炎	118	
五感	40	
股関節形成不全	27	
呼吸困難	69, 89, 92	
呼吸数	248	
呼吸抑制	264	
コクシジウム類	203	
5大栄養素	220	
骨異栄養症	137	
骨格	20	
骨格筋	21	
骨膜	20	
骨癒合	32	
古典的条件づけ	244	
鼓膜	51	
コミュニケーション	243	
固有位置反応	48	
コリネバクテリウム ウルセランス感染症	216	
コリンエステラーゼ阻害薬	267	
コルチゾール	149	
コンプライアンス	262	
根分岐部病変（FI）	106	

さ

催奇形性	260
再吸収	134
細菌検査	97
細菌培養	5
剤形	257
採尿方法	136
細胞傷害性T細胞（キラーT細胞）	75
細胞性免疫	181
サイロキシン（T4）	148
左室肥大	71
殺虫薬	267
サプリメント	237
サルファ薬	267
サルモネラ症	214
3項随伴性	245
三尖弁	67
酸素マスク	92
散瞳	58

し

ジアルジア	206
ジェネリック薬品	261
ジオプトリ	59
ジギタリス製剤	263
子宮	160
子宮腺癌	282
糸球体	133
糸球体濾過量	134
子宮蓄膿症	172
耳鏡	53
軸椎	20
歯頸部吸収病巣	110
刺激伝導系	67
耳血腫	55
歯垢（プラーク）	100
耳垢検査	53
歯垢（プラーク）指数（PI）	105
刺咬症	208
止瀉薬（下痢止め）	264
歯周病	108, 194
歯周ポケット	106
視床	42
視床下部	42, 150
歯石	100, 109
歯石指数（CI）	105
舌	50
膝蓋骨脱臼	28
しつけ	244
失神	89

耳道	51
耳道閉塞	54
シトクロム P-450（CYP）	256
歯肉	105
歯肉口内炎	99
歯肉指数（GI）	105
脂肪球	3
脂肪酸	223
社会化期	242
社会馴致	242
社会遊戯行動	243
若齢期	242
斜頸	53
瀉下薬（抗便秘薬）	264
煮沸消毒	184
シャンプー	18
終宿主	196
重症熱性血小板減少症候群（SFTS）	216
臭腺	275
集団感染	189
十二指腸	115
羞明	58
絨毛	115
宿主	180
縮瞳	58
受精	162
受動免疫	182
馴致	244
瞬膜（第三眼瞼）	57
瞬膜腺脱出	61
消化	220
消化酵素	116
症候性てんかん	45
小循環	69
常生歯	276, 285, 286
条虫類	196
小腸	115
焦点発作	45
消毒	183
消毒薬	184
小脳	42
小脳形成不全症	190
上皮小体	148
上皮小体ホルモン（PTH）	149
除去食試験	237
食事	249

食事管理	220
食事指導	129
食事療法	146
食道	114
食道炎	117
食道内異物	117
食糞	273
自律神経	43
歯瘻	110
脂漏臭	14
腎盂	134
腎盂腎炎	143
心臓超音波検査	70
心外膜	67
心筋	21
真菌	194, 268
真菌培養	5
神経学的検査	43
神経細胞（ニューロン）	40
人工授精	166
心雑音	69
心室	66
心室中隔欠損症	73
人獣共通感染症	212
腎小体	133
腎静脈	133
新生子期	241
振戦	44
腎臓	132
人体用医薬品	261
心電図検査	70
浸透圧利尿薬	263
腎動脈	133
心内膜	67
心内膜心筋炎	91
心嚢水	67
心拍数	248
真皮	2
心不全	74
心房	66

す

随意運動	43
随意筋	21
膵炎	126
膵外分泌不全	127
水晶体	58
水腎症	137
膵臓	123, 149
水分要求量	229
髄膜	40
ステロイド系抗炎症薬	264
ストルバイト	144, 236
スプレー	244
スリットランプ（細隙灯）	58
スリットランプ（細隙灯）検査	58

せ

精液検査	166
正円小嚢	280
整形外科手術	37
生検（バイオプシー）	97
性行動	177
精子	158
精上皮腫（セミノーマ）	171
性成熟	177, 178
性腺刺激ホルモン	150
性腺刺激ホルモン放出ホルモン（GnRH）	150
精巣	158
精巣下降	158
精巣腫瘍	171
精巣の硬結	165
成長期	233
整腸効果	223
成長ホルモン	150
成長ホルモン放出ホルモン（GHRH）	150
制吐薬（吐き気止め）	264
製品名（商品名）	260
生理的嘔吐（吐き戻し）	287
咳	85
脊髄	42
セキセイインコ	287
赤血球	294
切歯	102
絶食	128
節足動物	197
セミモイストフード	230
セルトリ細胞腫	171
線維肉腫	99, 119
前臼歯	102
潜在精巣	169
前十字靱帯疾患	31
前十字靱帯断裂	31
線虫類	196
仙椎	20
前庭疾患	47
先天性門脈体循環シャント	125
蠕動運動	114, 116
前立腺	158
前立腺癌	171
前立腺尿道	141
前立腺嚢胞	170
前立腺膿瘍	170
前立腺肥大症	170

そ

総合栄養食	229
草食動物	273
造精機能	158
総排泄腔	287
僧帽弁	67
僧帽弁閉鎖不全症	71
続発疹	4
咀嚼	50, 94
ソフトドライフード	230

た

ターンオーバー	2
第1相反応	256
体位変換	46
体温	248
対光反射	58
胎子循環	68
胎子毒性	260
体脂肪率	226
代謝	220
代謝拮抗薬	266
体循環	69
大静脈症候群	72, 201
対症療法	256
大腿骨滑車溝	28
大腸	115
大動脈弓	68
体内動態	256
第2相反応	256
大脳	41
胎盤	68
胎盤感染	181
タウリン	221

唾液腺 94	ディスポーザブル生検トレパン 6	生ワクチン 181
多食 118, 127	低体温 285	涙 57
脱水 134, 229	低蛋白血症 120	縄張り 273
タペタム 58	手づくりフード 236	軟口蓋 94
痰 93	テトラサイクリン系 268	軟便 249
胆管閉塞 126, 127	電解質コルチコイド 149	軟膜 40
単球 294	てんかん 45	
胆汁 123	てんかん重積 46	**に**
胆汁性腹膜炎 126	点眼薬 63	ニキビダニ(毛包虫) 12, 211
炭水化物 222		肉球 3
胆石 125	**と**	ニトロ化合物 264
短頭種気道(閉塞)症候群 89	糖(グルコース) 149	ニトロスカネート 267
胆嚢 123	頭蓋骨 20	入院管理 49
胆嚢粘液囊腫 126	瞳孔 58	乳汁感染 181
蛋白質 220	糖質コルチコイド 149	乳腺 163
蛋白尿 137	橈尺骨骨折 32	乳腺癌 172
蛋白漏出性腸症 120	糖新生 150	乳腺腫瘍 172, 275
	透析 138	乳糜 77
ち	糖尿病 153	乳糜胸 77
チアジド系利尿薬 263	動物用医薬品 261	乳房 163
チアノーゼ 92	洞房結節 67	尿 133, 140
チェリーアイ 61	動脈管 68	尿管 140
腟 160	動脈管開存症 72	尿検査 141
腟スメア検査 167	冬眠 288	尿石症 142, 144
腟脱 174	トキソプラズマ 214	尿沈渣 142
着床 163	トキソプラズマ症 214	尿糖 151
中間宿主 196	毒性域 258	尿道 141
肘関節形成不全 26	特発性てんかん 45	尿の量 134
中耳炎 54	特別療法食 230	妊娠 162
注射投与 257	吐出 128, 252	妊娠・授乳期 234
中枢神経系 40	ドライフード 230	妊娠診断 164
腸重積 120	トリプシノーゲン 127	
聴診器 85	鳥目 287	**ね**
直接感染 181	トリメトプリル 268	ネガティブフィードバック 150
直接塗抹法 198	トリヨードサイロニン(T3) 148	猫カリシウイルス感染症 190
直腸 116	努力呼吸 83	猫鉤虫 197
直腸検査 117, 164	トレーニング 247	猫後天性免疫不全症 191
治療域 258	呑気 118	猫喘息 89
鎮痛薬 264	貪食 122	猫伝染性腹膜炎 191
		猫の好酸球性肉芽腫症候群 15
つ・て	**な**	ネコノミ 208
椎間板 20	内耳炎 54	猫白血病ウイルス(FeLV) 191
椎間板ヘルニア 46	内視鏡検査 86, 117, 165	猫白血病ウイルス感染症 190
爪 3	内歯瘻 110	猫汎白血球減少症(猫パルボウイルス感染症) 190
爪切り 19, 251	内側半月板 31	猫ひっかき病(バルトネラ症) 214
低血糖 127	内部寄生虫 196	

猫ヘルペスウイルス1型感染症
　（猫伝染性鼻気管炎，猫ウイル
　ス性鼻気管炎） …… 192
猫免疫不全ウイルス(FIV) …… 191
ネフロン(腎単位) …… 134
捻転斜頸 …… 47
捻髪音 …… 27
年齢 …… 241

の

脳 …… 41
脳幹 …… 41
囊子 …… 206
膿性鼻汁 …… 83
脳脊髄液 …… 40
能動免疫 …… 182
膿皮症 …… 10, 194
脳葉 …… 41
ノミアレルギー性皮膚炎 …… 208
ノルアドレナリン …… 149, 263
ノンコアワクチン …… 182

は

歯 …… 101
肺 …… 81
肺循環 …… 69
肺静脈 …… 66
肺水腫 …… 91
排泄 …… 249
排泄経路 …… 257
肺動脈 …… 66
肺動脈狭窄症 …… 73
排尿異常 …… 146
排尿障害 …… 170
排尿痛 …… 141
排便 …… 116
排便困難 …… 170
肺胞 …… 81
排卵日 …… 167
背弯姿勢 …… 288
白内障 …… 60
跛行 …… 21
破歯細胞性吸収病巣 …… 110
パスツレラ症 …… 214
破折 …… 109
爬虫類 …… 288
白血球 …… 294

白血球減少症 …… 165
罰子 …… 245
抜歯 …… 109, 111
発情周期 …… 178
鼻 …… 80
歯の動揺度(Mo) …… 105
パピークラス …… 246
バベシア …… 205
歯みがき …… 112, 250
ハムスター …… 285
パモ酸ピランテル …… 267
半陰陽(間性) …… 168
半月弁 …… 67
パンティング …… 83

ひ

皮下織 …… 2
皮下膿瘍 …… 194
引きだし徴候(ドロアーサイン)
　…… 25
鼻腔内腫瘍 …… 88
鼻孔 …… 83
皮脂腺 …… 2
皮脂腺過形成 …… 16
鼻汁 …… 85
比重測定 …… 135
鼻出血 …… 88
皮疹 …… 4
非ステロイド系抗炎症薬
　(NSAIDs) …… 264
ヒゼンダニ …… 13, 53, 213
肥大型心筋症 …… 71
ビタミン …… 224
ビタミンA過剰症 …… 232
ビタミンC …… 286
ビタミンB1欠乏症 …… 232
尾椎 …… 20
皮膚 …… 2
皮膚糸状菌 …… 10, 213
皮膚糸状菌感染症 …… 10, 213
皮膚生検 …… 6
皮膚搔きとり検査(皮膚搔爬物直
　接鏡検) …… 4
皮膚の腫瘍 …… 16
皮膚爬行症 …… 199
飛沫感染 …… 181
肥満 …… 155, 236

被毛 …… 2
表皮 …… 2
表皮囊腫 …… 16
日和見感染 …… 181
ビリルビン …… 124
ピレスロイド系殺虫薬 …… 268
ビンカアルカロイド …… 266
貧血 …… 137, 171, 206
頻尿 …… 140

ふ

ブースター効果 …… 182
フェレット …… 285
不活化ワクチン …… 181
不完全変態 …… 197
副交感神経 …… 43
副作用 …… 260
副腎 …… 149
副腎皮質 …… 149
副腎皮質機能亢進症(クッシング
　症候群) …… 152
副腎皮質刺激ホルモン(ACTH)
　…… 150
副腎皮質刺激ホルモン放出ホルモ
　ン(CRH) …… 150
副腎皮質ステロイド …… 265
不顕性感染 …… 180
不随意運動 …… 43
不随意筋 …… 21
不正咬合 …… 107, 278
不整脈 …… 70
フタトゲチマダニ …… 206, 209
ブドウ球菌 …… 10, 194
不妊・去勢手術 …… 176
不妊手術 …… 176
浮遊法 …… 198
プラークコントロール …… 100
プラジクアンテル …… 267
ブラッシング …… 18
プルキンエ線維 …… 68
ブルセラ症(病) …… 214
プロラクチン …… 150
糞便検査法 …… 198
分離不安症 …… 267

へ

平滑筋 …… 21

ペットフード 229	マラセチア感染症 195	溶血性貧血 206
ペットフード安全法 238	マラセチア皮膚炎 13	要指示薬 261
ペットフード協会 238	慢性腎臓病(CKD) 145	羊水 68
ペットフード公正取引協議会 238	慢性腎不全 137	腰椎 20
ペプシノーゲン 114	**み**	**ら**
ヘルパーT細胞 75	味覚中枢 50	ライフステージ 233
便 249	ミクロフィラリア 200	落葉状天疱瘡 14
変形性関節疾患(DJD) 26	味孔 50	ラットテール 152
ベンズイミダゾール類 267	ミネラル 224	卵円孔 69
便秘 223	耳疥癬 275	ランゲルハンス島(膵島) 149
扁平上皮癌 16, 99	耳掃除 19	卵子 161
ほ	ミミヒゼンダニ 17, 53, 197	卵巣 160
膀胱 140	脈拍数 248	卵嚢 202
膀胱炎 144	味蕾 50	卵胞 162
膀胱破裂 143	**む・め**	卵胞ホルモン(エストロゲン) 162
房室結節 67	虫歯 100	
房室束(ヒス束) 68	ムチン 58	**り**
房室ブロック 73	滅菌 183	理学療法 37
房室弁 66	目やに(眼脂) 58, 63	離乳 243
ボウマン嚢 133	免疫グロブリン 76	離乳期 233
ホスホジエステラーゼ阻害薬 263	免疫食作用 76	利尿薬 263
ボタロー管 68	綿球落下試験 58	硫酸 256
勃起 160	**も**	流産 162, 214
発作 45	盲結腸膨大部 280	流動食 236
保定 289	毛検査 4	流涙 58
ボディコンディションスコア (BCS) 226	毛周期 18	緑内障 61
頬袋 285	盲腸 116, 280	緑膿菌 268
ポリエン系抗生物質 269	盲腸便 277	リンパ球 75, 294
ホルター心電図 70	毛包 2	リンパ節 75
ホルモン製剤 152	毛包虫症(ニキビダニ症) 12	リンホカイン 75
ホルモン濃度 155	毛包嚢腫 16	**る・れ・ろ・わ**
ポンプ機能 66	網膜 58	涙液減少型ドライアイ 61
ま	網膜萎縮 61	涙液量検査(シルマーティアーテスト) 58
マーキング 158, 244	網膜剥離 62	ループ利尿薬 263
マイボーム腺 57	モルモット 286	レッグ・カルベ・ペルテス病 30
マクロライド系 268	問題行動 247	裂肉歯 102
マクロライド類 267	門脈 122	レプトスピラ症 215
麻酔 128	**や・ゆ・よ**	狼指 251
マダニ類 209	薬物代謝 256	狼爪 252
マッサージ効果 18	夜行性 273, 284～286	ローリング 162
末梢神経系 40	有棘細胞層(有棘層) 2	肋骨 20
マラセチア 13, 54, 195	雄性ホルモン 158	ワクチン 181
	遊離サイロキシン(fT4) 148	

A−Z

AAFCO（米国飼料検査官協会） …………………………………… 238
ACTH 刺激試験 ……………… 151
Babesia gibsoni（バベシア・ギブソニ） ………………………… 205
B 細胞 …………………………… 75
βラクタム系薬 ……………… 268
CT 検査 ………………………… 87
GGT …………………………… 124
Hansen Ⅰ型 …………………… 46
Hansen Ⅱ型 …………………… 46
MRI 検査 ……………………… 44
PCR …………………………… 180
T 細胞 ………………………… 75
X 線造影検査 ………………… 117

ビジュアルで学ぶ動物看護学 第2版

2010年2月10日	初版第1刷発行
2019年3月1日	第2版第1刷発行
2022年3月20日	第2版第2刷発行ⓒ

編　集	CAP編集部
発行者	森田浩平
発行所	株式会社 緑書房 〒103-0004 東京都中央区東日本橋3丁目4番14号 TEL 03-6833-0560 https://www.midorishobo.co.jp
カバーデザイン	アクア
印刷所	アイワード

ISBN978-4-89531-362-9　Printed in Japan
落丁，乱丁本は弊社送料負担にてお取り替えいたします。

本書の複写にかかる複製，上映，譲渡，公衆送信（送信可能化を含む）の各権利は株式会社 緑書房が管理の委託を受けています。

JCOPY〈(一社)出版者著作権管理機構 委託出版物〉

本書を無断で複写複製（電子化を含む）することは，著作権法上での例外を除き，禁じられています。本書を複写される場合は，そのつど事前に，（一社）出版者著作権管理機構（電話 03-5244-5088，FAX03-5244-5089，e-mail：info@jcopy.or.jp）の許諾を得てください。
また本書を代行業者等の第三者に依頼してスキャンやデジタル化することは，たとえ個人や家庭内の利用であっても一切認められておりません。